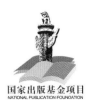

国家出版基金项目
NATIONAL PUBLICATION FOUNDATION

肢体形态与功能重建丛书

矫形器与肢体重建

Orthoses and Limb Reconstruction

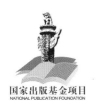

肢体形态与功能重建丛书

矫形器与肢体重建

Orthoses and Limb Reconstruction

主　编　赵立伟　秦泗河　张晓玉

副主编　武继祥　邵建建　王振军　陶　静
　　　　胡　君　王　芸

编　者（按姓名汉语拼音排序）

付立新	胡　君	焦绍锋	李向阳	林永辉
刘　菲	刘丽珠	刘振东	南小峰	秦泗河
邵建建	石　磊	陶　静	王　芸	王振军
武继祥	谢　华	杨克强	杨小晶	张峻铭
张晓玉	赵聪瑜	赵立伟	赵滋瑜	郑学建

北京大学医学出版社

JIAOXINGQI YU ZHITI CHONGJIAN

图书在版编目（CIP）数据

矫形器与肢体重建 / 赵立伟, 秦泗河, 张晓玉主编 . – 北
京：北京大学医学出版社, 2023.10
ISBN 978-7-5659-2958-8

Ⅰ . ①矫⋯ Ⅱ . ①赵⋯ ②秦⋯ ③张⋯ Ⅲ . ①四肢—
矫形外科学—医疗器械 Ⅳ . ① R658

中国国家版本馆 CIP 数据核字 (2023) 第 141915 号

矫形器与肢体重建

主　　编：赵立伟　秦泗河　张晓玉
出版发行：北京大学医学出版社
地　　址：（100191）北京市海淀区学院路 38 号　北京大学医学部院内
电　　话：发行部 010-82802230；图书邮购 010-82802495
网　　址：http://www.pumpress.com.cn
E － mail：booksale@bjmu.edu.cn
印　　刷：北京信彩瑞禾印刷厂
经　　销：新华书店
责任编辑：冯智勇　　　责任校对：靳新强　　　责任印制：李　啸
开　　本：889 mm×1194 mm　1/16　印张：16　字数：540 千字
版　　次：2023 年 10 月第 1 版　2023 年 10 月第 1 次印刷
书　　号：ISBN 978-7-5659-2958-8
定　　价：180.00 元

主编简介

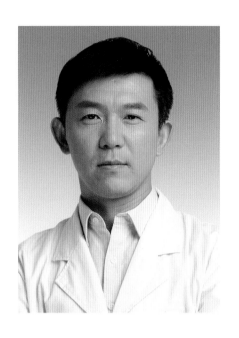

赵立伟

  高级技师，假肢、矫形器制作执业资格注册师，国家职业技能鉴定高级考评员。从事假肢与矫形器临床装配和研究工作20余年，为5000多例肢残患者配置了假肢、四肢与脊柱矫形器。近10年来与秦泗河矫形外科团队合作，对四肢、脊柱矫形器的研发、装配与临床结合做出了系列创新，成为矫形器师与肢体重建外科医师合作的典范。

  被授予"北京市劳动模范""全国民政行业优秀技能人才""全国民政行业领军人才"称号。国际二级矫形技术员，施罗斯脊柱矫形SBP高级康复治疗师，施罗斯脊柱矫形GBW支具装配师。

主编简介

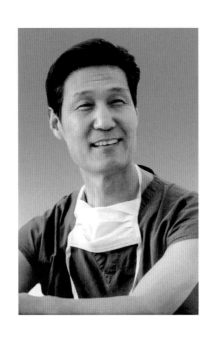

秦泗河

国际知名矫形外科专家，国家康复辅具研究中心附属康复医院矫形外科主任、名誉院长。截至 2021 年底，主持各类肢体畸形残疾手术 36 664 例，创建了相关手术病例数据库，形成了秦泗河医学理念、诊疗风格、四肢畸形残疾手术重建技术体系。发表论文 400 余篇，主编专著 12 部，英文专著 *Lower Limb Deformities* 在国际骨科学界引起广泛关注。

现任国际肢体延长与重建学会（ILLRS）及国际 Ilizarov 技术应用与研究学会（ASAMI）中国部主席；中国康复辅助器具协会肢体残障功能重建分会主任委员；中国医师协会骨科医师分会外固定与肢体重建委员会（CEFS）名誉主任委员、肢体延长与重建学组组长；中国残疾人康复协会肢体残疾康复专业委员会脊柱裂学组组长；第六届世界肢体重建大会（北京 2024）组委会主席；俄罗斯国家 Ilizarov 科学中心荣誉教授。

主编简介

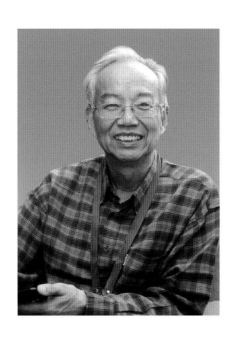

张晓玉

　　教授，现任全国残疾人康复和专用设备标准化技术委员会顾问。历任湖北省假肢厂副厂长、中国假肢学校副校长、国家康复辅具研究中心总工程师、中国康复辅助器具协会副会长、全国残疾人康复和专用设备标准化技术委员会副主任委员兼秘书长。

　　从事假肢学、矫形器学、康复工程、智能辅具等学科的教学和科研工作50余年，创办了我国第一所假肢学校和假肢矫形器专业。出版《人体生物力学与矫形器设计原理》《伤残辅助器具装配指南》《轮椅选用养护技巧》《智能辅具及其应用》等多部专著，发表50多篇康复工程专业相关论文。

丛书序

由国家出版基金资助、北京大学医学出版社出版的"肢体形态与功能重建丛书"（以下简称丛书），就要与读者见面了！

丛书包括《中国肢体畸形病因病种分类》《上肢形态与功能重建》《下肢形态与功能重建》《小儿肢体形态与功能重建》《矫形器与肢体重建》《难治性肢体畸形重建病例精粹》六部专著，共400余万字，近1万幅图片，并配有约1800分钟的视频资源，内容涵盖骨科几乎所有亚专业，病种近300个，还涉及人类进化、人体发育、遗传、血管、血液、神经、皮肤、内分泌、代谢等相关的内容。丛书阐述了与肢体重建相关的自然哲学、系统论、再生医学、生物力学及Ilizarov生物学理论与技术等，可谓临床医学的一座"富矿"，昭示着一个新的交叉整合学科——肢体重建外科破壳萌生！

人之肢体涉及头颅以下、内脏以外所有组织结构，除了具有维持机体的主体结构和运动功能外，还可传递和表达信息。丛书对肢体形态与功能的最本质的认识，为临床医师理解肢体重建提供了不分部位、不分年龄、不分性别、不分病种的"大一统"视角与"人是整体存在"的哲学观。当前临床学科分化过细，已经显示出了诸多弊端与盲点，而丛书"大整合、新重组"的临床理念与实践总结，是医学界难能可贵的一次重要探索。

一、肢体形态与功能重建起源与指导思想

"时代是思想之母，实践是理论之源。"

2017年，秦泗河矫形外科团队在手术治疗3万余例各类肢体畸形残疾患者、编著出版了多部学术专著后，总结出"肢体形态与功能重建"（以下简称肢体重建）概念，并提炼出指导肢体重建临床工作

的"28字方针"。由此，临床思维、诊疗范围、学术探索等均在这个框架下展开，从肢体创伤修复、畸形矫正发展到肢体形态与功能重建。

肢体形态与功能重建28字方针

医患同位　时空一体　有无相生　应力控制　动静结合　再生修复　自然重建

二、群贤毕至，学科集成

以秦泗河矫形外科团队40余年积累的病例资料为主线，来自脊柱、创伤、关节、肩肘、骨肿瘤、手显微外科、矫形器等相关领域的专家及统计学者、数据库管理者和影像摄制者，围绕肢体创伤、畸形、残障这个大系统展开研究、探索、分析和总结。丛书每一章节都是作者在本专业领域长期深耕和积累研究的最新成果，可谓大家云集、专业结合、融会贯通，呈现了创新理念、学术价值、时代精神与中国特色。

三、激发新问题，增长新知识

问题是时代的镜子、知识的种子。新问题带来新知识，新观念、新技术重塑对现代骨科学的认知，而广大患者的健康需求则是肢体重建外科发展的真正动力。骨科自然重建理念指导下的广泛手术适应证与奇特疗效，正引导相关学科领域走向仿生学重建的前沿，也证实了通过体外、体内的应力调控，驱动生命自然之力，再生修复肢体的创伤与残缺，是一条不变的真理。

四、知识维度与学术特色

丛书以病例数据及分析为依据。秦泗河矫形外科团队展示的 40 余年积累的 36 664 例总病例资料、22 062 例足踝畸形病例资料、14 839 例小儿肢体畸形病例资料，皆是本领域国内外文献报道的最大病例样本。这使丛书可以通过生动的病例阐述相关的理念、方法和技术。丛书中的数千个肢体畸形真实病例，全部为作者亲自诊疗过的患者，许多病例术后随访超过 10 年，呈现了医者仁心、为民除痛的创新总结与研究结果。相信丛书在未来几十年更能体现出示范价值。

丛书用进化论、发育学指导临床思维。人类的骨架是唯一能完全适应直立行走的骨架。自从人类进化到直立行走后，肢体畸形及其对运动功能产生的影响，主要发生在脊柱和下肢。秦泗河以脊椎动物从四足爬行到人类两足直立行走、婴儿从爬行到形成个体化步态为下肢残缺重建的思想基础，提出并践行"一走二线三平衡"的下肢重建原则。丛书介绍了一批骨科疑难杂症的治疗过程与奇特疗效，其治疗并不依赖高精尖设备完成。为何能用简单方法解决骨科疑难杂症？读者熟读丛书结合临床实践会自然解悟。

五、系统医学理念与原创性

肢体重建外科覆盖了因临床过度分科而造成的盲区，具有能全方位、深层次地解读肢体，运用生态医学理念指导临床实践，最大限度地捕捉生理、病理、心理与肢体畸形转化信息，提高评估、诊断与决策正确性的优势。通过外环境的调控与内环境的干预，调节机体代谢，进而改变基因调控，使人体进行良性的自身调节——"取生态之灵，康疾患之身"。

丛书的出版为医学界提供了新的工具书或参考书，一些病因病种照片、创新手术方法、不同技术的优化组合以及远期随访结果乃首次发表。从肢体矫形到肢体重建，丛书蕴含了经典骨科范式的创新与转化，相信丛书定能为培育出一批有综合实践能力的肢体重建外科医师和专家做出贡献。

六、编写风格与不足

丛书编写注重运用矫形外科原则与张力 - 应力法则指导肢体形态与功能重建，强调模仿自然、生态医疗，有选择地学习国内外各家之长，介绍作者经过实践验证、行之有效的方法，内容概括不求完全，具体技术不做细节介绍。

编写一套涉及多学科交叉的丛书，编写团队尚缺乏经验，不同分册之间内容及引用病例难免有所重复，某些观点可能存在欠妥之处，诚请广大读者批评指正。肢体重建器械和方法发展迅速，尤其是智能化、微创化技术可谓日新月异，对一些新知识、新技术尤其需要与同行专家、各位读者共同学习，以期提高。

肢体重建外科是在经典骨科学基础上的创新，其理论框架、临床实践、医疗模式与广泛的手术适应证，是跨越传统学科界限多方合作的产物。这个学科之所以存在诸多学术热点，其根源在于临床医学的创新发展，在于临床实践与患者需求。以问题为导向，才能解决一个个疑难问题。要驾驭好肢体重建技术，需要医生用立体、非线性、多元的哲学思维来分析、解决患者的问题，这些恰恰是中国传统文化、中医整体观、方法论的临床思维优势所在。

没有蓬勃发展的伟大时代，就不会出现肢体重建这个从理论到实践的交叉学科。值此丛书出版之际，感谢无数关心和支持肢体重建事业的专家学者，感谢来自十几家医院、科研院所的医生或教授应邀参加丛书编写工作，感谢视频摄制人员付出的长期努力，感谢北京大学医学出版社的大力支持，尤其感谢推动学科发展、促进医生成长的广大患者及家属。2024 年 9 月，第六届世界肢体重建大会在北京召开，这将极大地推动中国肢体形态与功能重建水平的提升与知识普及。本套丛书将是展现给世界各国同道最好的礼物。

秦泗河

"肢体形态与功能重建丛书"总主编

前　言

现代矫形器能够做到为肢体残障人士量体裁衣、个性化配置与智能化调控，能够突破性改善以至重建肢体的形态与运动功能，提高肢体残障者的工作能力、生活质量，改善其精神状态。对某些较软性的脊柱、四肢关节畸形，可以通过矫形器在体外持续、缓慢、稳定的推拉力作用，无创伤地矫正畸形，从而避免了手术矫正的痛苦与风险。随着中国人口老龄化的加剧，肢体残障人士逐渐增多，这对适合中国人群运动健康需求的矫形器发展提出了新的要求。

2016 年，国务院出台了《关于加快康复辅助器具产业发展的若干意见》（国发〔2016〕60 号），首次在国家层面将康复辅助器具产业作为一个独立的业态进行专门部署和系统安排。假肢矫形器是康复辅助器具的支撑核心，如何从全球视角、中国国情、大健康需求、行业标准等宏观层面，研究实施矫形器与肢体功能重建的发展战略与创新模式，是十几年来本书作者不断探索、实践、总结与创新的动力。

从百年假肢矫形器发展的历史脉络显见，真正使矫形器突破性发展与推广的契机，在于辅具装配部门与矫形外科临床科室紧密结合，以患者的需求为导向，秉承医工结合理念，矫形器师、临床骨科医师与肢体残障者三位一体，方能依据临床医疗的目标、患者对改善功能的愿望以及矫形器师的能力和条件，装配成能满足患者功能需求、外形符合艺术审美的矫形器作品。

国家康复辅具研究中心辅具装配部与以秦泗河教授为首的矫形骨科团队进行了十几年的合作研究，在实践运用中，创新改进了假肢接受腔口型设计方案，加强矫形器与骨外固定器的结合研究与应用。在引进和推广国外的新产品及新技术过程中，不断地创新、研制适合中国肢体残障患者需求的矫形器与假肢，形成了标准化和个性化相结合的管理服务流程，积累了丰富、扎实的装配工作经验，已为上万名肢体残障患者装配了矫形器，获得了广大患者和同行的一致认可。本书是辅具装配部对既往几十年辅具装配经验、系列创新产品、假肢矫形器配置流程以及疗效随访进行系统、认真梳理的结果。

书中介绍的最大创新与突破，是矫形器师与临床医师合作，将工程技术、骨外固定器与推拉组织再生重建原理进行优化组合，模仿自然重建理念，从而能矫正既往单纯矫形器难以矫正的畸形，实现了不用开刀手术，就能重建某些肢体形态与功能的目标。实践中自然升华出现"矫形器与肢体重建"书名，奠基了康复辅助器具行业一个全新实用的交叉学科。毕竟，预防肢体畸形发展、增强或重建肢体残障者的肢体形态与功能，是假肢矫形器行业赖以存在和发展的目标。此书的立题、编写思路与出版是在秦泗河教授的鼓励与指导下进行的，并得到了国家康复辅具研究中心相关领导和同事的大力支持。尽管经过了数十位相关领域专家的编写和选材，但限于编者水平有限，不足之处在所难免，希望读者指正并多提宝贵意见，以便今后补正。感谢各位编者为本书的出版付出的艰苦努力和工作。本书获得国家出版基金资助出版，感谢北京大学医学出版社的大力支持。

赵立伟　秦泗河　张晓玉

视频目录

视频资源获取说明

◆ 在使用本书增值服务之前，请您刮开右侧二维码，使用 微信扫码激活。

* 温馨提示：每个激活二维码只能绑定一个微信号。

◆ 扫描对应页码中的二维码观看视频。

目　录

第一章 矫形器概述

第一节 矫形器的概念与作用

一、矫形器的定义

矫形器和假肢均为肢体残疾人首选的康复辅助器具，其在肢体功能重建中发挥着巨大的作用。根据国家标准《康复辅助器具分类和术语》（GB/T 16432—2016/ISO 9999:2011）中的定义，矫形器是指：用在体外，矫正神经肌肉和骨骼系统的结构和功能特性的装置。过去所称的支具、夹板，现在统称为矫形器。国际上，将矫形器分为脊柱和颅部矫形器、腹部矫形器、上肢矫形器、下肢矫形器、功能性神经肌肉刺激器和混合力源矫形器及矫形鞋几大类（表 1-1-1）。

假肢是用在体外，替代人体缺失的某一部位的全部或部分的装置。假肢与矫形器的区别在于：假肢用于截肢者和肢体缺失者，矫形器用于肢体畸形、麻痹等运动功能损伤者；假肢的作用主要是代偿已失肢体的功能，矫形器的作用主要是矫正畸变肢体和辅助治疗肢体肌肉、神经、骨骼的结构和功能方面的疾患。

表 1-1-1 矫形器的分类

国标代码	矫形器名称
06 03	**脊柱和颅部矫形器** spinal and cranial orthoses
06 03 03	骶髂矫形器 sacro-iliac orthoses
06 03 04	腰部矫形器 lumbar orthoses
06 03 06	腰骶矫形器 lumbo-sacral orthoses
06 03 07	胸部矫形器 thoraco orthoses
06 03 08	胸腰矫形器 thoraco–lumbar orthoses
06 03 09	胸腰骶矫形器 thoraco-lumbo-sacral orthoses
06 03 12	颈部矫形器 cervical orthoses
06 03 15	颈胸矫形器 cervico-thoracic orthoses
06 03 18	颈胸腰骶矫形器 cervico-thoraco-lumbo-sacral orthoses
06 03 21	颅矫形器 cranial orthoses
06 03 24	悬雍垂矫形器 uvula orthoses
06 04	**腹部矫形器** abdominal orthoses
06 04 03	腹肌托 abdominal muscle supports
06 04 06	腹疝托 abdominal hernia supports
06 06	**上肢矫形器** upper limb orthoses
06 06 03	指矫形器 finger orthoses
06 06 06	手矫形器 hand orthoses
06 06 07	手 - 指矫形器 hand-finger orthoses
06 06 12	腕 - 手矫形器 wrist-hand orthoses

续表

国标代码	矫形器名称
06 06 13	腕 - 手 - 手指矫形器 wrist-hand-finger orthoses
06 06 15	肘矫形器 elbow orthoses
06 06 19	肘 - 腕 - 手矫形器 elbow-wrist-hand orthoses
06 06 20	前臂矫形器 forearm orthoses
06 06 21	肩矫形器 shoulder orthoses
06 06 24	肩 - 肘矫形器 shoulder-elbow orthoses
06 06 25	手臂矫形器 arm orthoses
06 06 30	肩 - 肘 - 腕手矫形器 shoulder-elbow-wrist-hand orthoses
06 12	**下肢矫形器 lower limb orthoses**
06 12 03	足矫形器 foot orthoses
06 12 06	踝足矫形器 ankle-foot orthoses
06 12 09	膝矫形器 knee orthoses
06 12 12	膝踝足矫形器 knee-ankle-foot orthoses
06 12 13	小腿矫形器 leg orthoses
06 12 15	髋矫形器 hip orthoses
06 12 16	髋 - 膝矫形器 hip-knee orthoses
06 12 17	大腿矫形器 thigh orthoses
06 12 18	髋 - 膝 - 踝 - 足矫形器 hip-knee-ankle-foot orthoses
06 12 19	胸 - 腰（腰）- 骶 - 髋 - 膝 - 踝 - 足矫形器 thoraco-lumbo/lumbo-sacral-hip-knee-ankle-foot orthoses
06 15	功能性神经肌肉刺激器和混合力源矫形器 functional neuromuscular stimulators and hybrid orthoses

引自：GB/T 16432—2016/ISO 9999: 2011《康复辅助器具分类和术语》。

二、矫形器的功能与用途

（一）矫形器的基本功能

1. 支持与稳定　通过限制关节的异常运动，引导关节的正常运动，稳定关节，减轻疼痛或恢复其承重功能。如脊髓灰质炎（也称小儿麻痹症）患者使用的膝踝足矫形器。

2. 固定与保护　通过对病变肢体或关节的固定和保护，促进病变的愈合、缓解或预防软组织的损伤。如用于治疗骨折的固定性矫形器、各种软性护带及软性围腰。

3. 预防和矫正畸形，防止畸形的发展　对柔软性畸形（如发育期的儿童）可利用矫形器矫正治疗，如脊柱侧弯矫形器；对僵硬性畸形或手术矫治前的患者，以及其他因神经、肌肉损伤可能造成的畸形，可利用矫形器限制畸形的发展，如足外翻矫形器。

4. 牵引作用　通过对脊柱的牵引，缓解神经压迫症状，减轻疼痛，如颈椎矫形器、腰椎牵引带。

5. 免荷作用　利用免荷式矫形器避免病变或伤残部位承重，如髌韧带承重矫形器、坐骨承重矫形器。

6. 改进肢体运动功能　利用一些功能性矫形器改进伤残肢体的关节运动，辅助完成日常生活动作，如指伸展辅助矫形器、夹持式矫形器。

7. 长度补偿矫形器　可以通过对短缩侧的下肢进行长度补偿，以达到使双侧下肢等长、骨盆水平的作用，如补高鞋。

8. 抑制肌肉的反射性痉挛　通过控制关节运动，减少肌肉反射性痉挛。如脑瘫患者使用的矫形器可以改善步行功能。

（二）矫形器的一般用途

1. 需要对某个或数个关节加以固定时　如小儿麻痹后遗症所致的关节无力或畸形。

2. 需要对某种畸形进行矫正或预防畸形进一步加重时　如先天性马蹄内翻足、青少年特发性脊柱侧弯症等。

3. 以代偿丧失的功能为目的 如上肢功能障碍的患者可使用平衡式前臂矫形器以便于进食和完成某些日常生活活动。

4. 改善步行功能 如足下垂患者使用的塑料踝足矫形器。

5. 以减轻或免除肢体承重为目的 如股骨头坏死时可采用坐骨承重髋外展、内旋矫形器。

6. 用于促使骨折愈合 如各种骨折矫形器。

7. 用于治疗脊柱劳损性病变引起的麻痹和疼痛 如腰椎、颈椎的牵引。

8. 用于术前、术后对肢体的保护。

三、矫形器与肢体重建的关系

肢体功能重建是一个全新的交叉学科。它也可以称为"整合骨科学",目的是整合不同学科的知识与技术,如将矫形骨科临床与矫形器相结合,生物医学工程、机械工程与临床医学多学科密切合作,设法改善或重建肢体功能障碍者的形态、结构、功能以及精神状态。不论何种病因、何种病情,不论年龄长幼,都可以遵循现代肢体重建的理论指导,使用其特定的治疗方法,给肢残患者做出客观评价、合理治疗、预防建议或提出适合个体生活的方式。这就是具有中国文化特色的整合骨科学,在社会学与哲学指导下,重建残障肢体的系统工程。

肢体功能重建逐步实现个体化、低成本、智能化、微创或无创、安全可靠。患者是医生的第一助手,可自我参与或调控管理,目标是身心都能得到康复。

矫形器研制是建立在生物力学理论的基础之上,是康复工程领域的重要分支。从康复工程的角度来说,国际上康复工程、康复辅助器具的发展都是从假肢与矫形器开始的,我国也不例外。至今,各地的康复辅助器具装配单位仍是以假肢与矫形器的装配为主。而且,不论从患者的需求量来说,还是从产品的品种来说,矫形器都远远多于假肢。随着康复医学的发展,矫形器作为骨科、矫形外科的辅助治疗手段之一,在临床上的应用已越来越多,特别在肢体功能的重建中发挥着举足轻重的作用。

（陶 静）

第二节 矫形器分类及命名

一、矫形器的分类

国家标准《康复辅助器具分类和术语》(GB/T 16432—2016/ISO 9999:2011)中根据使用部位不同对矫形器进行了分类(见表1-1-1)。而按照《假肢和矫形器术语》(GB/T 14191—93),对矫形器的分类又可以列出以下13种:

医用临时矫形器——用快速成形材料制作的用于医疗的临时性矫形器。

固定型矫形器——将肢体保持在固定位置上的矫形器。

矫正型矫形器——用于矫正肢体变形的矫形器。

保护型矫形器——用于保护肢体免受损伤或防止病变的软式矫形器。

功能型矫形器——具有辅助肢体运动功能的矫形器。

免荷式矫形器——为减轻下肢承载的负荷而使用的矫形器。

夜间用矫形器——为矫正或预防肢体变形而在夜间就寝时或白天卧床休息时使用的矫形器。

牵引式矫形器——以牵引为目的而使用的矫形器。

功能型骨折治疗矫形器——用于骨折治疗的矫形器,其关节可以活动。

金属框架式矫形器——用于躯干的金属框架结构的矫形器。

模塑矫形器——使用热塑板材经石膏阳模成形的矫形器。

体外力源矫形器——采用电动、气动或液动等外部动力驱动的矫形器。

组件式矫形器——由矫形器标准化组件组装的矫形器。

由此可见,矫形器的种类繁多,用途广泛,历来各种矫形器的名称更是五花八门。通常矫形器的分类包括以下几类:

（一）按装配部位分类

矫形器分为上肢矫形器、下肢矫形器和脊柱矫形器三大类。

上肢矫形器包括手部矫形器（含指矫形器）、腕矫形器、腕手矫形器、肘矫形器、肘腕手矫形器、肩矫形器、肩肘腕手矫形器等。

下肢矫形器包括足部矫形器（矫形鞋及鞋垫、足托板）、踝矫形器、踝足矫形器、膝矫形器、膝踝足矫形器、髋矫形器、髋膝踝足矫形器等。

脊柱矫形器包括颈椎矫形器、颈胸矫形器、胸腰矫形器、胸腰骶矫形器、颈胸腰骶矫形器、腰骶矫形器、骶髂矫形器等。

（二）按矫形器的功能作用分类

有固定性矫形器、矫正性矫形器、保护性矫形器、牵引式矫形器、免荷式矫形器、功能性矫形器等。

（三）按矫形器的使用目的分类

可分为医用临时矫形器、夜间用矫形器、功能性骨折治疗用矫形器、脊柱侧弯矫形器、马蹄内翻足矫形器、足下垂矫形器、膝反屈矫形器、X 形腿矫形器、O 形腿矫形器、佩特兹病（股骨头坏死）矫形器、手指伸（屈）辅助矫形器、尺神经麻痹矫形器、桡神经麻痹矫形器、先天性髋脱位矫形器、站立用矫形器、步行用矫形器等。

（四）按矫形器的结构形式分类

有金属框架式矫形器、模塑矫形器、组件式矫形器、体外力源矫形器、软性护带、围腰等。

（五）按主要制作材料分类

有塑料矫形器、金属支条矫形器、皮制矫形器、布制矫形器等。

二、矫形器的统一命名

历史上矫形器的名称很多。国际上曾称为矫形器械、矫形装置，其中某些产品曾称为支具、夹板、支架等，更有许多以人名、地名命名的矫形器，十分杂乱。国内也曾称为辅助器、支架等，现统称为矫形器。

为了统一各类矫形器的命名，1972 年美国科学院假肢矫形器教育委员会提出了矫形器的统一命名方案，现已被国际标准化组织（International Organization for Standardization，ISO）采纳，在国际上推广使用。该方案规定按矫形器的安装部位进行分类，将矫形器所包覆的人体各关节的英文名称的第一个字母连在一起，最后再加上矫形器（orthoses）的第一个字母 O，构成各类矫形器的名称。表 1-2-1 ~ 表 1-2-3 列出了各类矫形器的命名、典型品种与习惯叫法。

从表 1-2-1 ~ 表 1-2-3 中可以看出，这种统一命名法尚存在一些问题。一是反映不出矫形器的具体功能，如同样都是 TLSO（胸腰骶矫形器），但分不出是脊柱侧弯矫形器还是脊柱过伸或其他类型矫形器；二是按矫形器所包覆的关节命名，往往只反映出矫形器的长短，而分不出哪个关节是作用关节，如同样是治疗颈椎病的矫形器有的称为颈托（CO），有的就称为 CTO（颈胸椎矫形器）。再如，同样是用于肘关节的矫形器，有的称为护肘（EO），有的就称为 SEO（肩肘矫形器），等等。另外，还可以看出，除了下肢矫形器的命名与习惯叫法比较一致，只要将习惯叫法的小腿矫形器、大腿矫形器、髋大腿矫形器分别改称为 AFO、KAFO、HKAFO 就基本上可以了；而上肢矫形器与脊柱矫形器的分类出入就较大了。一些习惯叫法能反映出矫形器的具体用处，似乎更能一目了然。

表 1-2-1 上肢矫形器的分类与名称

统一名称	国际标准命名	典型品种	习惯叫法
手矫形器	HO	手指变形用矫形器 指间关节伸展辅助矫形器 指间关节屈曲辅助矫形器 掌指关节伸展辅助矫形器 掌指关节屈曲辅助矫形器 尺神经麻痹用矫形器 短对掌矫形器	手指矫形器（指夹板）
腕手矫形器	WHO	静态腕手矫形器 桡神经麻痹用矫形器 腕背伸矫形器 长对掌矫形器 夹持矫形器	腕手矫形器
腕矫形器	WO	护腕	护腕
肘腕手矫形器	EWHO	肘腕手固定矫形器	肘腕手矫形器
肘腕矫形器	EWO	肘腕固定矫形器	肘腕矫形器
肘矫形器	EO	护肘	护肘
肩肘矫形器	SEO	带屈曲辅助的肘矫形器 肘关节保持矫形器 静态肘矫形器 动态肘矫形器 功能型肘矫形器	肘关节矫形器
		平衡式前臂矫形器（BFO）	平衡式前臂矫形器（BFO）
肩矫形器	SO	护肩	护肩
		肩胛骨保持矫形器 肩关节脱位矫形器	肩关节矫形器
肩肘腕矫形器	SEWO	肩外展矫形器 肩锁关节脱位矫形器	
肩肘腕手矫形器	SEWHO	功能性上肢矫形器	功能性上肢矫形器

表 1-2-2 下肢矫形器的分类与名称

统一名称	国际标准命名	典型品种	习惯叫法
足部矫形器	FO	矫形鞋	矫形鞋
		矫形鞋垫	矫形鞋垫
		足托板	足托板
踝矫形器	AO	弹性护踝	护踝
		韧带型踝矫形器	踝关节矫形器
踝足矫形器	AFO	金属支条式踝足矫形器 塑料踝足矫形器 髌韧带承重踝足矫形器 固定型踝足矫形器	小腿矫形器
膝矫形器	KO	护膝	护膝
		固定型膝矫形器 可调型膝矫形器 韧带损伤用膝矫形器 膝反屈矫形器	膝关节矫形器

续表

统一名称	国际标准命名	典型品种	习惯叫法
膝踝足矫形器	KAFO	金属支条式膝踝足矫形器 固定用膝踝足矫形器 矫正用膝踝足矫形器 坐骨承重膝踝足矫形器	大腿矫形器
		佩特兹病矫形器	佩特兹病矫形器
髋矫形器	HO	固定式髋矫形器 髋外展矫形器	髋关节矫形器
		脑瘫儿用髋矫形器	脑瘫儿用髋矫形器
		先天性髋脱位矫形器	先天性髋脱位矫形器
髋膝踝足矫形器	HKAFO	单侧髋膝踝足矫形器 双侧髋膝踝足矫形器 坐骨承重髋膝踝足矫形器 扭转式髋膝踝足矫形器	髋大腿矫形器
		下肢瘫行走支架（RDO）	下肢瘫行走支架（RDO）

表 1-2-3　脊柱矫形器的分类与名称

统一名称	国际标准命名	典型品种	习惯叫法
颈椎矫形器	CO	颈托	颈托
颈胸矫形器	CTO	带金属支条的颈椎矫形器 带胸部固定器的颈椎矫形器 头环式颈胸椎矫形器 框架式颈胸椎矫形器 模塑式颈胸椎矫形器	颈椎矫形器
胸腰矫形器	TLO	背姿矫正带	背姿矫正带
颈胸腰骶矫形器	CTLSO	密尔沃基脊柱侧弯矫形器	脊柱侧弯矫形器
		腋下型脊柱侧弯矫形器	
胸腰骶矫形器	TLSO	软性胸腰骶矫形器 模塑式胸腰骶矫形器 框架式胸腰骶矫形器 胸腰椎固定矫形器	胸腰骶矫形器
		脊柱过伸矫形器	脊柱过伸矫形器
腰骶矫形器	LSO	框架式半硬性腰骶矫形器 模塑式硬性腰骶矫形器	腰骶矫形器
		软性腰骶矫形器	围腰
骶髂矫形器	SO	骶髂矫形器	骶髂矫形器
		骶髂带 大转子带	骨盆带

因此，在实际工作中矫形器的习惯叫法并没有消失。为了使二者统一，更好地表明矫形器的设计原理，将统一命名与习惯叫法结合起来不失为一种折中的做法。比如将治疗脊柱侧弯矫形器称作侧弯 TLSO，将治疗脊柱过伸的矫形器称作脊柱过伸 TLSO；再比如将塑料踝足矫形器称作塑料 AFO，将髌韧带承重踝足矫形器称作 PTB 式 AFO 等。

（陶　静）

第三节　矫形器的配置

一、矫形器设计的基本要求

（一）功能性好，能正常发挥作用

1. 固定性矫形器要确实起到稳定和保护作用，并保证不加限制的关节能自由活动。

2. 矫正性矫形器要矫正力适当，而且为适应儿童的生长发育或病情的变化，其矫正力和支撑面应可调节。

3. 功能性矫形器特别是功能性上肢矫形器，一要注意保持各关节处于功能位，二要尽可能减少对关节活动范围的影响。

4. 治疗用、功能性矫形器应符合骨科医疗和功能改进的要求。

5. 牵引式矫形器在保证牵引效果的同时，要防止牵引力过大造成伤害。

（二）佩戴尽可能舒适，方便穿脱

1. 支撑面要足够大，要与身体服帖，特别是压垫的面积，在不妨碍周围组织的生理常态的前提下，一般不小于 50 cm^2，以便局部的压力分散。

2. 矫正力与对抗力的力臂要足够长，以减轻对肌肤的压力。

3. 免压部位和被矫正肢体的移动部位，要留出足够的空间。

4. 内衬要柔软、厚度适当，以增加穿着的舒适感和耐受性。

5. 尽可能采用透气性好的材料制作，或采用在模塑矫形器的非应力区开窗、打孔的方式，以改善散热效果。

6. 尽量轻便，且束紧、固定方式要方便穿脱。

（三）牢固，安全，便于维修

1. 结构合理，选材适当，有足够的强度。

2. 制作中尽量少用活动件，不得不用时一定要精细加工，防止松动。

3. 连接件、易损件尽量采用标准件。

（四）外观好，易清洁

1. 外形应整洁、合体，且有一定隐蔽性，佩戴中不太惹人注意。

2. 易清洗，不易被污损、锈蚀，以免造成皮炎、压疮。

二、矫形器的临床装配

装配矫形器的临床工作程序如图 1-3-1 所示。

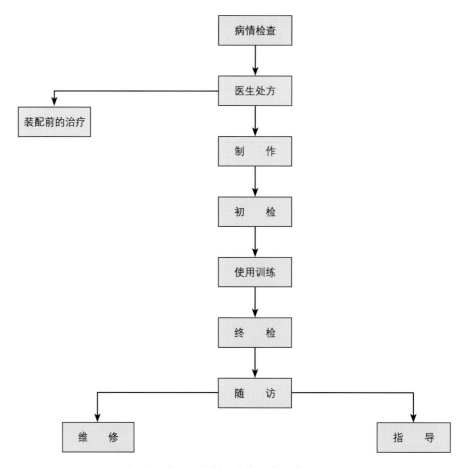

图 1-3-1　装配矫形器的临床工作程序

（一）病情检查

最好是以康复治疗组的形式，从体检和心理检查两方面进行。检查内容包括：患者的一般情况、病史、病情，X 线片所见、体征、关节活动度、肌力、皮肤状况、有无疼痛、是否装用过矫形器、目前使用情况，以及对装矫形器的心理感受等。对检查所得的信息要详加记录，研究和分析这些信息不仅对决定患者的矫形治疗方案十分重要，而且对日后进行矫治效果的评价也很重要。

（二）医生处方

矫形器技术人员应根据病情检查和临床医生的意见，从患者的实际需要出发，开具最合适的矫形器处方。处方要求明确、切实可行，要将目的、要求、品种、结构类型、矫治部位、支撑方式、材料、部件、附件，以及其他要求、使用时间、注意事项等写明。详细情况应按处方填写。

（三）装配前的治疗

主要是对患者进行增强肌力、改善关节活动度和运动协调性训练，同时使患者的一般身体状况得到改善，为使用矫形器创造较好的条件。治疗方法包括理疗、体疗等。

（四）制作

包括设计、测量、绘图、取型、修型、制作半成品、试样、装配等工序。

（五）初检

这是交付患者进行使用训练前的检查。初检的重要任务是对佩戴上矫形器的患者进行系统的装配质量与效能检查：检查矫形器是否达到处方要求，结构是否合理，对线是否正确，矫治方式是否有效，固定装置是否可靠，穿着是否舒适等，必要时进行调整和修改。

（六）使用训练

包括患者自行穿脱矫形器，穿上矫形器进行一些功能活动和日常生活活动的适应性训练。具体内容应根据不同矫形器的特点，进行针对性训练。如下肢矫形器，应进行保持身体平衡、行走或使用拐杖步行的训练。训练时间的长短、训练程度视患者的具体情况而定，认为矫形器的装配和适应性使用都比较满意了，再进行成品的最后加工。

（七）终检

终检工作应由医师、治疗（训练）师、技术人员等康复协作人员共同完成。其主要内容包括：矫形器质量、性能的复查，矫形器装配效果的评价，了解患者对使用矫形器的感受和反应。终检合格后，方可将矫形器交付患者使用。

（八）随访

对较长时间内使用矫形器的患者应定期进行随访，如1个月、3个月或半年一次。通过随访，了解矫形器的使用效果及病情变化，对患者使用不当之处加以指导，发现矫形器方面的问题及时加以调整和维修。随访的情况应记录在案，当效果不满意时需反复检查、修改。

三、矫形器的材料

用于制作矫形器的材料包括金属、皮革、橡胶、塑料、布材等五大类，每一类又可分为若干品种。近年来随着各种新型材料的不断出现，使矫形器的结构、外观、重量、耐久性以及作用力的分布等方面均有较大改进；而一些传统材料，如钢材、皮革等仍被广泛使用。通常一具矫形器由数种材料组成，不同的材料用于不同的部位。

（一）金属

1. 钢材包括碳钢和不锈钢两类。碳钢又有中碳钢和高碳钢之分，前者多用于制作矫形器的支条、铰链等，后者可用于制作各种弹簧。

不锈钢是一种含铬的合金钢，具有较好的耐腐蚀性，用于制作矫形器标准件可不需经过电镀处理，因此有可能逐渐取代长期使用、需要电镀防锈的普通钢材。

2. 铝合金具有较高的比强度和耐腐蚀性。在材料性能方面，铝合金可分为不能热处理强化和能热处理强化两类。后者具有较高的抗拉强度和屈服强度，可进行煅打加工，如LY12铝合金适用于制作上肢、下肢或脊柱矫形器的支条。

如果一具矫形器以重量轻为首先考虑的条件，如儿童用，则铝合金为比较理想的材料。但是，铝合金对重复的动态载荷的耐受力不如钢材，因此，对于载荷量大、活动频繁的成年人，在安装大腿矫形器时仍应选用钢材或钛合金。

3. 钛合金作为一种高强度、重量轻的航空材料，各方面的性能都远胜于铝合金。只是成本较高，适用于既要求高强度又要求轻便，或经济条件较好的患者。

（二）皮革

皮革具有较好的柔韧性和透气性，多用于制作矫形器的固定装置和压力垫、牵引带等，同时又是制作矫形鞋的重要材料。皮革有面革、带革、底革之分，常用的皮革为牛革、羊革和猪革，有时也使用合成革。

（三）橡胶

橡胶具有较好的弹性，常用来制作矫形的牵引和助动装置。例如上肢矫形器可利用橡皮筋对挛缩的关节（掌指关节、指间关节）进行牵引，足下垂患者可通过橡胶牵引带提供足的背屈运动。另外，橡胶具有较高的摩擦系数以及防震作用，还用于制作鞋跟、拐杖头等。常用的橡胶有天然胶、合成胶及再生胶之分，天然胶的弹性、耐磨性最好；合成胶可做成特殊橡胶，如耐油橡胶；再生胶一般作为填料，和天然胶混合使用。

（四）塑料

塑料在现代矫形器制作中的应用发展很快，各种新型、具有不同性能的塑料相继问世。塑料具有轻便、耐用、美观、卫生、可塑性好、加工方便的特点，使制成后的矫形器更加符合生物力学要求。其缺点主要是透气性差。

塑料有热塑性塑料和热固性塑料之分。热塑性塑料加热后软化，冷却后变硬，再次加热仍可软化并重新塑形；热固性塑料一旦成形后便不能通过再次加热而使其软化。在制作矫形器所需材料中，大多使用热塑性塑料。

1. 热塑性塑料

（1）低温热塑板材：这种塑料板材加温至65～80℃时即可软化，因此，如果对形状无特殊要求，如制作各种夹板或简单的固定式上肢矫形器时，可在患者肢体上直接塑形（肢体需用棉纱套保护），加工十分简便。

低温热塑板材对压力的耐受性比高温热塑板材差，因此制作对强度要求较高的下肢矫形器，或者存在肌肉痉挛时，就不宜使用这种材料。另外，这种材料虽然加热后能够延伸，但在冷却过程中往往有较大的收缩，甚至可能又收缩到原有尺寸，因此在塑形前应对尺寸的变化作出估计。

低温塑料板材是近年来不断开发、改进的一种新材料，随着不同温度、不同形状（如网状）的新品种相继开发，其应用范围越来越大。

（2）高温热塑板材：常用的有聚丙烯、聚乙烯和改性聚乙烯类（如奥索林、萨布奥索林、维持拉森等）板材。聚丙烯具有强度高、重量轻的特点，常用于制作踝足矫形器、颈椎矫形器等；聚乙烯类具有柔韧性好、易加工的特点，其中改性聚乙烯具有更高的强度，常用于制作腋下式脊柱侧弯矫形器和其他模塑矫形器。

（3）丙烯酸树脂：常用的是甲基丙烯酸甲酯的聚合体，即 PMMA（polymethyl methacrylate）。它是目前制作假肢接受腔较为理想的材料，也属于热塑性塑料。使用时，配合合成纤维等增强材料，采用真空成形，可用于制作上肢矫形器、坐骨承重下肢矫形器、踝足矫形器、颈椎矫形器等。

（4）聚碳酸酯和 ABS（acrylonitrile butadiene styrene）塑料：两种常用于注塑成形的工程塑料，具有冲击强度高、不易变形、耐老化的特点。其中聚碳酸酯具有较高的透明度，常用于制作假肢校验接受腔。但是这种材料的加工设备比较复杂，使其推广应用受到一定限制。ABS 主要是用于制作轮椅座位底面、靠背以及各种形状不规则的自助具等。

2. 热固性塑料

（1）聚酯树脂：即不饱和聚酯树脂。过去常用于抽真空成形法制作假肢接受腔和矫形器的骨盆围托，成本比丙烯酸树脂低，易储存；但由于它具有对皮肤产生刺激或过敏反应的可能性，目前已较少使用。

（2）聚氨酯泡沫：分为硬质泡沫和软质泡沫两种。具有重量轻、防水的特点，而且粘接性较好。硬质聚氨酯泡沫可取代石膏制作模型，在矫形和假肢中常用于填补肢体外形的缺陷；软质聚氨酯泡沫主要用于矫形器衬垫、轮椅坐垫等。

（五）纤维布材

用于矫形器的纤维布材包括天然纤维（棉布、毛毡）和合成纤维（如尼龙、锦纶、涤纶、维尼纶、玻璃纤维、碳素纤维等）。天然纤维吸湿、透气性好，对皮肤无不良影响，主要用于制作软性护带、围腰衬垫；合成纤维强度高、耐腐蚀，主要用于固定装置和作为合成树脂的增强材料。

（陶　静）

第四节　现代矫形器智能化的发展趋势

智能矫形器（iorthotics）在国际上也是一个全新的概念。目前研究的主要包括上肢智能矫形器和下肢智能矫形器、具有量化调控和动态矫治的智能脊柱矫形器的高新技术产品。

一、矫形器零部件的智能化应用

随着矫形器的广泛应用，为快速安装和便于维修，一些常用矫形器越来越多地采用标准化、专业化生产的零部件进行半成品的组合装配。这一方面提高了产品结构件的质量、降低了加工成本，另一方面也改进了产品的组件化设计，极大地方便了患者。比如，关节件、连接件、支撑件的标准化生产，一些模塑矫形器的半成品系列化加工，以及各种定型的泡沫、硅胶垫的批量供应等。

（一）智能关节

1. 电磁控制膝关节矫形器（如 E-MAG Active）是站立期和摆动期控制矫形器（Stance & Swing Phase Control Orthosis），亦称治疗应用和步态训练智能站立控制矫形器，能提供稳定的站立期及自由的摆动期，实现独立于踝关节及足底板的功能。这种电磁膝关节矫形器集机械和电子为一体，使活动性、安全性和可靠性达到最大化。E-MAG 电磁膝关节矫形器使使用者获得最大的活动和安全性。它使步态更自然，更顺畅，从而改善使用者的生活质量。

E-MAG Active 电磁控制膝关节系统用于部分瘫痪或膝关节伸展肌肉瘫痪的患者（在缺乏帮助下，他们不能稳定其膝关节）。该智能传感系统能在使用者行走时检测其腿的位置并控制矫形器关节，这意味着行走时膝关节会自动开启。该系统在站立时能自动锁定（提供安全支持）并且在摆动时自动解锁，使行走姿态更自然。E-MAG Active 也适用于踝关节功能障碍的患者。

2. C-Brace® 站立及摆动期控制矫形器　C-Brace® 智能站立期和摆动期控制下肢矫形器适合膝伸展肌肉组织完全瘫痪或部分瘫痪的患者，它为患者的自由活动开辟了新的可能性——基于患者的个人身体状况。在过去，瘫痪矫形器只能锁定或开启膝关节。C-Brace® 智能下肢矫形器能提供更先进的功能，它能智能化地实时响应患者的变化情况，调节站立期和摆动期的液压阻力。患者不再需要小心其走的每一步。无论慢走或快走，无论在斜坡或崎岖的路面，都能行走自如。使用 C-Brace®，患者会永远记住自己的第一步。C-Brace® 在步行中可控制整个步态周期的系统，微处理器控制站立和摆动，实时控制步态周期，迅速应对外界情况。其特征为屈曲状态下可以承重，根据需要可调节各种模式，例如行走、骑车，与锁定的关节相比更加省力。

（二）传感器的智能化应用

感知元件负责人机交流，也就是感知人的躯体状态和人的运动意愿，包括：位置和位移感觉器，速度、方向和位置感觉器，加速度传感器，角度计，肌肉硬度传感器，张力传感器，本体感觉传感器，肌电传感器，脑电传感器，地面反应力传感器等。力学传感器设备主要通过压力片或者力矩传感器获取人体肢体与所接触的物体或地面之间的压力或者力矩。包括：多数行走机器人通过压力传感器检测足底人机作用力或地面反作用力的足底压力感知技术；基于角度传感器、角速度传感器及肌电传感器等的肢体运动感知技术；足底压力感知与肢体运动感知相结合的混合感知技术。由于人的正常行走是身体多个神经、关节和部位相协调统一的运动，具

有周期性、对称性和协调性，因此人体运动同时涉及空间上和时间上的信息。

1. 足底压力测量系统　主要包含压力测试垫、发射调制解调器、电脑接收调制解调器专业分析软件，通过压力传感器可以实时采集足底压力，并将信号无线发射至电脑进行处理和分析。足底压力测量系统所采用的技术手段很多，主要有足印技术、可视形象化技术、力板测试技术、多负载单元测试技术、压力鞋与鞋垫测试技术等。系统可以测试静态和动态的足底压力状况，用于赤足或穿鞋时的走、跑等不同运动的分析。足底压力测量系统通过对患者静态和动态的足底压力监测，从而对身体重心、站立时间、身体平衡、运动冲量等因素加以分析，为因髋关节、膝关节、踝关节、脑瘫及足部疾病而反映在步态上的异常临床表现的早期发现及矫正学处理提供科学依据。

2. 力学传感器设备　主要通过压力片或者力矩传感器获取人体肢体与所接触的物体或地面之间的压力或者力矩。足部矫形中常用测量足底压力的测力板工作原理为电阻的"应变效应"，即材料在受外力作用时，将产生机械变形，机械变形会产生阻值变化。测量原理是用应变片测量时，将其粘贴在弹性体上。当弹性体受力变形时，应变片的敏感栅也随同变形，其电阻值发生相应变化，通过转换电路转换为电压或电流的变化。影响应变传感器稳定性的主要因素是温度、范性形变、几何形变等。

二、外骨骼机器人技术

从功能上看，外骨骼机器人（动力外骨骼）属于矫形器的范畴，是一种与佩戴者肢体紧密贴合并一起运动，通过提供外力来满足人体对机动性和支撑性需要的可佩戴型机器人。外骨骼康复机器人正在逐渐取代早期的末端导引式康复机器人。下肢外骨骼机器人临床治疗的效果开始显露，其优点是：减少对于治疗师的依赖，减少患者的损伤；增加行走练习的时间。因而在恢复行走的速度和耐力、减少能量消耗和对于康复辅助器具的依赖等方面都优于过去的治疗方式。

（一）截瘫行走矫形器

脊髓损伤（spinal cord injury，SCI）是一种严重致残性的损伤，常造成截瘫或四肢瘫的后果。截瘫行走矫形器，亦称截瘫步行器，是一类为辅助截瘫

患者站立行走的矫形器，按照 ISO 9999 的定义为：胸 - 腰（腰）- 骶 - 髋 - 膝 - 踝 - 足矫形器，即围绕躯干腰部区域、髋关节、膝关节、踝关节和足的矫形器，可以包括或不包括脊柱的胸部。用途：用于完全 / 不完全胸腰段脊髓损伤患者站立，实现功能性行走，预防和减少并发症的发生。GB/T16432 中，该类矫形器属于："第 06 主类矫形器和假肢，第 12 次类下肢矫形器，第 19 支类胸 - 腰（腰）- 骶 - 髋 - 膝 - 踝 - 足矫形器。"行走矫形器经历了 3 种主要类型的发展阶段：无动力式（无体外提供动力）行走矫形器、外动力式（体外动力源驱动的动力式）行走矫形器和智能行走矫形器（行走机器人）。目前，在临床上，这三种基本类型同时存在，其中行走机器人刚开始在临床应用。

（二）外动力式截瘫行走矫形器

这是一种由体外提供能源、由动力装置驱动的行走装置。从 20 世纪末至 21 世纪初，美国、英国、日本、以色列、比利时、中国等国家先后取得有意义的研究成果和开发了若干功能类似的实验样机。南斯拉夫普宾研究所发明的气动行走机（矫形器），驱动髋关节、膝关节和踝关节的汽缸由控制系统进行协调控制。日本 Akita 大学设计的电动行走机（矫形器），髋关节和膝关节分别由两组电动机及平行四杆机构驱动，由控制系统进行协调，实现预定步态。清华大学精密仪器与机械学系发明的电动式双关节单自由度截瘫行走机（矫形器），每侧腿的髋、膝两个关节由一个驱动器驱动，通过优化设计的机构，实现髋、膝关节联动，模拟正常步态，两侧腿通过控制系统产生固定相位差的交替步态运动。

（三）智能行走矫形器

智能行走矫形器即行走机器人，实质上是一种基于行走机器人技术（biped robotics）的特殊功能性智能行走辅具，是机械结构、医学、人体工程学、计算机技术等多学科领域高度交叉融合的产物，适用于胸腰段损伤患者，可以有效帮助患者实现站立行走。它的基本条件是靠外力驱动关节的活动，而且必须有反馈机制使各个动作协调一致，是现代智能技术在截瘫行走矫形器中的应用。同类产品目前国内外有很多称谓，如外骨骼式行走器（exoskeleton walking device）、外骨骼机器人、动力外骨骼系统、助行动力外骨骼、下肢助力外骨骼、助力外骨骼机器人、可佩戴式下肢机器人、可佩戴外骨骼机器人、

行动辅助机器人、机器裤等。

三、矫形器计算机辅助设计与制造技术的应用

随着技术的进步和社会的发展，计算机辅助设计（computer aided design，CAD）和计算机辅助制造（computer aided manufacturing，CAM）越来越广泛地应用在矫形器技术领域，主要体现在对传统矫形器配置流程中的阴型量取和阳型修整这两个环节。而增材制造技术的快速发展则将为整个矫形器的配置流程带来升级换代。

（一）矫形器计算机辅助设计与制造（CAD/CAM）技术

CAD/CAM 是计算机辅助设计和计算机辅助制造的合称。CAD/CAM 系统使得制作过程更加简洁且精确，CAD/CAM 系统操作下的矫形器针对患者的治疗效果与传统制作手法相同。目前国内外一般的矫形器 CAD/CAM 系统装备关键零部件包含三部分：数字扫描仪、辅助设计软件、雕刻机。矫形器 CAD/CAM 系统中硬件和软件配置要求：在系统中必须考虑患者肢体在采集数据和修型中的特点，有效地用于矫形器设计与制造的全过程，即包括矫形器的设计、修型方案、最终效果、阳型加工等。

（二）3D 扫描取型技术的应用

通过数字化形状采集，能够获得矫形器患者的三维肢体数字化模型。目前大多采用激光扫描和光栅扫描两种方式来实现。激光和光栅投射到人体并发生反射，摄像头捕捉到反射回的激光或光栅，通过曲率或其他算法，能够重构其三维数字图像。在重构的过程中，需要 3 个轴的空间坐标定位，激光扫描使用磁跟踪，获得扫描仪与人体之间的位置关系；光栅则直接通过干涉条纹，获得所需信息。这些扫描设备都能产生精细的空间图像，相对精度达到百分之一毫米的级别，甚至更高。

（三）计算机辅助设计（CAD）

计算机辅助设计（CAD）是指应用计算机系统，协助工程技术人员对产品或工程进行设计的方法与技术，包括设计、绘图、工程分析、文档制作等活动，是一种新的设计方法，也是多学科综合的一门新技术。20 世纪 80 年代，CAD 技术开始在一些发达国家渗透入假肢矫形器行业，90 年代末期被引入

中国，但因软件技术不成熟，并没有得到推广。进入 21 世纪以来，随着软件的不断改进升级，CAD 技术显示出其独特的优势，越来越多的企业引进了 CAD 系统。

数字化阳型修整是矫形器 CAD 软件的核心功能，其使用的便利性将会直接影响 CAD/CAM 系统在该领域的推广和使用。对于矫形器装配技师来说，一个好用的 CAD 软件应具备以下几个要素：

（1）数据库架构：通过数据库可记录和管理患者与扫描的原始数据、照片和三维形状，调阅和查看患者的详细信息。

（2）专用的修型工具和方法：这是区别矫形器专用 CAD 软件与普通工业 CAD 软件的核心。矫形器专用 CAD 软件应有符合石膏模型修改和人体曲线修改的专用工具和方法。使用计算机修型可解决很多手工无法解决的问题，例如对脊柱矫形器的髂嵴修型，计算机能做到人体左右或前后区域的完全对称，甚至能在保持固定体积的情况下，对模型修改。

（3）丰富的扩展功能：软件可采用多种方式，对三维模型进行对比修正，需插入照片或 X 线片，或通过其他影像资源，如计算机断层扫描（CT）或磁共振扫描（MR）来建立模型。

（4）良好的兼容性：软件应能识别多种格式的三维模型数据格式并输出。矫形器装配技师不是专业的 CAD 设计师，计算机知识不完整，只是使用者，所以友好的软件界面、简易的操作等都是其应具备的特点。

（四）CAM加工矫形器实体模型

计算机修整后的阳型形状复杂，要求铣削的加工精度比较高，矫形器 CAM 系统一般采用三轴或三轴以上的数控加工中心，进行模型加工。加工中心软件应兼容矫形器 CAD 软件和其他三维数据格式（例如 AOP、IGES、STL 等）。加工中心一般采用实时控制技术和虚拟显示技术，在加工过程中，操作者不能进入加工中心的加工区域，以保护其安全。

四、矫形器增材制造技术

增材制造（additive manufacturing，AM，也称为 3D 打印）是利用计算机辅助设计数据通过成型设备以材料逐层堆积的方式实现实体成型的技术，属于一种快速成型（rapid prototyping，RP）技术。根据所设计的 3D 模型，通过 3D 打印设备逐层增加材料来制造三维产品。3D 打印融合了计算机辅助设计、材料加工与成型技术，以数字模型文件为基础，通过软件与数控系统将专用的金属材料、非金属材料以及医用生物材料，按照挤压、烧结、熔融、光固化、喷射等方式逐层堆积，制造出实体物品的制造技术。增材制造技术的国产化率已经较高，在中低端市场占有率超过 90%，但在高端市场领域精度和稳定性尚未完全达到要求。从 2015 年开始，随着 3D 技术和材料方面的进展，我国定制式脊柱侧弯矫形器经历了从第一代传统手工制造，发展到第二代 CAD/CAM 制造，再到第三代 3D 打印技术的转变。

五、智能脊柱侧弯矫形器实时监控技术

应用传感器监测患者佩戴矫形器的时间以及矫形器上压力点的变化，提高了患者依从性，实现了远距离智能化服务。目前国内已经有矫形器配置机构在开展这种技术的研发。在脊柱侧弯矫形器部件上内置了带压力传感器的监测模块。实时监控智能矫形器由应用传感技术、通信模块、数据服务器、应用服务器、监视器和应用软件组成。在矫形器硬件基础上安装一颗智能芯片，为患者、矫形器师和医生实现治疗过程的个性化和可视化。芯片会实时采集和显示矫形器的使用时间、压力参数等数据，并实时反馈，更容易掌控治疗效果和安全性。患者回医疗机构复查时，矫形器师可以通过软件读取脊柱侧弯矫形器上的监测模块，患者每日的佩戴时间和压力参数将有助于医疗人员制订后续的治疗方案。

（张晓玉）

第五节　矫形器在肢体畸形残障者应用数据统计

随着矫形器新材料的应用、装配技术的进步以及矫形外科手术技术的发展，多学科交叉、重叠，医工结合的探索范围越来越广。更多上、下肢矫形器在矫形外科领域应用，实现对肢体残障者矫形手术后的肢体固定，替代了传统矫形手术后对肢体进行石膏固定的陈旧工艺。国家康复辅具研究中心北京辅具装配部与国家康复辅具研究中心附属康复医院矫形外科合作，自 2015 年 8 月至 2021 年 7 月，

6 年间，为肢体残障者术后固定提供了大量的辅具装配。具体数据统计如表 1-5-1 及图 1-5-1 ~ 图 1-5-4 所示。其中装配下肢人数为 1523 人，装配下肢数量为 1623 具。左侧装配人数 665 人，女性 344 人，男性 321 人；右侧装配人数 758 人，女性 357 人，男性 401 人；双侧装配人数 100 人，女性 41 人，男性 59 人（图 1-5-5）。

表 1-5-1　2015 年 8 月至 2021 年 7 月矫形外科辅具装配数据统计

部位	配置名称	性别	人数		装配具数		下肢（人）			下肢（具）		
			女	男	女	男	左	右	双	左	右	双
踝足	左踝足矫形器	女	161		161		161			161		
		男		178		178	178			178		
	右踝足矫形器	女	181		181			181			181	
		男		195		195		195			195	
	双踝足矫形器	女	17		34				17			34
		男		31		62			31			62
	小计		359	404	376	435	339	376	48	339	376	96
膝关节	左膝关节矫形器	女	98		98		98			98		
		男		69		69	69			69		
	右膝关节矫形器	女	95		95			95			95	
		男		103		103		103			103	
	双膝关节矫形器	女	13		26				13			26
		男		14		28			14			28
	小计		206	186	219	200	167	198	27	167	198	54
膝踝足	左膝踝足矫形器	女	85		85		85			85		
		男		74		74	74			74		
	右膝踝足矫形器	女	81		81			81			81	
		男		103		103		103			103	
	双膝踝足矫形器	女	11		22				11			22
		男		14		28			14			28
	小计		177	191	188	205	159	184	25	159	184	50
上肢	上肢矫形器	女	9		9							
		男		34		38						
髋	髋外展矫形器	女	54		54							
		男		48		48						
下肢	下肢连外固定器	女	49		51							
		男		32		33						
其他	其他矫形器	女	39		42							
		男		38		43						
	合计		893人	933人	939具	1002具	665人	758人	100人	665具	758具	200具
	总计		1826人		1941具		1523人			1623具		

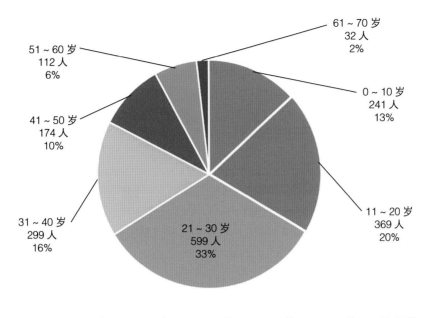

图 1-5-1　各年龄段人数及百分比图示

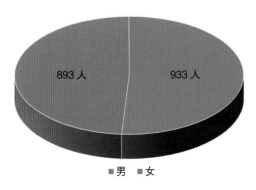

图 1-5-2　性别人数图示

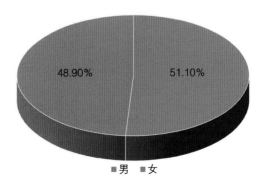

图 1-5-3　性别百分比图示

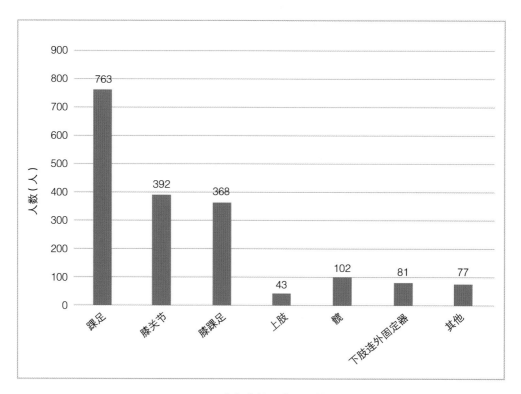

图 1-5-4   各部位辅具装配人数图示

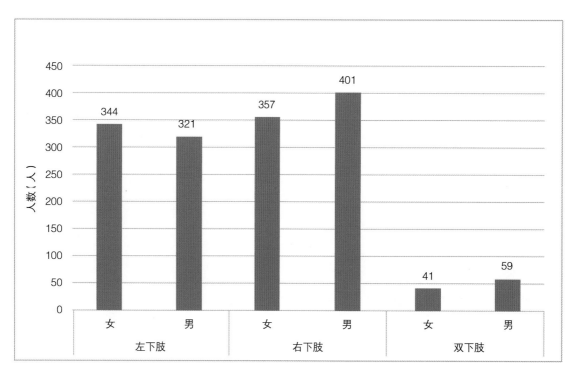

图 1-5-5   下肢装配辅具人数图示

1. 下肢装配辅具各部位及性别人数图示（图1-5-6）。

（1）踝足人数为 763 人，踝足辅具数量为 811 具；男性 404 人，女性 359 人；左侧 339 人，右侧 376 人，双侧 48 人。

（2）膝关节人数为 392 人，膝关节辅具数量为 419 具；男性 186 人，女性 206 人；左侧 167 人，右侧 198 人，双侧 27 人。

（3）膝踝足人数为 368 人，膝踝足辅具数量为 393 具；男性 191 人，女性 177 人；左侧 159 人，右侧 184 人，双侧 25 人。

2. 上肢装配辅具人数为 43 人，上肢装配辅具数量为 47 具。

3. 髋部装配辅具人数为 102 人，髋部装配辅具数量为 102 具。

4. 与外固定器连接人数为 81 人，与外固定器连接装配辅具数量为 84 具。

5. 其他装配辅具人数为 77 人，装配辅具数量为 85 具。

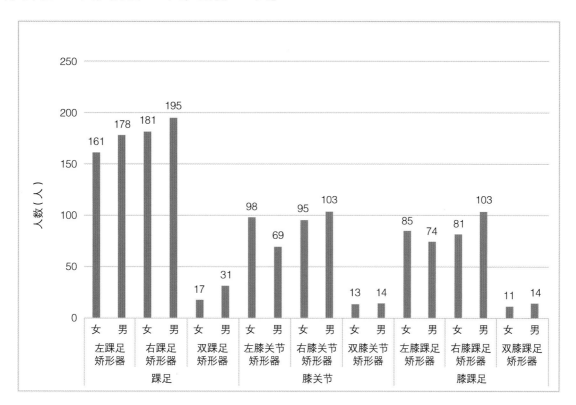

图 1-5-6　下肢装配辅具各部位及性别人数图示

（邵建建）

参考文献

[1] 丁敏, 李建民, 吴庆文, 等. 下肢步态康复机器人: 研究进展及临床应用[J]. 中国组织工程研究, 2010, 14(35): 6604-6607.

[2] 方新. 下肢矫形器原理与装配技术[M]. 北京: 中国社会出版社, 2014: 229-233

[3] 程洪, 林西川, 邱静. AIDER外骨骼机器人系统[J]. 科技纵览, 2016 (2): 74-75.

[4] 宋遒志, 王晓光, 王鑫, 等. 多关节外骨骼助力机器人发展现状及关键技术分析[J]. 兵工学报, 2016, 1: 172-185.

[5] 程子彦. 傅利叶智能开创外骨骼机器人新时代——中国自主研发出有"触觉"的机器人[J]. 中国经济周刊, 2017, 14: 72-73.

[6] Chen B, Zhong C H, Zhao X, et al. A wearable exoskeleton suit for motion assistance to paralysed patients[J]. Journal of Orthopaedic Translation, 2017, 11: 7-18.

[7] 张晓玉. 截瘫行走矫形器智能技术研究进展 [J]. 科技导报, 2019, 22: 51-57.

[8] 赵正全. 假肢矫形器技术与临床应用[M]. 北京: 电子工业出版社, 2020: 432-463.

第二章　上肢矫形器与肢体重建

随着矫形外科及康复医学的迅猛发展，上肢矫形器在肢体矫形及康复工作中发挥的作用越来越重要。近年来，我们运用外固定技术结合矫形器技术在上肢畸形矫正和功能重建方面做了大量创新性的工作，在上肢矫形临床工作中，通过不断思考、探索、实践，逐渐形成一套独特的治疗方法，使两个交叉学科在技术理念上相互结合，相互渗透，共同研究，在上肢矫形及功能重建中逐渐形成了我们自己的临床治疗特色。

上肢矫形器的作用主要是固定或保持肢体于功能位，预防或矫正畸形等。然而造成上肢畸形及功能障碍的原因纷繁复杂，这样就对矫形器个体化设计制作提出了更高的要求，在临床工作中更需要矫形外科医师和矫形器制作师紧密协作，共同努力，通过微创技术（外固定器）与无创技术（矫形器）完美的结合，最终才能使上肢功能重建患者术后康复取得良好的效果。

第一节　上肢畸形、疾患与矫形器应用概述

一、上肢畸形与疾患

上肢在日常生活中由于要完成精细而复杂的动作，所以各种原因造成的上肢骨关节与软组织的缺失损伤都会造成肢体不同程度的畸形，从而影响上肢的运动功能。

上肢肢体畸形疾患众多，从肩关节到指端均有涉及，包括出生时即伴随的上肢肌肉骨骼系统异常及骨关节结构改变或不同程度缺如或赘生等先天性上肢畸形，以及由于创伤（图2-1-1）、疾病（图2-1-2）等原因引起的上肢骨关节畸形等后天性上肢畸形两大类。常见病种包括先天性多关节挛缩、先天性桡尺骨融合、尺骨发育不全、桡骨发育不全或缺如、先天性手指畸形（并指、多指等）和脑瘫上肢畸形（图2-1-3、图2-1-4）、前臂缺血性肌挛缩（图2-1-5）、烧伤瘢痕挛缩（图2-1-6）、上肢骨不连骨缺损（图2-1-7）、外伤后遗肘内外翻（图2-1-8）等。

上述各种原因所致的上肢疾患，在矫正肢体畸形的同时，还要最大程度地改善和重建肢体功能。过去在上肢疾患治疗过程中，矫形器制作师与矫形外科医师在专业技术和理念上相互缺少了解，由于长期存在着医工脱节的情况，因此在上肢矫形重建手术后矫形器的应用也相对较少，这对术后的功能恢复及康复都是不利的，很大程度降低了治疗效果。

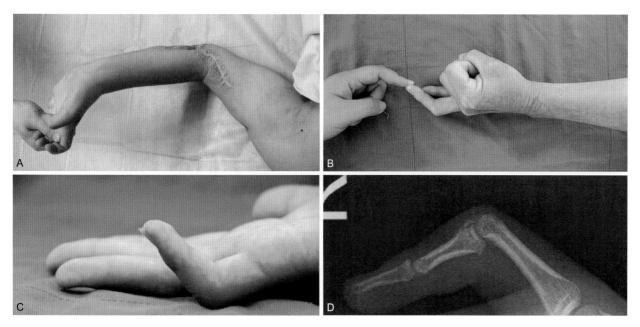

图 2-1-1　外伤后致上肢屈曲挛缩畸形。A. 肘关节屈曲挛缩（肘关节周围的创伤或炎症可以造成创伤性骨关节炎，使肘关节失去活动度，固定于屈曲位，严重影响上肢的功能）；B. 屈指挛缩（手指关节的伸直功能受限，不能达到完全伸直位，屈曲功能有时受限。常因前臂屈指肌腱粘连或创伤造成）；C. 陈旧性指关节脱位（指关节脱位后处置不当或固定位置不佳，造成指关节陈旧性脱位，周围软组织挛缩，指关节活动明显受限，手法难以复位，需要手术治疗）；D. X 线片显示近侧指间关节屈曲畸形合并半脱位

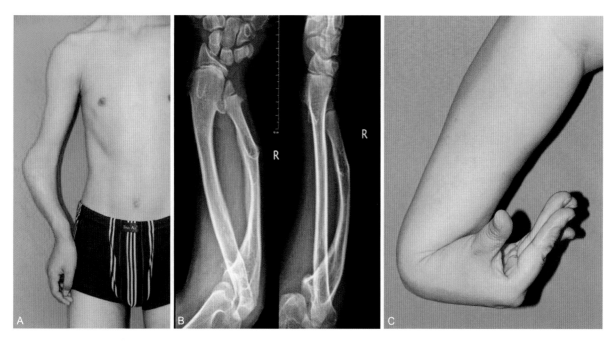

图 2-1-2　疾病后致上肢畸形。A. 全身多发骨软骨瘤病造成尺骨短缩、成角弯曲，腕关节、肘关节脱位畸形；B. 前臂 X 线片；C. 脑炎后遗症造成重度屈腕畸形

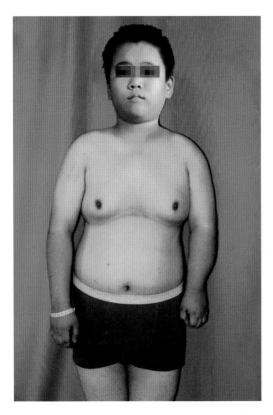

图 2-1-3　先天性前臂短缩畸形

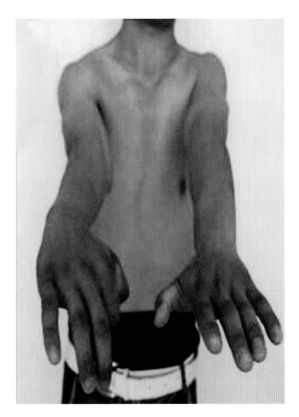

图 2-1-4　脑瘫前臂旋前畸形

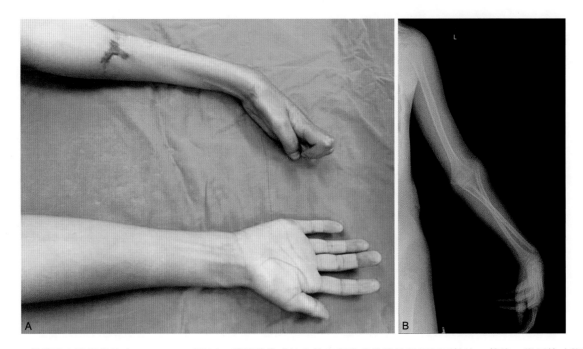

图 2-1-5　前臂缺血性肌挛缩（Volkmann's 挛缩）：前臂外伤或缺血性疾病造成前臂软组织坏死粘连，使腕、指屈伸功能受限，常固定于挛缩位置。A.左上肢缺血性肌挛缩外观；B.左上肢 X 线片

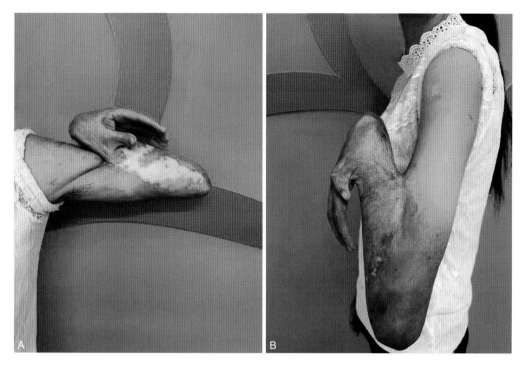

图 2-1-6　左上肢烧伤瘢痕挛缩致重度屈肘屈腕畸形。A.尺侧面观；B.桡侧面观

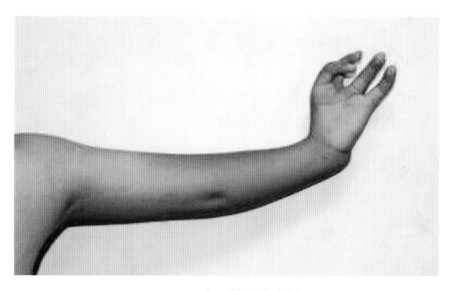

图 2-1-7　先天性桡侧半肢缺如

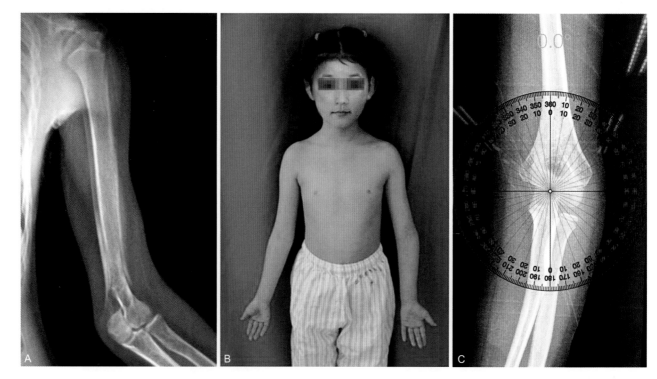

图 2-1-8　肘内外翻畸形（肘外翻主要表现为肘关节提携角增大，在伸直位上出现肱骨远端为旋转中心的外翻畸形；肘内翻表现为肘关节伸直位提携角减小，上肢功能受限，常由于儿童时期肱骨骨骺损伤造成）。A.肘外翻 X 线片；B.左侧肘内翻外观；C.肘内翻 X 线片

二、上肢矫形器应用概述

近些年随着矫形外科学及康复医学的发展，上肢矫形器已成为上肢矫形的重要辅助治疗手段。越来越多的上肢畸形患者应用矫形器得到了良好的辅助治疗。目前，在矫形外科的临床工作中，上肢矫形器的使用已经很普遍，形式方法也很多，特别是新型材料的出现和多功能配件的使用，给矫形外科医师及矫形器师的临床思维方式注入了新的理念，更巧妙、创新地运用医工结合的优势，在更多的上肢疾患治疗过程中发挥了重要作用。

（王振军　胡　君）

第二节　上肢矫形器的临床应用

上肢矫形器是用于整体或部分上肢的矫形器。上肢矫形器命名与分类见表 2-2-1。上肢矫形器的基本功能是提供牵引力以控制或矫正畸形，防止肌肉和关节的挛缩，扶持麻痹的肢体，补偿失去的肌力，保持或固定肢体于功能位置上，帮助无力的肢体运动等。

表 2-2-1　上肢矫形器命名与分类

统一名称	国际标准命名	典型品种
手矫形器	HO	指间关节固定矫形器 指间关节伸展辅助矫形器 指间关节屈曲辅助矫形器 掌指关节固定矫形器 掌指关节伸展辅助矫形器 掌指关节屈曲辅助矫形器
腕手矫形器	WHO	护腕 静态腕手矫形器 动态腕手矫形器
肘矫形器	EO	护肘 固定肘关节矫形器 可调肘关节矫形器
肘腕手矫形器	EWHO	固定肘腕手矫形器
肩矫形器	SO	护肩 肩关节矫形器
肩肘腕手矫形器	SEWHO	肩外展矫形器 肩肘腕手固定矫形器

上肢矫形器按其功能分为固定性、矫正性和功能性三种。固定性矫形器主要适用于腱鞘的炎症，促进骨折愈合。矫正性矫形器主要适用于矫正上肢，特别是手部关节或软组织的挛缩畸形。功能性矫形器主要用于稳定上肢关节的松弛，代偿麻痹的肌肉功能，辅助恢复患者的部分生活和劳动功能。

上肢是一个极端复杂而又精致的工具，通过绝妙的协调运动，上肢关节的各个部分具有多方面的运动功能。恢复残缺上肢三个基本运动（抓握、放松、传递）是非常困难的。机械地重现正常上肢中的高度精细的关节、杠杆和运动系统时出现的问题比下肢要多很多。一具理想的矫形器控制或产生的运动只是那些异常的或丧失的运动，并且在残留功能的部位上，运动不受约束。显然，对于矫形器所包绕的每个部分和平面应该予以认真的考虑。必须对矫形器的机械效率和装配精确情况给予同等的重视。只有当矫形器具有明确的治疗目的，或者矫形器提供了在其他方式中不能完成的某种功能时，患者才会接受上肢矫形器。因此，其临床上的优点必须超过缺点。患者是否接受矫形器，也取决于处方上的功能是否适当，如果患者在使用中感到不方便，那么就会很快认为矫形器没有效果，而不再使用。

一、手矫形器的应用

（一）适应证

手部矫形器作用于手部，可分为用于治疗 IP（指间）关节伸展或屈曲挛缩、变形及固定用的矫形器和治疗 MP（掌指）关节伸展或屈曲挛缩及固定用的矫形器。治疗 IP 关节的可分为屈指器、槌状指矫形器和伸指器；治疗 MP 关节的可分为屈指器、伸指器和固定型矫形器。

（二）功能

固定 IP、MP 关节；利用"三点力"矫治 IP、MP 关节伸展挛缩和屈曲挛缩畸形。

（三）设计要点

1. IP 固定器　采用低温热塑板材或手指小夹板，将指间关节固定在伸展位。

2. IP 伸指器　利用弹簧或橡皮筋，辅助 IP 关节伸展活动。

3. IP 屈指器　利用橡皮筋辅助 IP 关节屈曲活动。

4. MP 固定器　用低温热塑板材制成，使 MP 关节固定在屈曲位。

5. MP 伸指器　利用橡皮筋辅助 MP 关节保持伸展位。

6. MP 屈指器　利用橡皮筋辅助 MP 关节保持屈曲。

（四）病例

1. IP关节骨折　配置IP固定器，用于固定骨折的手指（图2-2-1）。

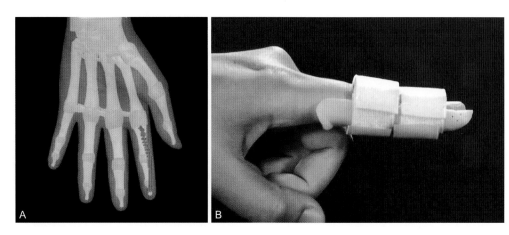

图2-2-1　配置IP固定器。A.配置前；B.配置后

2. 槌状指　配置IP伸指器，用于矫正变形的手指，将其保持在伸展位，并能进行一定的功能训练（图2-2-2）。

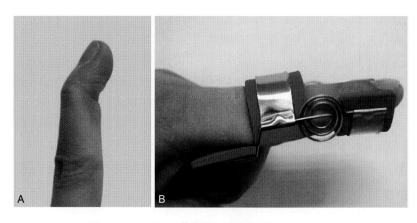

图2-2-2　配置IP伸指器。A.配置前；B.配置后

3. 鹅颈指 配置 IP 屈指器，用于矫正变形的手指，将其保持在屈曲位，并能进行一定的功能训练（图 2-2-3 ）。

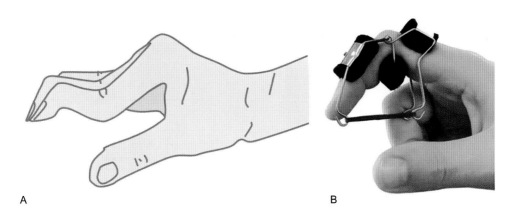

A

B

图 2-2-3 配置 IP 屈指器。A. 配置前；B. 配置后

4. MP 骨折 配置 MP 固定器，用于固定骨折的关节或近端指骨（图 2-2-4 ）。

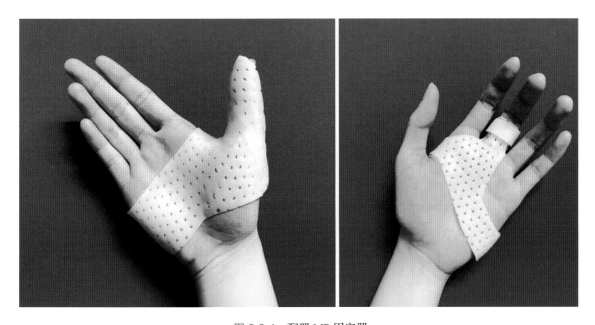

图 2-2-4 配置 MP 固定器

5. 指间关节、掌指关节屈曲挛缩　配置掌指矫形器，将掌指关节和指间关节固定在伸展位，防止其进一步屈曲挛缩（图 2-2-5）。

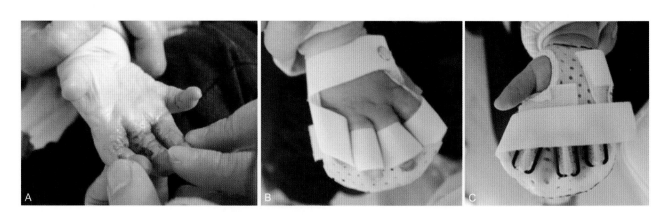

图 2-2-5　配置掌指矫形器。A.配置前；B、C.配置后

6. MP 关节屈曲挛缩　配置 MP 伸指器，将掌指关节固定在伸展位，防止屈曲挛缩，并能进行一定的功能训练（图 2-2-6）。

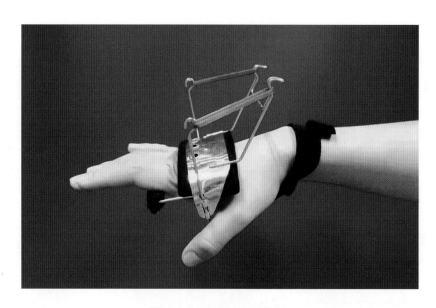

图 2-2-6　配置 MP 伸指器

7.尺神经损伤　配置 MP 屈指器,使其固定在屈曲位,并能进行一定的功能训练(图 2-2-7)。

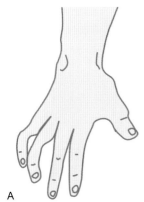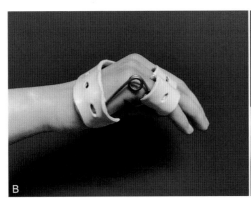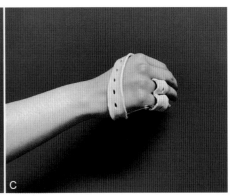

图 2-2-7　配置 MP 屈指器。A.配置前;B、C.配置后

二、腕手矫形器的应用

(一)适应证

腕手矫形器是作用于腕关节及手部的矫形器,适用于腕骨骨折及术后固定、桡骨下端骨折及术后固定、偏瘫引起的手部下垂、正中神经麻痹、臂丛神经麻痹等引起的手内在肌麻痹或肌力低下。

(二)功能

1.固定和矫正作用　将腕手部固定于某种特定的姿势,以利于损伤组织的愈合和功能的发挥。

2.牵引作用　利用动力性矫形器的弹力牵引作用,可使相关部位的肌力提高,增加相关的关节活动范围。

(三)设计要点

1.软性腕手矫形器(护腕)　服帖性应好,能够覆盖腕关节。

2.固定型腕手矫形器　用低温热塑板材和固定带制成,可根据病情需要采取腕掌固定、腕拇指固定、腕手指固定等多种形式。

3.对掌矫形器　是一种为保持拇指与其他指(尤其是示指、中指)的对掌位而使用的矫形器。在腕关节失去控制时,将腕关节固定,保持拇指与其他四指处于对掌位。适用于正中神经高位型麻痹、C7 颈椎损伤、臂丛神经麻痹。

(1)静态对掌矫形器:用低温塑料板材制作的对掌矫形器。能使拇指保持对掌位的同时,腕关节保持背屈位。

(2)动态对掌矫形器:根据伴有手指屈曲挛缩的病情,增加了 IP 伸展辅助装置;还可同时采用 MP 伸展辅助装置,用以保持 MP 关节的背屈位。当 MP 关节伸展挛缩时,可以增加 MP 屈曲辅助装置。

4.动态腕手矫形器　在静态矫形器的基础上,增加弹簧、钢丝、橡皮筋等动力装置,借助动力装置提供腕、手关节运动的助力或阻力,满足治疗和训练的需要。

（四）病例

1. 腕关节周围肌肉韧带损伤　配置护腕后，能够轻微固定腕关节（如果损伤较严重则要配置硬性的矫形器）（图 2-2-8）。

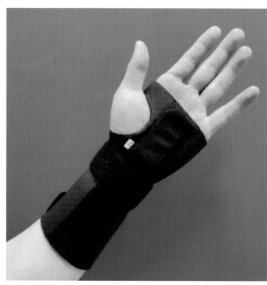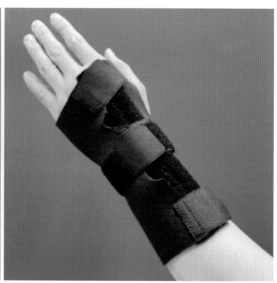

图 2-2-8　护腕

低温板材腕手固定矫形器的装配流程

2. 腕手部骨折及其术后固定　配置固定型腕手矫形器后，能够完全固定腕关节，防止腕关节异常活动（图 2-2-9）。

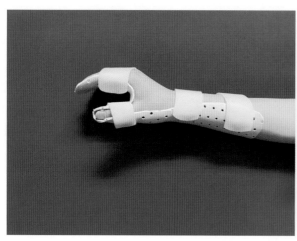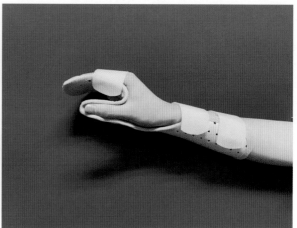

图 2-2-9　固定型腕手矫形器

3. 桡骨远端骨折、正中神经高位型麻痹 配置静态对掌矫形器后，能将手指固定在对掌位、腕关节背屈的功能位（图 2-2-10）。

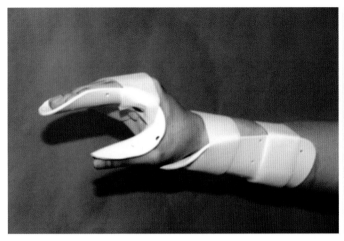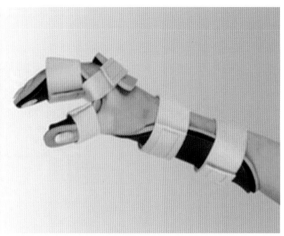

图 2-2-10 静态对掌矫形器

4. 伴有手指屈曲挛缩 配置动态对掌矫形器，在保持对掌和腕关节背屈的基础上，并能进行一定的功能训练（图 2-2-11）。

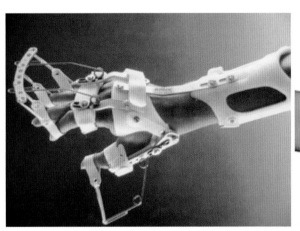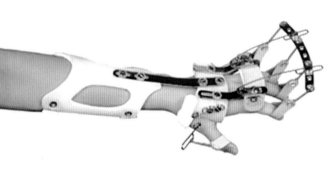

图 2-2-11 动态对掌矫形器

5. 外伤性正中神经麻痹　配置动态矫形器，保持手指于伸展位，并能进行一定的功能训练（图 2-2-12）。

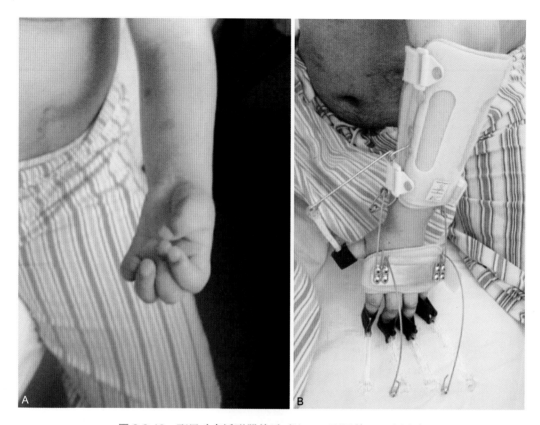

图 2-2-12　配置动态矫形器前后对比。A.配置前；B.配置后

6. 桡神经损伤　配置动态矫形器后，保持指间关节、掌指关节、腕关节于伸展位，并能进行一定的功能训练（图 2-2-13）。

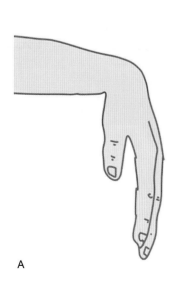
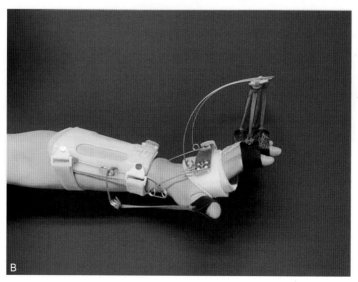

图 2-2-13　配置动态矫形器。A.配置前；B.配置后

7. 尺偏垂腕　配置动态矫形器后，能够保持腕关节于功能位，并随着康复进程，对腕关节背屈、背伸尺偏、桡偏进行调节（图 2-2-14 ）。

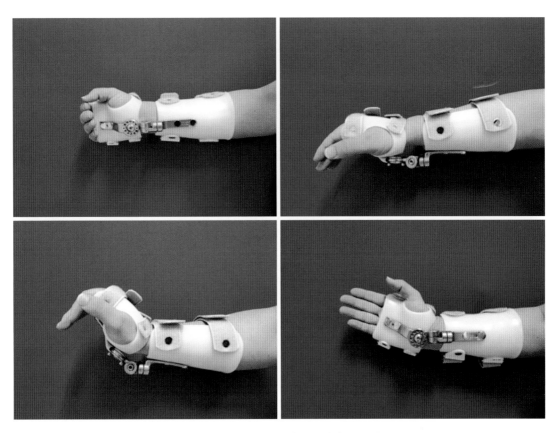

图 2-2-14　腕关节角度可调动态矫形器

三、肘关节矫形器的应用

（一）适应证

肘关节矫形器是作用于肘关节的矫形器，用于限制肘关节异常活动，预防、矫正肘关节的变形，保持或固定肘关节于功能位。对于合并有腕关节、手指障碍的病例，可制成肘腕手矫形器。

（二）功能

预防、矫正肘关节畸形，保持或固定肘关节于功能位。

（三）设计要点

1. 软性肘关节矫形器（护肘）　服帖性好，能够覆盖肘关节。

2. 固定肘关节矫形器　用低温热塑板材制作腔体，用环带固定前臂和上臂。适用于肘关节手术后的固定、保护和功能位的保持。

3. 可调式肘关节矫形器　用两侧支条和环带，使肘关节保持固定位。肘铰链可选用固定式或角度可调式的单轴铰链。用于肘关节挛缩、肌力低下、肘关节不稳定等病症。

（四）病例

1. 肘关节周围肌肉韧带损伤　配置护肘后，轻微固定肘关节；损伤较严重者则需要制作硬性矫形器（图 2-2-15）。

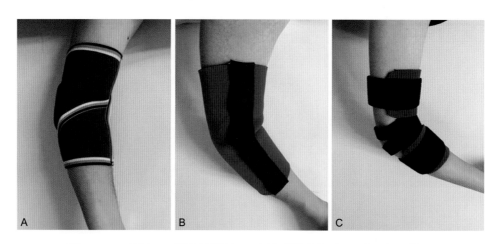

图 2-2-15　护肘。A.髁上护围型；B.侧向弹性支条型；C.交叉加固带型

2. 肘关节骨折　配置固定肘关节矫形器后，能完全固定肘关节，防止肘关节异常活动（图 2-2-16）。

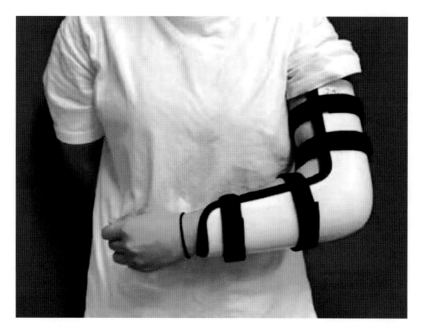

图 2-2-16　固定肘关节矫形器

3. 肘关节不稳定、屈曲挛缩或伸展挛缩　配置可调式肘关节矫形器后，在固定肘关节的同时，能够在康复进程中，随时对肘关节的角度进行调节，防止肘关节周围肌肉、韧带的粘连（图 2-2-17）。

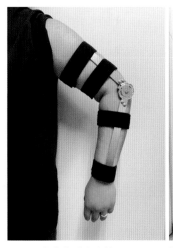 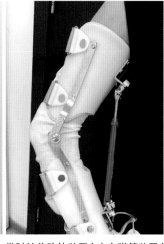

定位盘锁定式铰链　　　　　带肘关节助伸装置（内有弹簧装置）

图 2-2-17　可调式肘关节矫形器

4. 桡骨近端骨折伴有腕关节挫伤　配置肘腕手矫形器后，能固定肘关节、腕关节和掌指关节（图 2-2-18、图 2-2-19 ）。

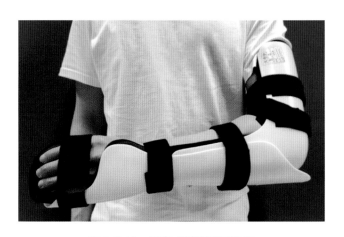

图 2-2-18　固定式肘腕手矫形器

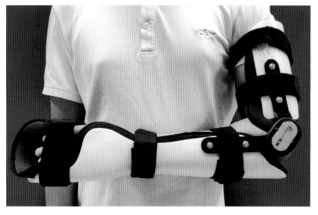

图 2-2-19　可调式肘腕手矫形器

四、肩关节矫形器的应用

（一）适应证

肩关节矫形器是作用于肩部的矫形器，适用于肩关节退行性病变及周围软组织损伤引起的急慢性疼痛和炎症、偏瘫所致的肩关节半脱位、肱骨近端骨折、肩关节手术后固定、肱骨骨折合并桡神经损伤、三角肌麻痹、棘上肌腱断裂、肩关节部位骨折、脱位整复后、臂丛神经麻痹或拉伤，也用于急性肩周炎、肩关节化脓性关节炎、肩关节结核等。对于合并有肘关节、腕关节、手部损伤者，可制作肩肘腕手矫形器。

（二）功能

1. 为肩关节周围组织提供支持、稳定、保护和缓解疼痛。

2. 将肩关节固定在外展、前屈、内旋和肘关节屈曲、腕关节功能位。

（三）设计要点

1. 软性肩关节矫形器（护肩）　服帖性好，能够覆盖肩关节。

2. 硬性肩关节矫形器　服帖性好，可悬吊性好。

3. 肩外展矫形器　将肩关节固定在外展、前屈、内旋位，肘关节于屈曲位，腕关节于功能位；并在患者站立或卧床时，可使患肢处于抬高的位置，以利于消肿、消炎、止痛。

4. 肩锁关节脱位用矫形器　由肘托板、肩带、胸廓带组成，以使肩胛骨抬起（整个锁骨下降）为目的的矫形器。为了限制肩外展，要使肩带尽可能悬挂在外侧。

（四）病例

1. 偏瘫、脑神经损伤　配置护肩后，能托起肱骨，使肩关节复位（图 2-2-20）。

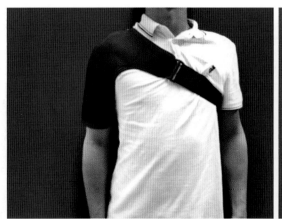
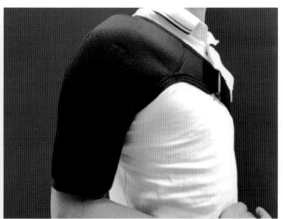
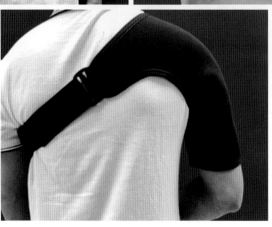

图 2-2-20　护肩

2. 肱骨近端骨折　配置肩关节矫形器后，能对肱骨近端起到固定作用（图 2-2-21）。

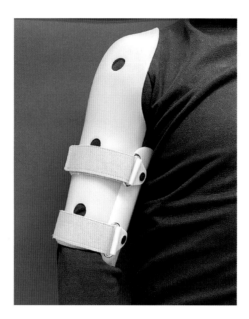

图 2-2-21　肩关节矫形器

3. 肩关节骨折　配置肩外展矫形器后，保持肩关节的功能位，能在康复进程中，随时对肩关节和肘关节进行调节（图 2-2-22）。

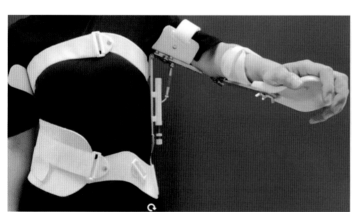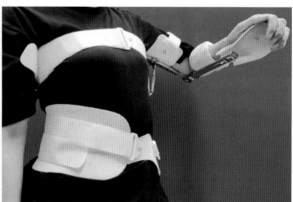

图 2-2-22　肩外展矫形器

4. 肩锁关节骨折　配置肩锁关节矫形器后，能固定受伤的锁骨（图 2-2-23）。

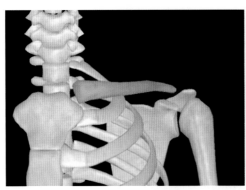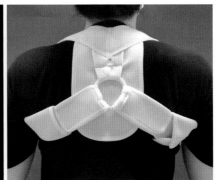

图 2-2-23　配置肩锁关节矫形器

5. 肱骨近端骨折，同时伴有肘关节和手部挫伤　配置肩肘腕手固定式矫形器后，能够对受伤部位进行固定，以促进愈合（图 2-2-24）。

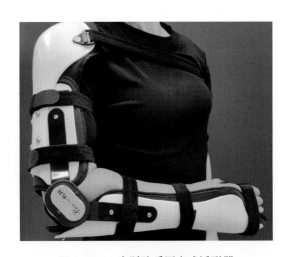

图 2-2-24　肩肘腕手固定式矫形器

五、上肢矫形器与骨外固定器结合应用

（一）适应证

配合上肢畸形矫正手术，在术中、术后，利用上肢矫形器加以干预，防止肌肉粘连，方便调节，促进恢复，避免二次手术。

（二）功能

辅助手术，在康复过程中保持所需要体位，并随着康复情况，随时进行角度的调整，以达到理想的角度，或得到相应肌肉的锻炼。

（三）设计要点

保证皮肤不被磨损，并按需求与骨外固定器连接，保证可调轴同心，保证各关节调节的角度范围能够随着康复情况，随时进行调节。

（四）病例

1. 碾压伤，右侧肱骨、尺骨、桡骨骨折，肘关节牵拉瘢痕挛缩，活动受限。

个性化定制矫形器与骨外固定器结合，调节牵拉瘢痕挛缩，恢复关节活动度，成功避免手术，防止二次手术给患者带来的身体及精神创伤，最大程度改善患者日常活动能力，缩短康复进程（图 2-2-25）。

2. 肘关节挛缩畸形术后。

配置矫形器结合可调螺纹杆，能随时对肘关节进行牵拉调节，防止肘关节附近肌肉萎缩、粘连（图 2-2-26）。

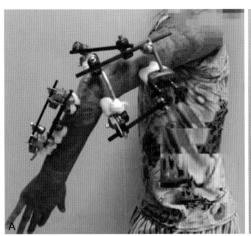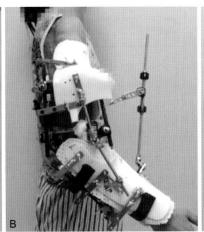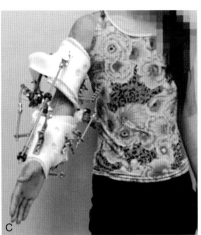

图 2-2-25　上肢矫形器与骨外固定器结合。A. 配置前；B、C. 配置后

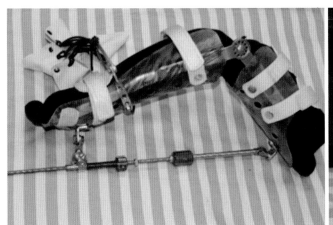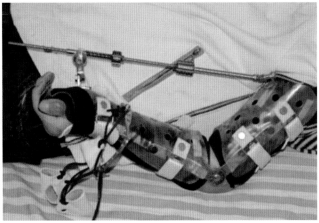

图 2-2-26　牵引杆可调节上肢矫形器

（刘　菲　赵立伟　石　磊）

参考文献

[1] 加仓井周一. 矫形器学: 第2版. 孙国凤译. 北京: 华夏出版社, 1996.

[2] 赵辉三. 假肢与矫形器学. 2版. 北京：华夏出版社, 2013.

[3] 赵正全、武继祥. 矫形器与假肢治疗技术. 北京: 人民卫生出版社, 2019.

[4] 励建安. 假肢矫形器技术与临床应用. 北京：电子工业出版社, 2020.

[5] 秦泗河, 范存义, 张群. 外固定与上肢重建. 北京: 人民卫生出版社, 2016.

[6] 李晓捷, 儿童常见疾病康复指南. 北京: 人民卫生出版社, 2020.

[7] 喻洪流, 康复器械临床应用指南. 北京: 人民卫生出版社, 2020.

[8] Balacl, Nilay Cömük. Current Rehabilitation Methods for Cerebral Palsy. London: Intechopen, 2016.

[9] Alshryda, Sattar & Wright, James. The Result of Treatment In Classic Papers in Orthopaedics. London: Springer, 2013.

第三章　下肢矫形器与肢体重建

第一节　下肢畸形、疾患与矫形器应用概述

近年来，随着 Ilizarov 技术的引入和运用，下肢畸形矫正与功能重建和康复领域有了跨越式的发展，与此同时矫形器技术已经成为下肢功能重建中的重要辅助治疗环节。临床工作中，要最大程度地发挥下肢矫形器的预防和矫正畸形、稳定关节、承重支撑、促进愈合、改善步态、代偿和辅助肢体功能等作用，就更需要矫形外科医生与矫形器师、矫形器装配技师密切合作，充分利用医工结合的优势，使更多的肢体功能障碍者早日康复。

下肢由于兼具对负重能力和活动灵活性的要求，相对于身体其他部位的畸形与创伤而言，矫形器的应用更为广泛。在下肢运动系统损伤及畸形矫正期间，矫形器的应用始终贯穿在整个治疗过程中。只有在恰当的时间选用合适的下肢矫形器，才能发挥其全部的治疗意义。因此，临床医生尤其是矫形外科和创伤骨科医生必须了解下肢矫形器的应用原理，同时加强与矫形器师的联系，不断学习，提高医工结合能力，才能更好地治疗各种骨科疾病。

一、下肢畸形与疾患

人体下肢为完成其负重站立和行走功能，由坚固的骨盆、粗壮的股骨和胫腓骨、层叠的足部诸骨，通过十分灵活而又坚固的髋关节、膝关节、踝关节等三大关节连接，再围绕着各大关节，通过肌腱、韧带、关节囊等软组织层层加固。下肢主要功能是支撑、蹲移、坐位、站立、行走、跑跳等，需要强大的支撑能力和活动能力对抗重力。根据下肢解剖及其功能特点，各种原因造成的下肢畸形疾患种类也非常多。重力的强大作用所致的从骨盆到足踝的畸形，其临床表现也比上肢或躯干等部分的畸形严重而多样。

目前仅根据国家康复辅具研究中心附属康复医院矫形外科团队 40 余年中治疗的病种统计，记录的下肢畸形就多达 200 余种。下肢常见的畸形原因主要有先天性和后天性两大类。包括发育异常、创伤、上运动神经元疾病、下运动神经元疾病、退行性疾病、其他疾病等。从疾病表现上，常见的下肢畸形表现包括：髋关节脱位或半脱位、僵直（图 3-1-1）；股骨形态异常（图 3-1-2）；膝关节内翻（图 3-1-3）、外翻（图 3-1-4）、前弓（图 3-1-5）、后倾（图 3-1-6）、旋转（图 3-1-7）；胫腓骨异常（图 3-1-8）；踝足内翻（图 3-1-9）、外翻（图 3-1-10）；马蹄足（图 3-1-11）、锤状趾、平足（图 3-1-12）等。

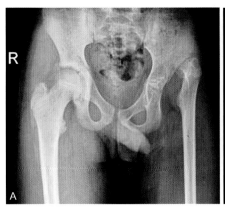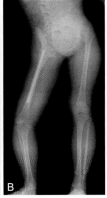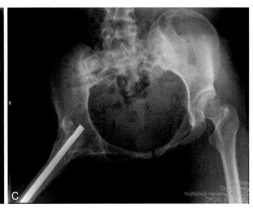

图 3-1-1　髋关节异常。A.先天性髋关节脱位；B.右侧髋关节结核致融合，髋关节外展屈曲位僵硬；C.骨盆 X 线片

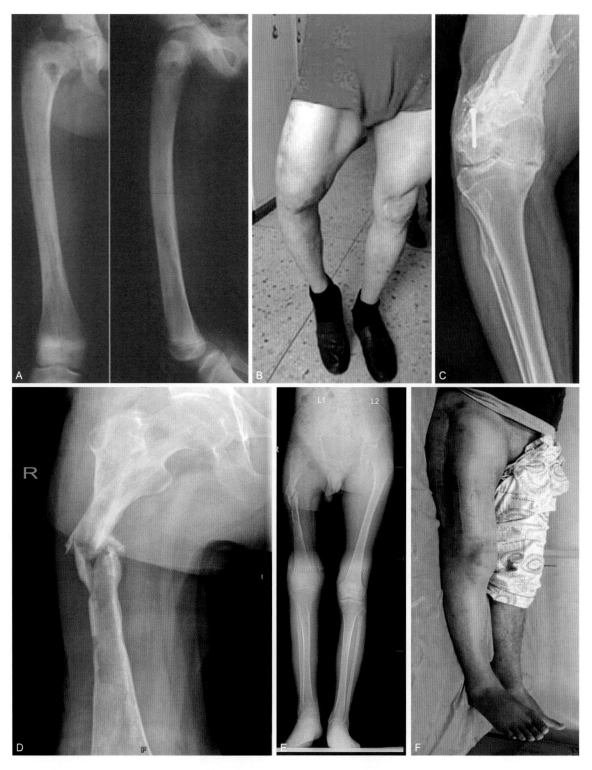

图 3-1-2　股骨形态异常。A. 股骨近端纤维异常增殖症（常见股骨近端发育异常，呈"牧羊杖"畸形，常同时合并股骨前弓角增大，易发生股骨骨折）；B、C. 股骨远端内翻畸形：外伤畸形愈合造成，股骨远端内翻，膝关节创伤性关节炎；D、E、F. 创伤及骨感染造成股骨骨不连，膝关节伸直僵硬，下肢短缩

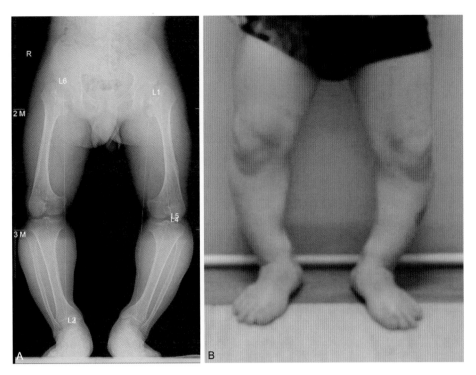

图 3-1-3　双侧膝关节内翻，骨骺发育不良，继发踝关节外翻，下肢力线不良。A.双下肢 X 线片；B.外观照

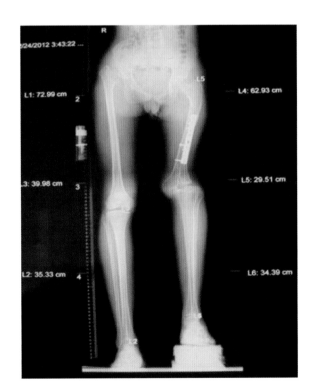

图 3-1-4　膝关节外翻，股骨远端外翻畸形：儿童期骨骺损伤造成股骨外侧髁发育不良，股骨远端外翻

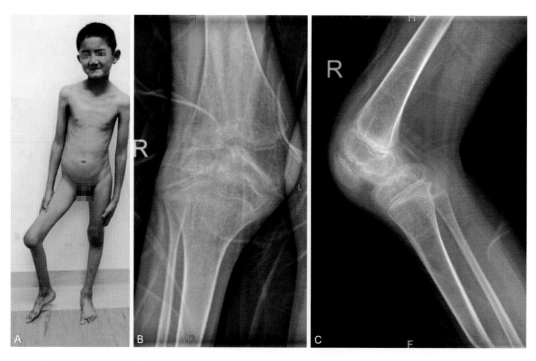

图 3-1-5 膝关节前弓，先天性膝关节挛缩症，右膝关节屈曲畸形，屈伸活动均受限。A. 外观照；B. 膝关节正位 X 线片；C. 膝关节侧位 X 线片

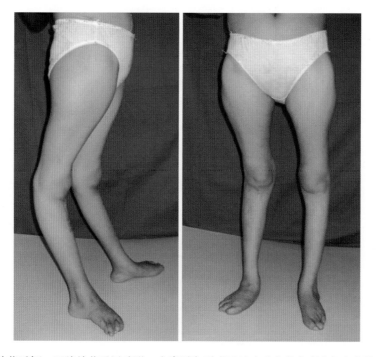

图 3-1-6 膝关节后倾，双膝关节反屈畸形，由脊髓灰质炎后遗症（小儿麻痹症）造成的下肢功能障碍

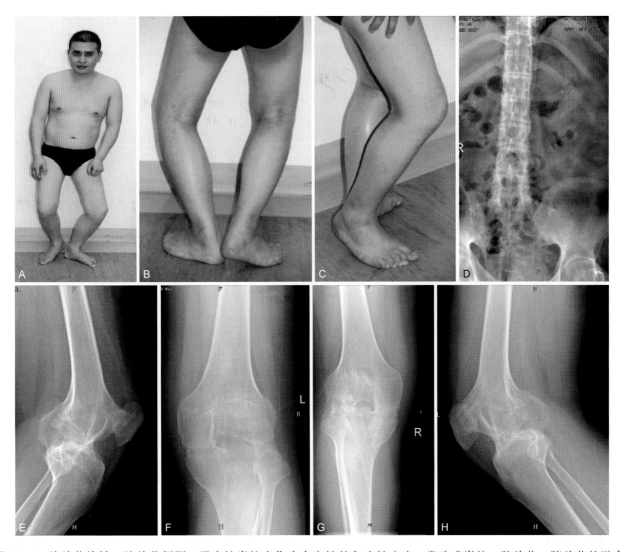

图 3-1-7 膝关节旋转，膝关节僵硬。强直性脊柱炎作为全身性的免疫性疾病，常造成脊柱、髋关节、膝关节的融合。A.站立位正面观；B.站立位背面观；C.站立位侧面观；D.脊柱 X 线片；E.左膝正位 X 线片；F.左膝侧位 X 线片；G.右膝正位 X 线片；H 右膝侧位 X 线片

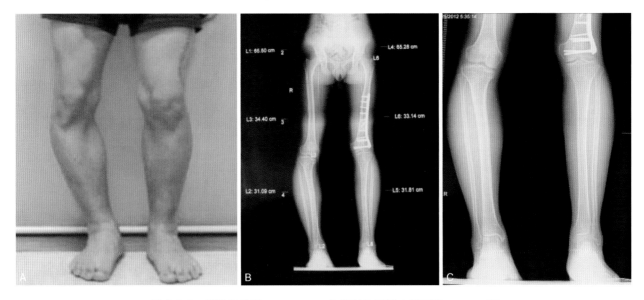

图 3-1-8 胫腓骨异常。A、B、C.右侧胫骨近端内翻畸形：Blount 病

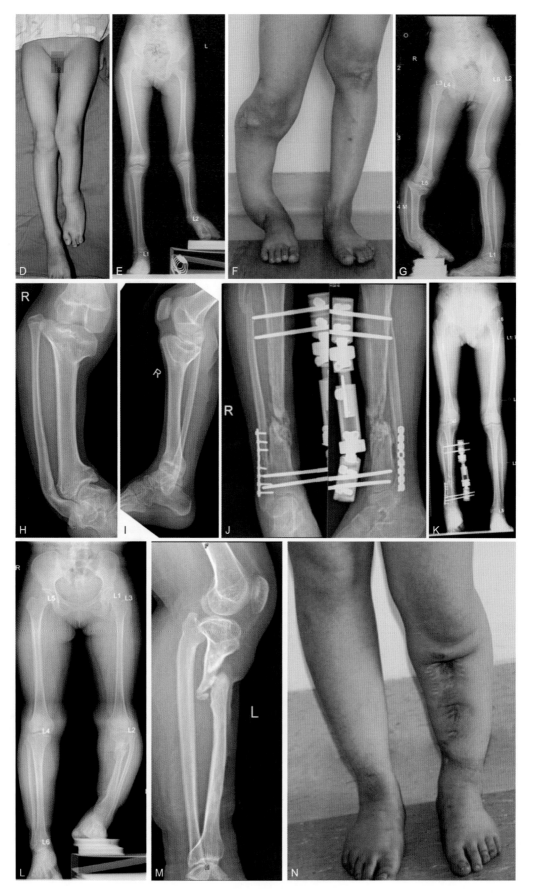

图 3-1-8（续）　D、E. 先天性左侧小腿腓侧半肢体发育不良，腓骨缺如，肢体短缩。左侧小腿短缩及成角畸形；足趾缺失，足外翻；F、G、H、I.胫骨近端、远端内翻畸形，由胫骨发育不良造成；J、K.胫骨远端骨感染造成骨不连，外固定处理失败；L、M、N.胫骨近端骨髓炎后遗症

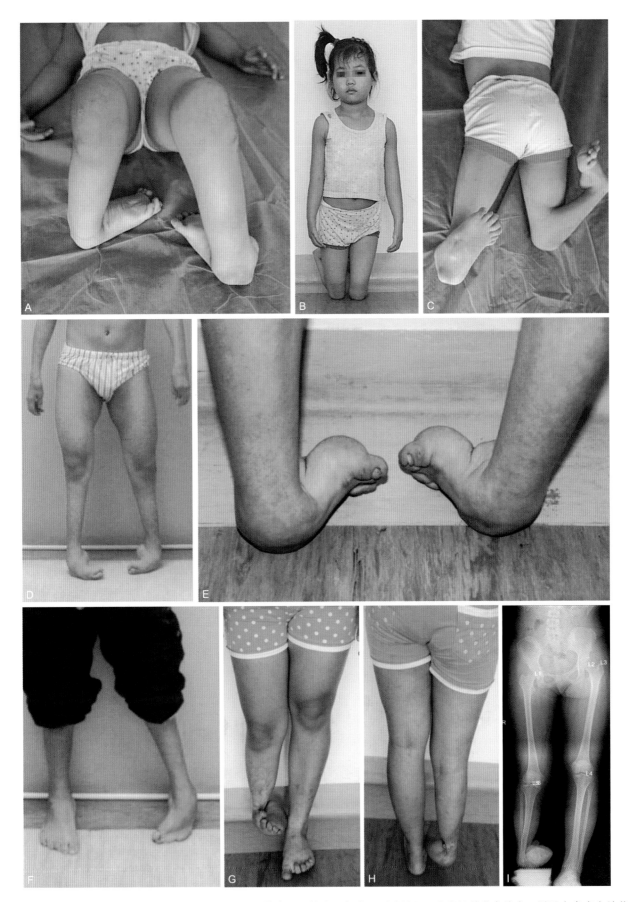

图 3-1-9　踝足内翻畸形。A、B、C.患者膝关节无法伸直，只能跪地行走，无法站立。多发性关节挛缩症，累及全身多个关节，造成蹼状膝等多种严重畸形；D、E、F.重度马蹄内翻足；G、H、I.儿童期烧伤致右侧踝关节扭转畸形（踝关节重度内翻）

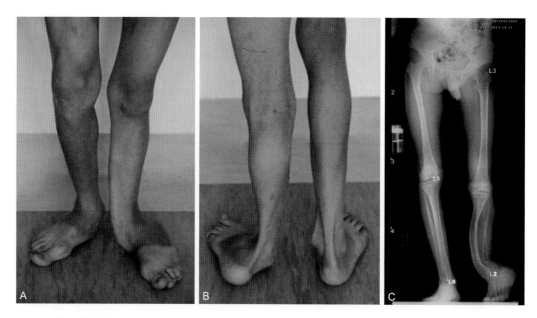

图 3-1-10   踝足外翻畸形，与腓骨远端感染相关。A.站立位正面观；B.站立位背面观；C.双下肢全长 X 线片

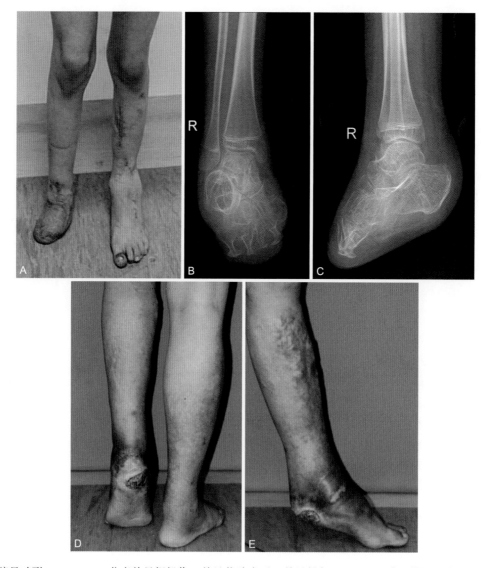

图 3-1-11   马蹄足畸形。A、B、C.儿童前足损毁伤，前足截肢术后，前足缺如；D、E.下肢血管性疾病，足底溃疡，反复感染不愈合

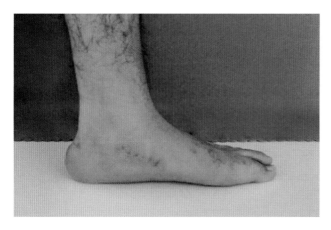

图 3-1-12　平足畸形

二、下肢矫形器的应用概述

矫形外科肢体矫正手术结合下肢矫形器技术，在下肢畸形矫正及功能重建过程中发挥了极大优势。下肢疾患引起的畸形比较复杂，因此对下肢矫形器的设计、制作要求都很高，在设计下肢辅具的过程中，最重要的设计要点是要根据患者疾病的具体表现——尤其是手术后的肢体情况以及康复期的肢体情况对辅具的接触面和关节轴线进行统筹安排。设计过程中医生和矫形器师要充分分析，结合肢体的情况开出合适的处方，同时还要考虑患者需求，制作出既轻便又舒适的个体化矫形器具，方能获得最佳的效果。这也对矫形外科医生和矫形器师对于整个治疗过程的把握和治疗结果的预期提出了更高的要求。

国内近些年下肢矫形器技术逐渐与矫形外科技术相互渗透、相互融合，越来越多的下肢畸形患者应用矫形器得到了良好的辅助治疗，下肢矫形器在下肢功能重建中必将会发挥更重要作用。

（王振军　秦泗河　郑学建　邵建建）

第二节　下肢矫形器的临床应用

下肢矫形器可以保护无力或疼痛的肌肉、骨骼，固定骨折部位，促进功能恢复；制动患有疾患的下肢关节，预防发生畸形，矫正已出现的畸形；代偿麻痹肌肉的功能，减轻或避免患病肢体的承重负荷，改善患者的行走步态。下肢矫形器的临床适应证主要有以下几个方面。

一、足部矫形器的应用

（一）适应证

足部矫形器是以矫正足部变形、分散足底压力、补偿两侧下肢高度和消除疼痛为目的而制作的矫形器。适用于各种疾病导致的内翻足、外翻足、马蹄足、下垂足、扁平足、足弓发育不良、足弓塌陷、弓形足、槌状足、锤状趾、爪形趾、距下关节强直、踇外翻等畸形，以及足跟骨刺、踝关节炎、足部骨折、跖骨痛等病症。临床上足部矫形器可以分为矫形鞋垫、矫形鞋、足趾矫形器三大类。

（二）功能

1. 矫形鞋垫（图 3-2-1）　主要用于矫正足部的内翻、外翻、高弓足、扁平足等畸形。配置矫形鞋垫可矫正力线以保持关节的稳定性；改善站立和步行时足部的压力分布，减轻疼痛和其他症状；补偿下肢不等长，达到身体平衡，防止身体上位关节发生力线偏移导致骨盆倾斜、脊柱侧弯等；用于足部保健、缓解人体关节的冲击力，防止长时间运动带来的不舒适感；补缺残肢，提高鞋外形美观度并提供站立和步行时的稳定性。

2. 矫形鞋（图 3-2-2）　主要用于矫正足部的内翻、外翻、高弓足、扁平足等畸形。配置矫形鞋可矫正力线以保持关节的稳定性；补偿下肢不等长，达到身体平衡，防止身体上位关节发生力线偏移导致骨盆倾斜、脊柱侧弯等（例如补高鞋），根据补高的高度还可分为内补高鞋和外补高鞋、补高假肢等；补偿缺失的残足，减少残足残端承重，改善足底承重和前足的滚动和蹬离功能（例如补缺鞋）；预防和矫正轻度足部畸形，代偿丧失的关节运动功能，限制、消除关节活动（例如矫形鞋）。

3. 足趾矫形器（图 3-2-3）　预防和矫正足趾部的畸形，缓解疼痛，如：锤状趾矫形器、踇外翻垫、踇囊炎垫等。

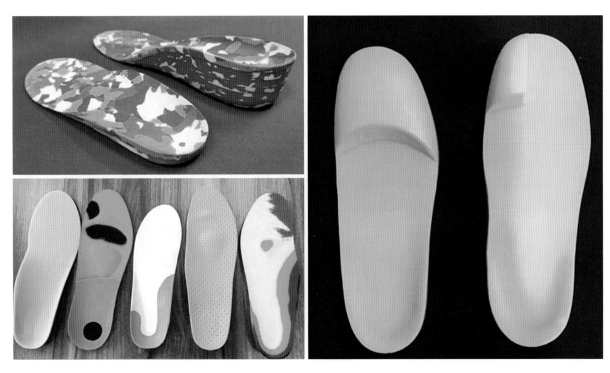

图 3-2-1 矫形鞋垫

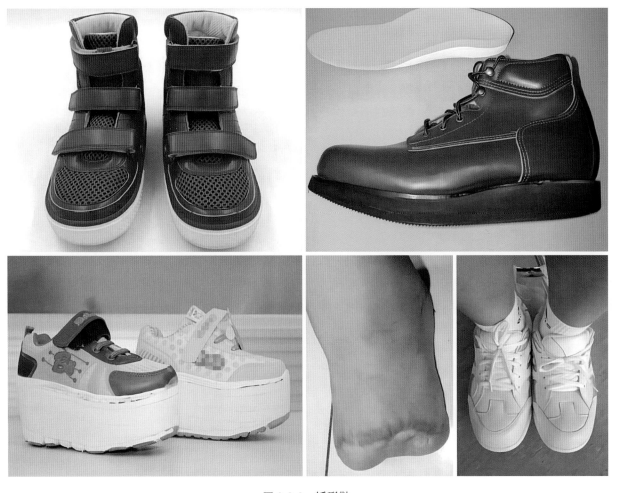

图 3-2-2 矫形鞋

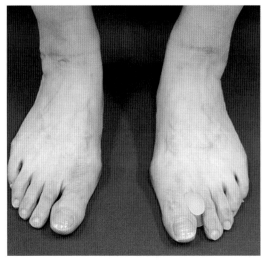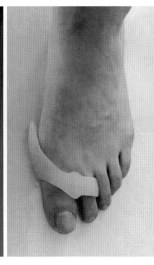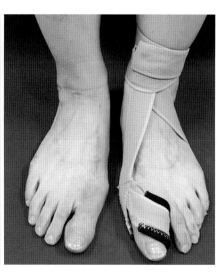

图 3-2-3 足趾矫形器

（三）设计要点

1.矫形鞋垫要起到矫正畸形的作用，例如内翻足、外翻足鞋垫要注意矫正足部内、外翻畸形。

2.扁平足鞋垫要承托起足的纵弓和横弓。

3.对于足底有疼痛的患者，鞋垫要做到压力分散、缓解局部疼痛。在矫正内翻足、外翻足时要注意楔形块厚度，避免因矫正力度过大造成软组织损伤。

4.补高鞋垫一般是内置在鞋里使用的，适用于补高 1～2 cm 的患者。

5.补缺鞋和补缺鞋垫要注意残端部位，防止足部滚动时疼痛，制作时要尽量让残肢保持在背屈、外翻位，以使踝关节活动度保持最大化。

6.补高鞋要根据患者双下肢长度的差异采取不同的设计方法。一般短缩 1～7 cm，采用内补高矫形鞋，短缩 7～14 cm 可采取内外补高矫形鞋，短缩 14 cm 以上需要定制补高假肢。

7.设计足趾矫形器时要采用弹性材料或软性材料进行矫正。

（四）病例

1.矫形鞋垫

病例 1：患者女，71 岁，双下肢呈内翻足畸形，第五跖趾关节由于长期负重过大皮肤经常溃烂，踝关节内翻畸形并伴有外侧疼痛，足弓呈高弓足状态。步行时由于足底外侧和踝关节疼痛，步速较快，不能长时间步行，而且走路时有摔倒的风险。通过为其配置矫形鞋垫改善足底的受力和踝关节的侧向稳定性，缓解走路造成的疼痛，防止摔跤。患者配置鞋垫和矫正鞋后，疼痛消失，步态基本正常，步行距离明显增多（图 3-2-4）。

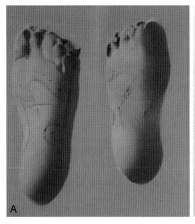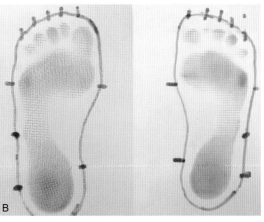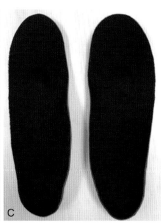

图 3-2-4 A、B.患足状态；C.鞋垫

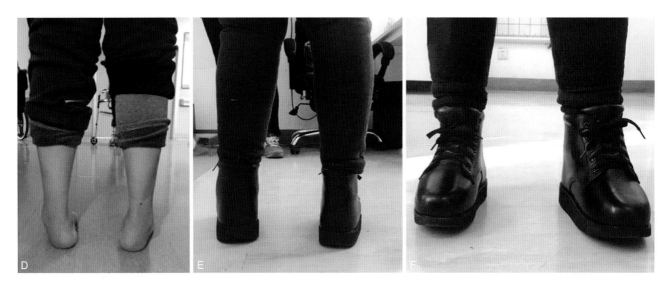

图 3-2-4（续） D.配置前；E、F.配置后

　　病例 2：患儿男，9 岁，扁平足、副舟骨塌陷、跟骨外翻、内侧纵弓塌陷、长时间步行后有疼痛。配置鞋垫后跟骨外翻角度改善，内侧纵弓得以支撑，长时间步行时的疼痛得到缓解（图 3-2-5）。

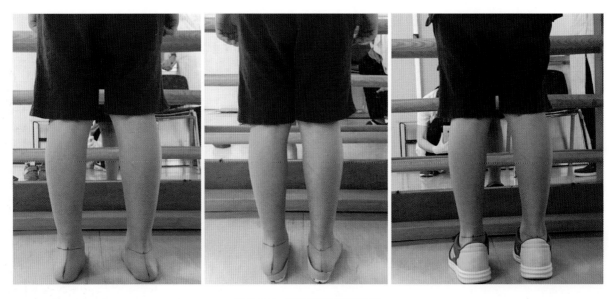

图 3-2-5　矫形鞋垫配置前后

病例 3：患者女，28 岁，身体力线有偏移，腰部出现疼痛后拍摄 X 线片发现有轻度侧弯，长时间站立足部会产生疼痛，全面检查后发现下肢不等长，采用补高鞋垫，增加鞋垫的厚度，以弥补短缩下肢的高度差（图 3-2-6）。3 个月后随访患者疼痛消失。

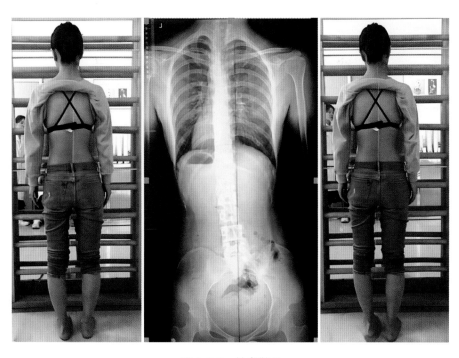

图 3-2-6　补高鞋垫

病例 4：患者女，68 岁，膝关节炎症，呈 O 形腿畸形并伴有膝关节疼痛，不能长时间走路，自述多次门诊治疗无明显改善。为患者配置足底外侧垫高的楔形鞋垫后膝关节疼痛缓解，步行距离增加（图 3-2-7）。足底外侧垫高的楔形鞋垫，用于退行性病变引起的膝关节炎和 O 形腿患者。

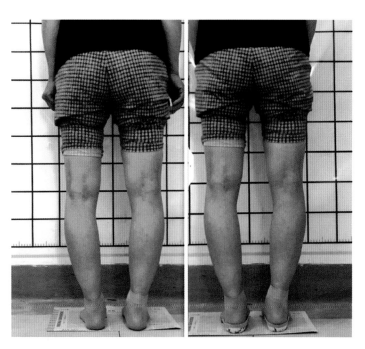

图 3-2-7　O 形腿矫形鞋垫

病例 5：患者男，47 岁，右侧足呈尖足畸形，踝关节内翻、尖足畸形前足承重较大，第五跖趾关节疼痛且经常溃烂，足趾呈锤状趾，不能长时间步行。经测量后跟与地面距离为 5.5 cm，为其配置矫形鞋垫。佩戴后足部受力得到改善、第五跖趾关节疼痛消失、锤状趾屈曲挛缩有所缓解、步行距离增加（图 3-2-8）。

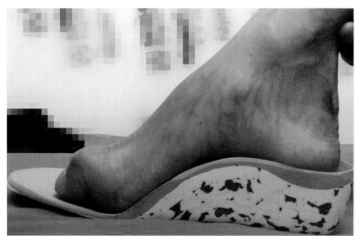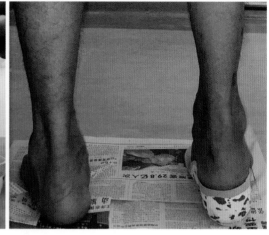

图 3-2-8　补高鞋垫

病例 6：患者女，55 岁，半足截肢，残端为植皮皮肤，承重时残端疼痛，行走时残端易溃烂且呈跛行步态，行走距离较短。配置补缺鞋垫（补缺鞋垫需置于鞋内）后第五跖趾关节疼痛消失，步行距离增加，步态基本正常（图 3-2-9）。

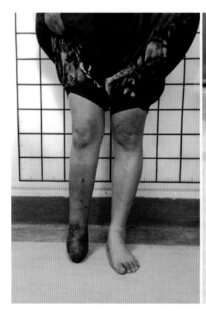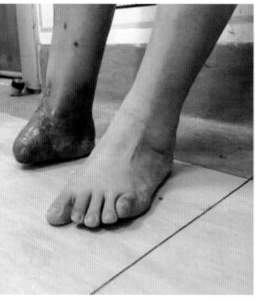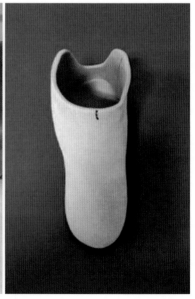

图 3-2-9　补缺鞋垫配置前后

病例 7：患者女，26 岁，为其配置保健类鞋垫，能有效地缓冲人体对足部的压力。适用于足底的骨性病变、肌腱韧带及软组织损伤所致的疼痛与不适的人群（图 3-2-10）。

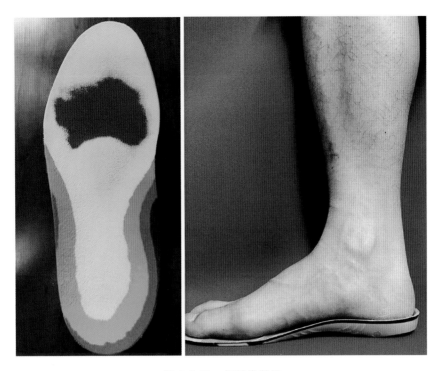

图 3-2-10 保健类鞋垫

2. 矫形鞋

病例 1：患儿男，9 岁，脑瘫，双侧足重度外翻畸形。内侧纵弓受力过大，踝关节不稳定，行走时呈左右摇摆步态。足部变形严重，局部受力过大，无法穿普通的鞋，且无法自主站立和行走。配置矫形鞋以后，踝关节稳定性得到改善，同时足部压力分布更加均匀，可自主站立行走（图 3-2-11）。

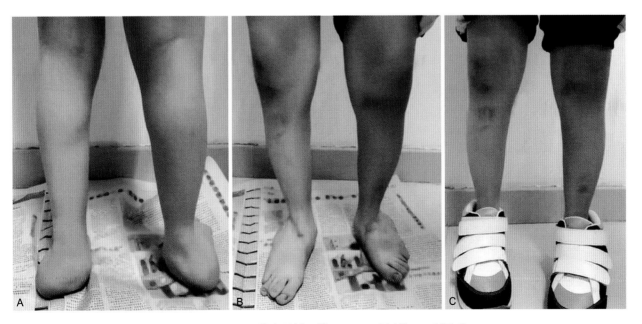

图 3-2-11 配置外翻足矫正鞋。A、B.配置前；C.配置后

病例2：患儿男，6岁，右下肢先天性畸形。患肢较健侧短缩7.5 cm且伴有足内收、内翻畸形。行走时呈跛行步态，无法长距离行走。配置踝足矫形器矫正足内收、内翻畸形并进行鞋底补高。配置辅具后，患者双下肢长度一致，内收、内翻畸形得以控制，可进行长距离行走，步态基本正常（图3-2-12）。

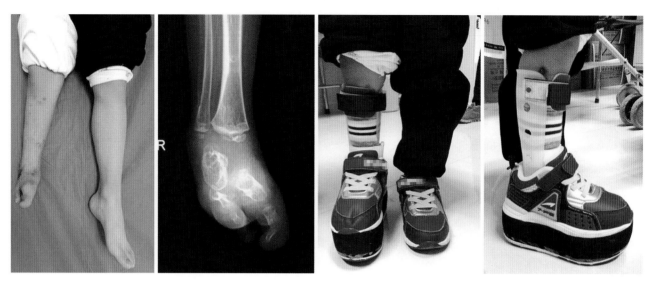

图3-2-12　补高鞋配置前后

病例3：患儿男，8岁，因地震砸伤左侧足部后行左半足截肢，走路跛行，穿鞋变形，步行时残端疼痛，不能较长时间走路。配置矫形鞋后，外观正常，步态明显改善（图3-2-13）。

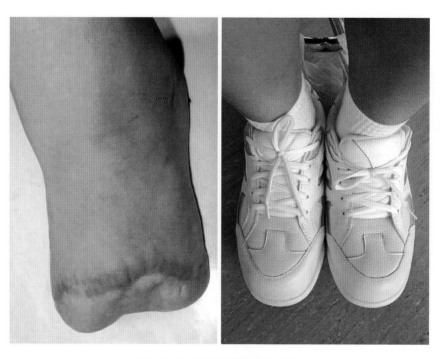

图3-2-13　半足矫形鞋配置前后

病例 4：患者男，67 岁，因外伤造成半足截肢。因前足缺失造成走路呈跛行步态，依靠拐杖保持身体稳定性，不能长时间走路。配置矫形鞋后行走距离明显增加，步态改善明显（图 3-2-14）。

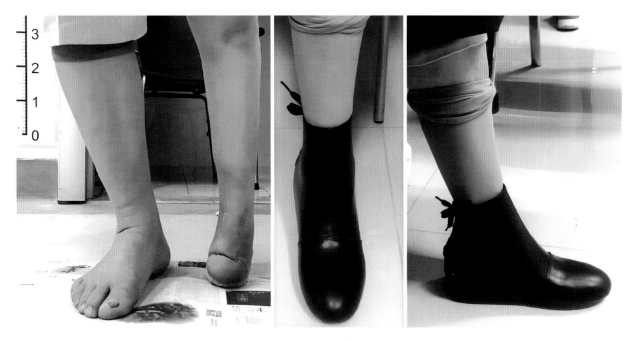

图 3-2-14　半足矫形鞋配置前后

3. 足趾矫形器

病例 1：患者女，40 岁，利用骨外固定器矫正内翻足畸形时，在牵引过程中易出现锤状趾、足趾变形等畸形。临床上可利用皮革做成牵引皮环，固定到外固定器的方法进行矫正，防止踇趾外展和足趾屈曲挛缩。弹性带子可以根据患者的锤状趾情况，调节松紧度，以实现最佳的矫正效果（图 3-2-15）。

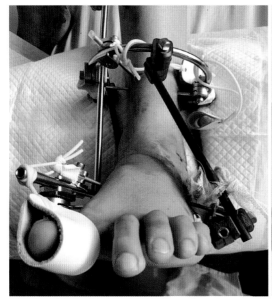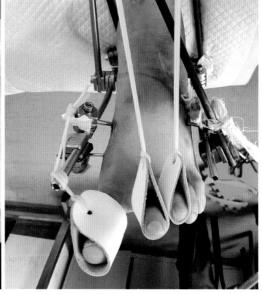

图 3-2-15　锤状趾矫形器

病例2：患者女，26岁，利用骨外固定器矫正脊柱裂引起的跟行足、仰趾畸形或外伤、瘢痕导致的伸趾肌腱挛缩畸形时，后足、中足畸形矫正，前足畸形不易矫正时，可利用矫形器和外固定伸缩杆结合的方法在前足或趾间关节上部施加矫正力，矫正前足上仰或足趾出现的仰趾畸形（图3-2-16）。

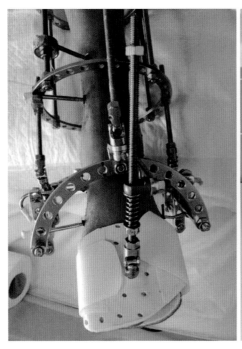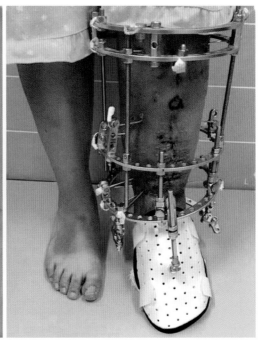

图 3-2-16　足趾屈曲挛缩矫正器

病例3：患者女，31岁，患者有跟骨骨刺，走路时足跟疼痛，配置跟骨垫后缓解跟骨疼痛。跟骨垫是依据人体足部解剖学原理设计的具有足跟部软组织保护作用的鞋垫。适用于足跟底部软组织损伤、足跟骨刺的患者，对足部韧带损伤、疲劳性足跟病变患者也有效（图3-2-17）。

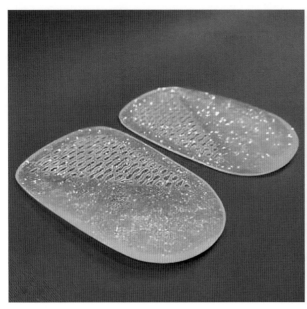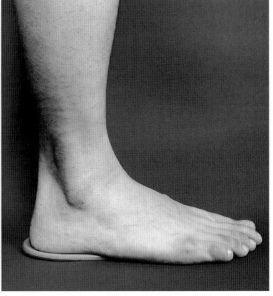

图 3-2-17　足跟垫

病例 4：患者女，70 岁，双足蹈外翻、右侧跖趾关节处疼痛，无法走路。右足行微创手术，左足暂时采取保守治疗，为了防止蹈外翻恶化过快，配置蹈外翻矫正垫。蹈外翻在女性中较为常见，首先患者应穿宽松的鞋，用矫正器控制蹈趾的外展畸形，减缓蹈趾外翻的发展风险。蹈趾的跖趾关节内侧突起处安置软垫，以缓解跖趾关节疼痛（图 3-2-18A、B）。

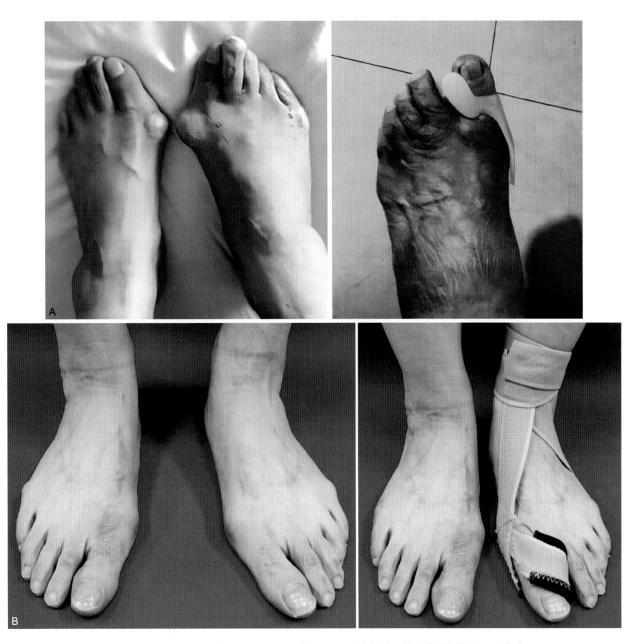

图 3-2-18　A.硅胶蹈外翻矫正垫配置前后；B.蹈外翻矫正器（弹性织物）配置前后

二、踝足矫形器的应用

（一）适应证

踝足矫形器又称小腿矫形器，主要用于矫治踝关节畸形、代偿小腿肌无力、改善步行功能及踝关节扭伤和踝关节不稳定等。一般临床上常用于脑卒中、脊髓灰质炎后遗症、脑瘫、先天及后天创伤所导致的足下垂、内翻足、外翻足、马蹄内翻足、跟行足等畸形。

常用的踝足矫形器材料有塑料、金属支条式和弹性织物三种。塑料踝足矫形器具有重量轻、外观好、穿拖鞋方便的特点。金属支条式踝足矫形器具有强度高、易调整、透气性好的特点。弹性织物踝足矫形器具有外观好、舒适性好、方便佩戴、不影响行走步态等特点。另外还有免荷用的髌韧带承重式、保护用的固定型踝足矫形器。

（二）功能

1. 利用弹性踝足矫形器对踝关节进行局部加压，促进炎症和水肿的吸收，既保护踝关节，又防止踝关节病情加重。例如护踝。

2. 限制或固定踝关节的跖屈、背屈、内翻和外翻角度。增加踝关节的稳定性，防止和限制关节异常运动，辅助往正常的方向运动。例如手术后的踝关节固定（图 3-2-19）。

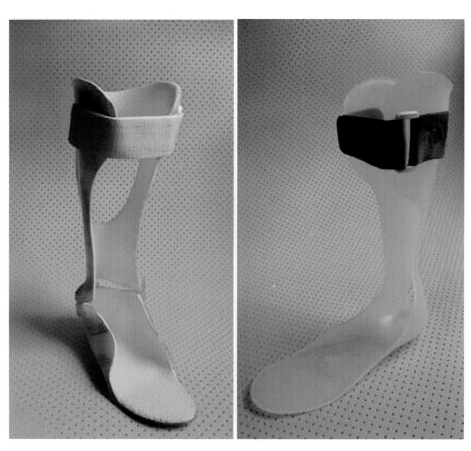

图 3-2-19　固定踝足矫形器

3. 应用三点力矫正的原理, 通过力的作用矫正足内外翻、背屈或跖屈、内旋或外旋。

4. 利用矫形器或矫形器上的辅助装置补偿足部缺失的功能。例如: 双下肢不等高, 可以配置补高踝足矫形器来补偿。

5. 利用踝足矫形器角度限制踝关节的异常活动, 可降低过高的肌张力, 缓解反射性痉挛。例如: 肌张力较高的脑瘫患儿在站立时期可以穿踝足矫形器来降低站立时期的痉挛 (图 3-2-20)。

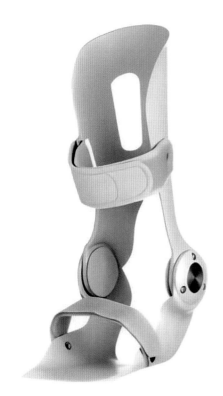

图 3-2-20 踝足矫形器

6. 通过踝足矫形器上的拉力带、牵引装置或连接患者正在治疗过程中的矫形外固定器进行牵引, 对于跟腱挛缩引起的内翻、跖屈进行牵引。例如: 脊髓灰质炎后遗症延长手术后的内翻、跖屈畸形, 脑外伤后的牵拉式踝足矫形器等。

（三）设计要点

1. 固定类踝足矫形器 主要是固定、限制踝关节运动, 以达到矫形器良好的固定效果。

2. 矫正类踝足矫形器 为保证矫形效果, 应注意三点力的施加位置、方向以及力的大小。防止矫形力度过大, 造成皮肤磨破等现象。

3. 免荷式踝足矫形器 应根据患者的骨折位置和骨折的情况选择免荷式矫形器的形式, 并且注意承重部位的选择。

4. 补偿式踝足矫形器 应注意补偿后, 患侧功能是否有改善, 还要注意补偿后引起的一些并发症等。

5. 抑制踝关节站立行走时的痉挛类矫形器 应注意矫形器踝关节的限位角度, 根据每个患者的不同痉挛程度和畸形状态来设计, 避免患者在佩戴过程中, 由于肌张力过高造成强烈的不适感或者软组织的损伤。

6. 保护类踝足矫形器 对材料舒适性和耐用性要求较高。尽量做到和肢体服帖, 不产生位移, 才能更好地保护踝关节。

7. 牵引类踝足矫形器 应避免牵引时间过长和牵引力度过大, 保证踝关节在可接受的范围内循序渐进矫正, 避免出现足部畸形以及肌肉拉伤的现象, 同时还需要配合运动训练, 达到更好的康复效果。

8. 金属支条式踝足矫形器 透气性好, 但是应注意矫形器的重量, 可选择塑料腿箍、支条结合的方式。

（四）病例

病例 1 : 患者男, 35 岁, 马蹄内翻足, 术后仍有轻度足下垂畸形, 站立时患侧后跟不着地。配置踝足矫形器后, 可保护踝关节并增加踝关节的稳定性, 矫形器后跟补高改善了患者的下肢力线, 帮助患者方便行走。矫形器代替了石膏固定, 可以防止手术后的反弹, 巩固手术的效果。此类矫形器一般使用期限为 3～6 个月 (图 3-2-21)。

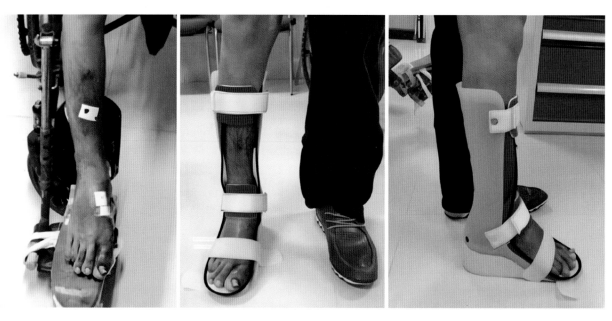

图 3-2-21　固定式踝足矫形器配置前后

病例2：患儿男，6个月，马蹄内翻足畸形、足内翻、跟骨内翻、前足内收。配置矫形器后，畸形得到控制，在矫正过程中，通过调节金属关节和拉力带的长短来控制矫正力大小，以达到最佳矫正效果。马蹄内翻足在早期干预效果最好。一般临床上很多都是打石膏，分为三期。此种矫形器是经过不断改良后，新设计的一种矫形器，在矫正过程中，可调节外翻、背屈功能，限制踝关节的跖屈、内翻（图3-2-22）。

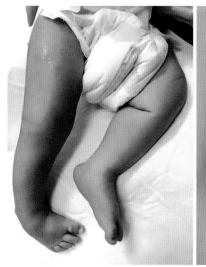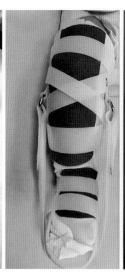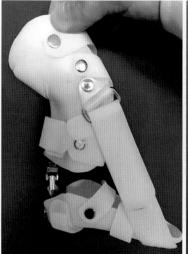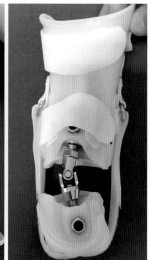

图 3-2-22　马蹄内翻足矫形器配置前后

病例3：患儿男，5岁，内翻足术后。患者在术后需要踝足矫形器进行矫正和固定，限制踝关节的跖屈、内翻、内收等畸形。此种矫形器在矫正畸形的同时，具有体积小、穿脱方便、灵活性好、包容性好、矫正力强等特点，在脑瘫和马蹄内翻足患者中应用广泛（图3-2-23）。

动态踝足矫形器的特殊设计，不仅能够降低患者的肌张力，减轻痉挛症状，同时允许行走时踝关节生理性的背屈运动，使踝关节在步态周期中的运动更趋于自然，展现一个平滑和更加接近于正常的步态。

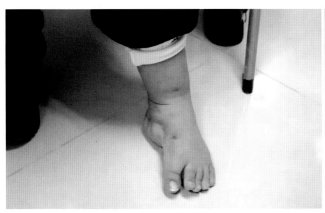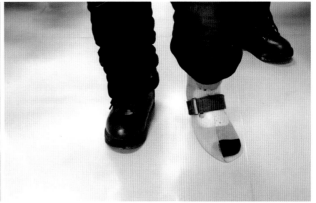

图 3-2-23　动态踝足矫形器配置前后

病例4：患者女，23岁，腓骨缺如术后，胫骨呈弯曲变形，马蹄足畸形且距下关节外翻位。通过矫形器控制距下关节外翻位和马蹄足畸形，保护、代偿胫骨和踝关节，减少胫骨和踝关节的载荷，以促进膝关节、踝关节等下肢力线更稳定（图3-2-24）。

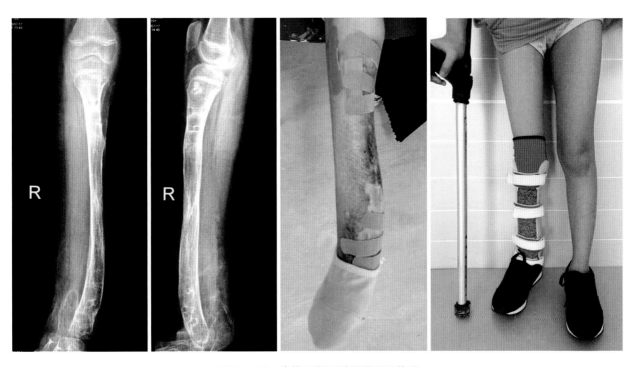

图 3-2-24　代偿型踝足矫形器配置前后

病例5：患者女，26岁，患者在通过外固定器矫正畸形的过程中，足部常常会发生足内翻、跖屈等并发症，采用踝足矫形器与患者外固定器相结合的方式，实现矫正足内翻、跖屈的目的，既减少了患者的痛苦，又方便、有效地矫正畸形。通过加高矫形器后跟，也能更好地补偿下肢的不等高，代偿患侧肌力不足（图3-2-25）。

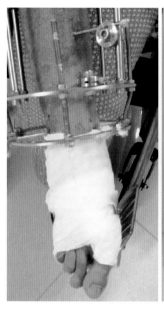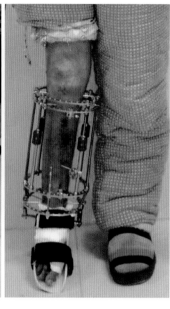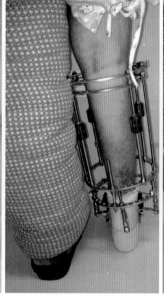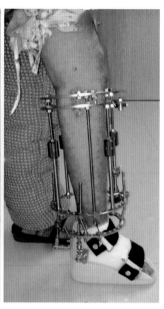

图 3-2-25　踝足矫形器与外固定器连接配置前后

牵引式踝足
矫形器的装
配流程

病例6：患儿男，9岁，马蹄内翻足术后，前足内收、踝关节轻度内翻畸形，配置牵引式踝足矫形器。此矫形器是用塑料踝足矫形器与可调节伸缩杆相连接而制成的踝足矫形器，通过调节伸缩杆的长短，使踝关节更趋近于功能位。适用于踝关节跖屈、内翻角度较大且通过康复有所复位的患者（图3-2-26）。

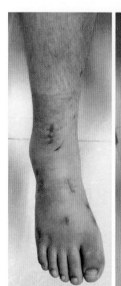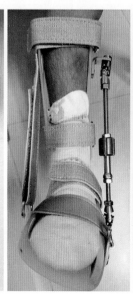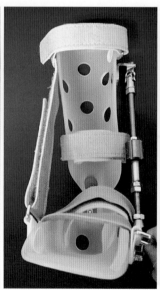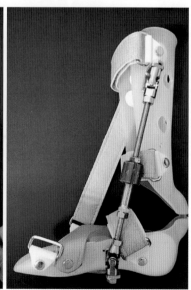

图 3-2-26　牵引式踝足矫形器配置前后

病例 7：患儿男，5 岁，脊膜膨出致左足内翻畸形并伴有下肢短缩 4 cm。由于患者年龄小，核心力量不足，脊柱往一侧弯曲，骨盆偏移。步行时，呈跛行步态。配置补高型踝足矫形器后，踝关节更稳定，力线回正，步态恢复正常状态（图 3-2-27）。

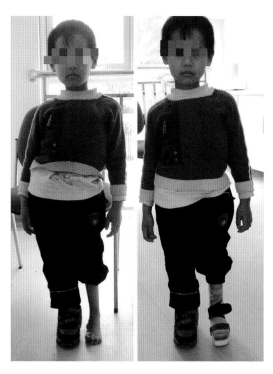

图 3-2-27 补高型踝足矫形器

病例 8：患者男，46 岁，患者先天性畸形，患肢短缩 12 cm，伴有足内收、内翻畸形，长期依靠拐杖走路。配置补高型踝足矫形器后，限制了足内收、内翻畸形，双下肢等长，患者可自主站立和行走，步态较正常（图 3-2-28）。

补高假足的
装配流程

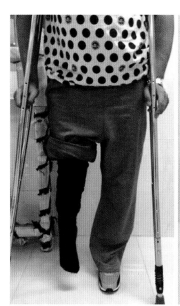
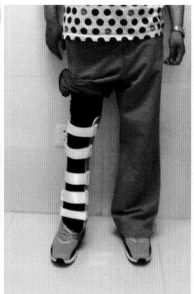
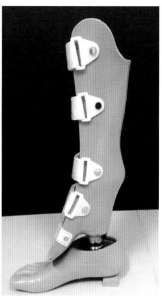

图 3-2-28 补高型踝足矫形器配置前后

病例9：患儿男，8岁，足内翻、前足内收畸形。配置可调式踝足矫形器后，通过调整两侧的带子的长短，以达到踝关节处于外翻位；前足内侧施加矫正力，改善内收畸形（图3-2-29）。

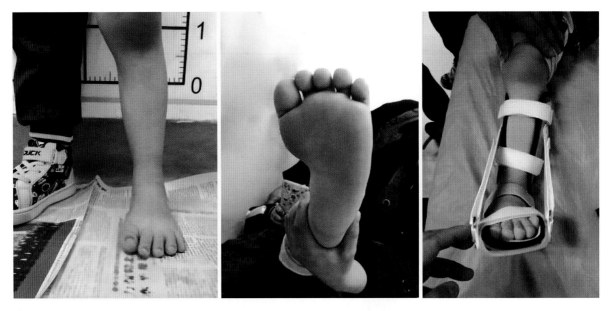

图 3-2-29　可调式踝足矫形器配置前后

病例10：患儿男，5岁，脑瘫，膝关节屈曲、尖足畸形、走路呈剪刀步态。配置后开口式踝足矫形器适用于肌力弱的屈膝步态、膝关节屈曲挛缩以及跟行足患者。通过此种矫形器，可有效地改善膝关节由于前屈造成的不稳定步态，并控制跟行足背屈步态，改善下肢力线，使步态更稳定（图3-2-30）。

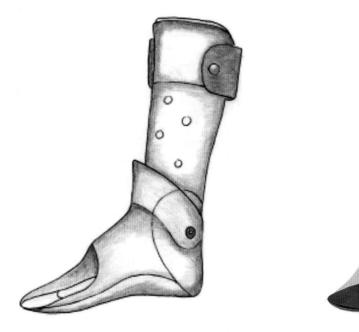

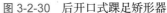

图 3-2-30　后开口式踝足矫形器

病例 11：患者女，35 岁，胫骨中段骨折。配置髌韧带承重式踝足矫形器，其由髌韧带承重接受腔、支条和足托组成。其特点是通过髌韧带承重达到减轻和免除胫骨中下段、踝关节及足部负重的目的，适用于膝部以下骨折的患者及在治疗中需短期免负荷的患者（图 3-2-31）。

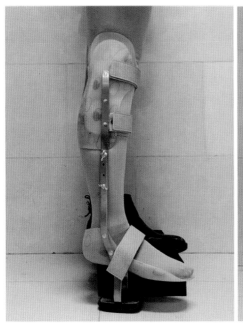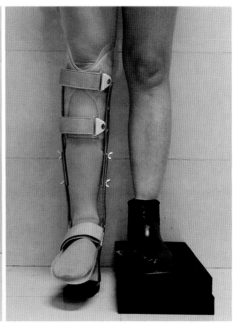

图 3-2-31　髌韧带承重式踝足矫形器

病例 12：患者男，30 岁，跟腱损伤。可配置皮革制的、塑料制的和支条式多种形式的矫形器，主要用于踝关节急性扭伤、骨折及术后，对踝关节及周围软组织起固定保护作用（图 3-2-32）。

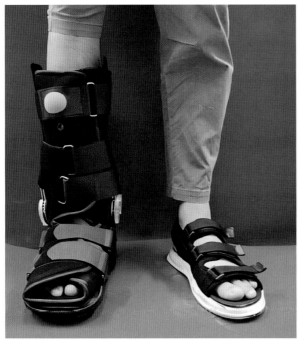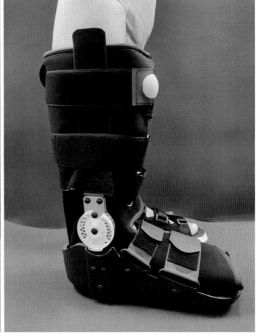

图 3-2-32　软性踝足矫形器

三、膝矫形器的应用

膝矫形器固定和限制膝关节的异常活动，矫正和改变膝关节的畸形。

（一）适应证

膝过伸（膝反屈）、膝关节屈曲挛缩、膝内翻、膝外翻。

（二）功能

用于稳定、保护膝关节，固定、限制膝关节，以及矫治膝关节畸形。

（三）设计要点

应用三点力矫正的原理，通过力的作用矫正膝关节过伸、屈曲挛缩、内外翻畸形。

（四）病例

膝关节矫形器种类较多，可分为保护用和矫正用两种。

1. 保护用膝矫形器

（1）软性和半软性护膝：有弹性护膝（图 3-2-33）、加强型护膝（图 3-2-34）、韧带损伤用护膝（图 3-2-35）等。

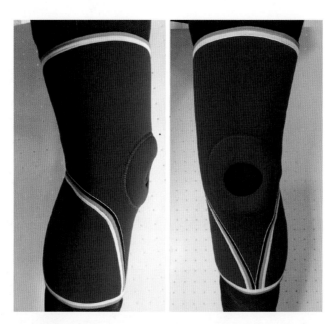

图 3-2-33　弹性护膝

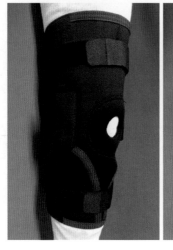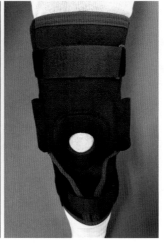

图 3-2-34　加强型护膝

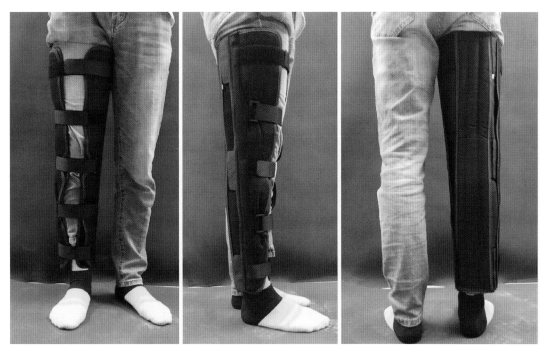

图 3-2-35 韧带损伤用护膝

（2）带膝铰链的保护用膝矫形器：膝铰链主要有屈曲角度可调的和采用双轴定位锁式的，可用于膝关节的固定、限制，治疗韧带损伤及用于膝关节术前、术后的固定（图 3-2-36）。

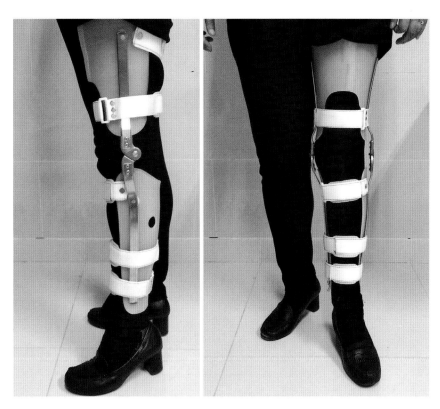

图 3-2-36 带膝铰链的保护用膝矫形器

2.矫正用膝矫形器   双侧支条型膝矫形器，用于膝的侧副韧带损伤产生的侧向不稳定，或反屈膝，以及膝伸展肌力低下、关节挛缩，膝关节内外翻畸形等病症。

（1）膝关节反屈畸形：

病例1：患者女，57岁，膝关节反屈，未行手术治疗，采用膝关节矫形器控制膝关节过伸，行走过程中，膝关节屈曲不受限制，从而保护膝关节（图3-2-37）。

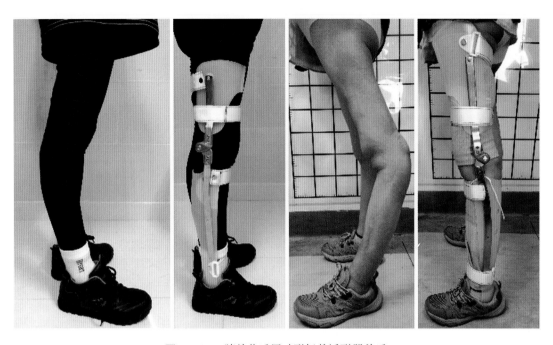

图 3-2-37   膝关节反屈畸形佩戴矫形器前后

病例2：患者女，53岁，双膝关节反屈，行手术治疗，矫正膝关节过伸畸形，配置双膝踝足矫形器辅助站立行走（图3-2-38）。

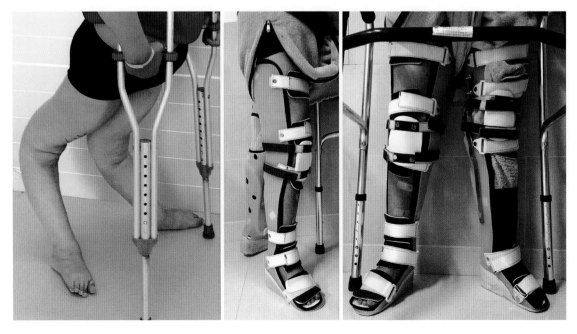

图 3-2-38   双膝关节反屈畸形术后佩戴矫形器前后

病例3：患者女，60岁，双膝关节反屈畸形，站立行走困难，膝关节疼痛，未手术治疗，配置双膝踝足矫形器辅助站立行走，矫形器控制膝关节过伸，减缓膝关节疼痛（图3-2-39）。

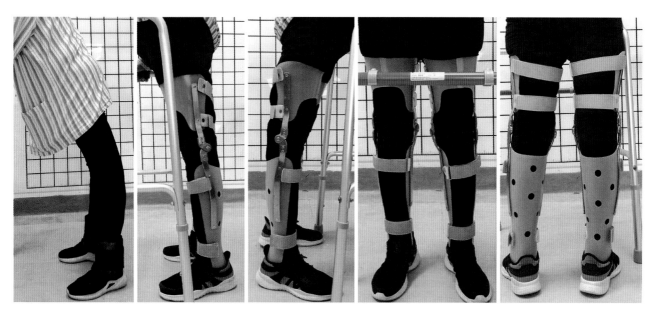

图 3-2-39 双膝关节反屈畸形佩戴矫形器前后

（2）膝关节屈曲畸形：

病例1：患儿男，10岁，膝关节屈曲畸形，配置膝关节矫形器，在矫形器后侧加调节装置牵伸膝关节，把膝关节逐渐调整到伸直位（图3-2-40）。

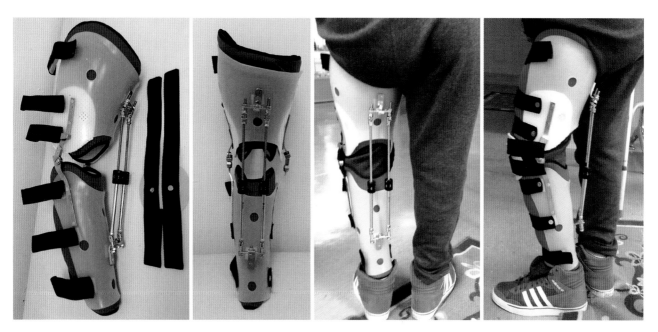

图 3-2-40 膝关节屈曲畸形牵伸调整膝关节矫形器

病例 2：患者男，23 岁，患者小腿外固定器在调节过程中，为防止膝关节出现屈曲畸形，配置大腿部矫形器与小腿外固定器相结合，两侧加膝关节轴、后侧加牵伸装置牵伸膝关节，防止出现膝关节屈曲畸形。对于踝部及以下没有外固定器的，配置足部矫形器与小腿外固定器连接，防止足部出现跖屈畸形。如患者下肢有短缩可在足底补高相应的高度（图 3-2-41）。

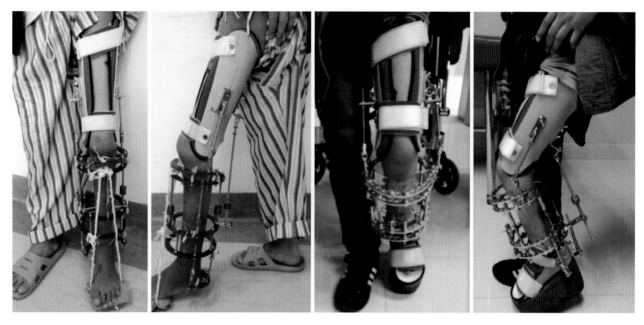

图 3-2-41   矫形器与外固定器相结合防止畸形

病例 3：患者男，39 岁，通过手术治疗对膝关节畸形进行矫正，膝踝足矫形器固定保护膝关节外翻并防止膝关节脱位（图 3-2-42）。通过膝关节固定矫形器保护膝关节防止畸形发生，固定保护下肢并矫正畸形，辅助恢复膝关节功能。

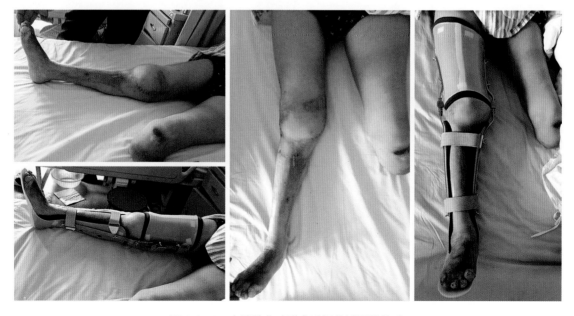

图 3-2-42   右膝关节畸形术后佩戴矫形器前后

病例 4：患者女，52 岁，膝关节屈曲畸形，通过矫形器对膝关节固定，并通过后面的伸膝调节杆施加力帮助矫正屈曲畸形，为后期手术打下基础（图 3-2-43）。

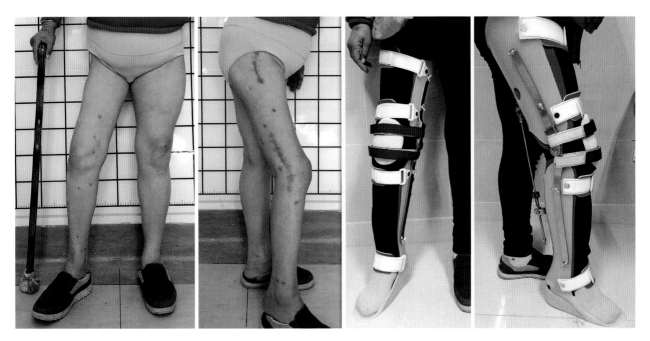

图 3-2-43　右膝关节屈曲畸形佩戴膝关节矫形器前后

病例 5：患儿女，8 岁，右下肢血管瘤致膝关节屈曲畸形，通过手术矫正屈曲畸形后，配置膝关节矫形器固定保护膝关节，防止屈曲畸形复发（图 3-2-44）。

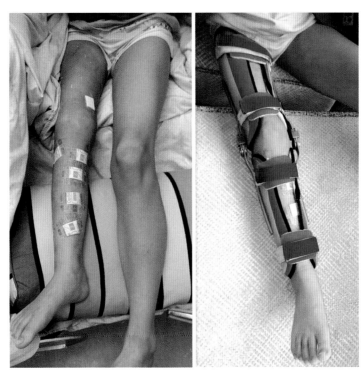

图 3-2-44　血管瘤术后佩戴膝关节矫形器前后

病例6：患者男，28岁，术后膝关节伸直僵硬，屈膝困难。配置膝关节矫形器对膝关节进行屈曲调整，帮助膝关节恢复功能（图3-2-45）。

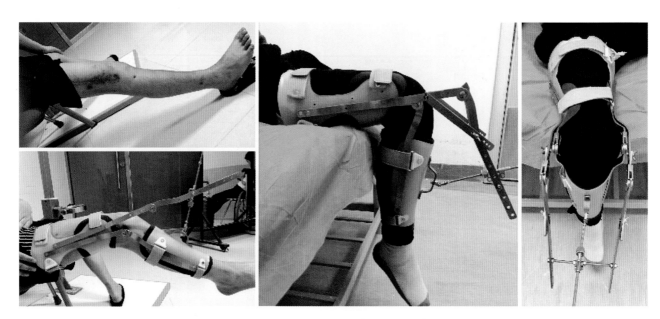

图3-2-45　右膝关节术后僵硬佩戴膝关节矫形器前后

病例7：患者女，29岁，右股骨骨折，手术后外固定器固定。由于长期卧床，膝关节僵直，屈曲受限。在康复科采用手法康复一段时间，有一定的屈曲角度后，配置膝关节矫形器，通过矫形器调整膝关节的屈曲，使其达到膝关节屈曲功能（图3-2-46）。

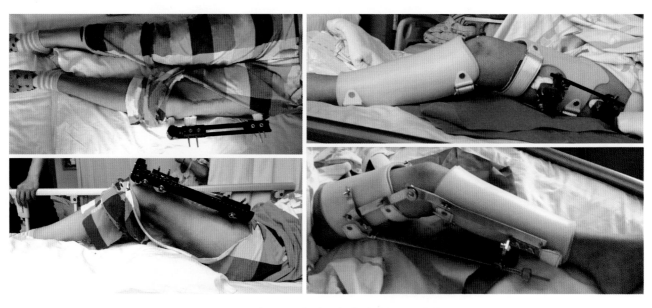

图3-2-46　右股骨骨折术后佩戴膝关节矫形器前后

病例8：患者女，40岁，双膝关节内翻畸形，进行手术治疗，拆除部分外固定器，配置膝关节矫形器（图3-2-47），保护稳定膝关节。最终拆除所有外固定器后，佩戴双膝关节矫形器，保护支撑膝关节，辅助其站立行走。

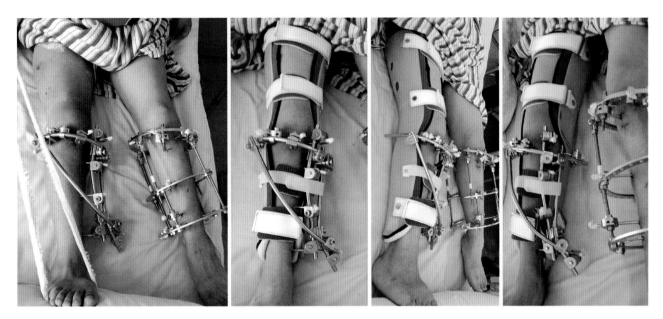

图 3-2-47　膝关节内翻术后佩戴膝关节矫形器前后

四、膝踝足矫形器的应用

膝踝足矫形器又称为大腿矫形器，用于站立时能保持稳定、免荷，预防和矫正畸形等。有金属支条制和塑料制两种；又分为固定用、矫正用、免荷用等不同类型。

（一）适应证

常用于中枢神经损伤（如小儿麻痹、脑瘫、截瘫等），局部损伤及局部功能障碍（如下肢骨折、下肢运动关键肌无力及各种畸形）。

（二）功能

膝踝足矫形器作用于膝关节、踝关节及足部，控制膝关节的屈伸、内外翻和踝关节的跖屈、背屈、内外翻运动。

（三）设计要点

应用三点力矫正的原理，通过力的作用矫正膝关节过伸、屈曲挛缩、内外翻畸形，矫正踝关节的跖屈、背屈、内外翻畸形。

（四）病例

1. 带金属膝铰链大腿矫形器　通常用于膝关节变形、肌力下降和膝关节不稳定等肢体残障者，防止膝屈曲或同时矫正膝内外翻。带膝部调节杆的大腿矫形器用于改善膝关节的屈曲或伸展挛缩，其装有两侧膝铰链和支撑调节杆，通过调节杆可调节膝铰链的角度，与膝压垫形成三点力支撑，起到矫正作用。

病例1：患者女，51岁，脊髓灰质炎后遗症，右下肢膝关节外翻，屈曲不稳，踝关节内翻、短缩13 cm。定制膝踝足矫形器，矫正膝关节外翻、踝关节内翻，行走时膝铰链锁住，保证膝关节稳定，底部补高其短缩的部分，佩戴膝踝足矫形器可稳定行走（图3-2-48）。

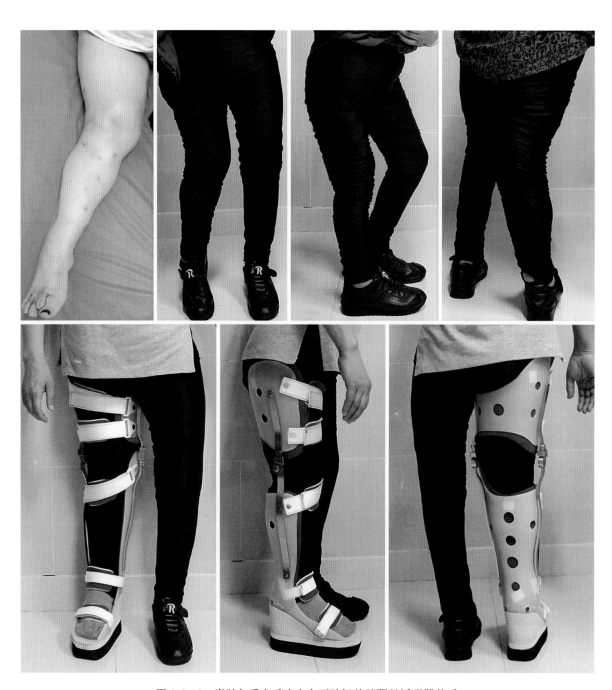

图 3-2-48　脊髓灰质炎后遗症右下肢佩戴膝踝足矫形器前后

病例 2：患者女，57 岁，脊髓灰质炎后遗症，左下肢膝关节屈曲不稳，踝关节外翻、短缩 5 cm，定制膝踝足矫形器，矫正膝关节屈曲畸形，行走时膝铰链锁住，保证膝关节稳定，底部补高其短缩的部分，佩戴膝踝足矫形器可稳定行走（图 3-2-49）。

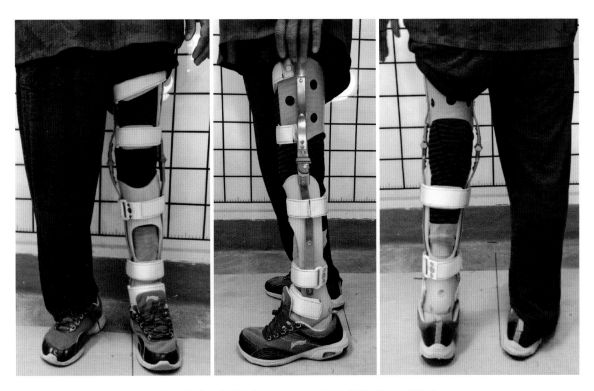

图 3-2-49　脊髓灰质炎后遗症左下肢佩戴膝踝足矫形器

病例 3：患者男，41，脊髓灰质炎后遗症，右下肢膝关节屈曲不稳，踝关节内翻、短缩 4 cm，定制膝踝足矫形器，矫正膝关节屈曲和踝关节内翻畸形，行走时膝铰链锁住，保证膝关节稳定，底部补高其短缩的部分，佩戴膝踝足矫形器可稳定行走（图 3-2-50）。

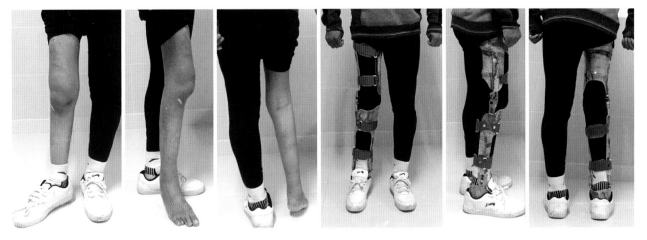

图 3-2-50　脊髓灰质炎后遗症右下肢佩戴膝踝足矫形器前后

病例 4：患儿男，4 岁，先天性左下肢畸形：屈曲、短缩畸形。之前做过一次手术，后复发，建议患儿大一点时再行手术治疗（图 3-2-51）。定制膝踝足矫形器，膝关节后侧加牵伸组件，调整膝关节，防止膝关节畸形加重，底部补高其短缩部分，经适应训练后，行走自如。

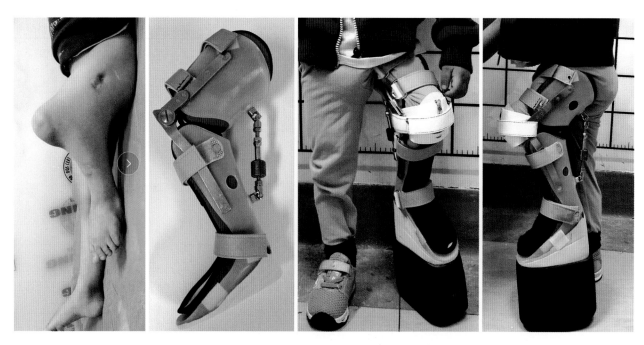

图 3-2-51　先天性左下肢畸形术后复发佩戴膝踝足矫形器前后

病例 5：患者女，34 岁，左下肢畸形，行手术治疗，拆除外固定器后，定制膝踝足矫形器，固定保护膝关节和踝关节，辅助行走训练（图 3-2-52）。

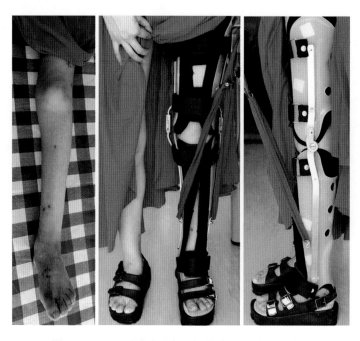

图 3-2-52　左下肢畸形术后佩戴膝踝足矫形器前后

2. 塑料大腿矫形器 由热塑板材制成的固定型大腿矫形器，自大腿部至足托板成一体，对膝关节和踝关节进行固定保护。

病例1：患儿男，2岁，左下肢先天性畸形，因患儿太小，暂时不行手术治疗，为防止加重，定制膝踝足矫形器，固定保护膝关节和踝关节，底部补高其短缩部分，经适应训练后，行走自如（图3-2-53）。

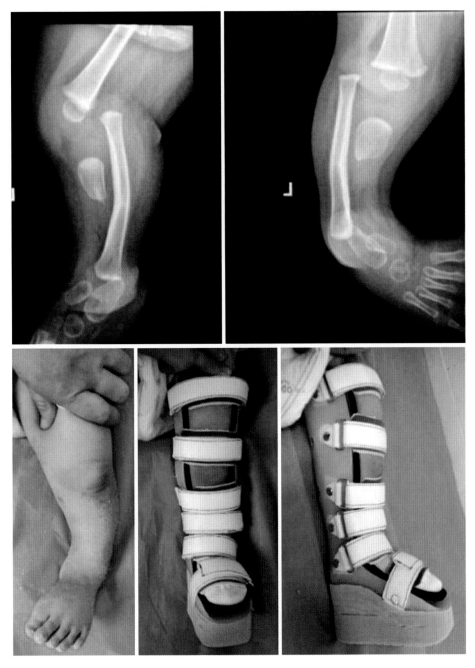

图 3-2-53 左下肢先天性畸形佩戴膝踝足矫形器前后

　　病例 2：患儿男，13 岁，右下肢先天性畸形，之前做过一次手术，后复发，建议患儿大一点时再行手术治疗。定制膝踝足矫形器，膝关节固定，防止膝关节畸形加重，底部补高其短缩部分，经适应训练后，行走自如（图 3-2-54）。

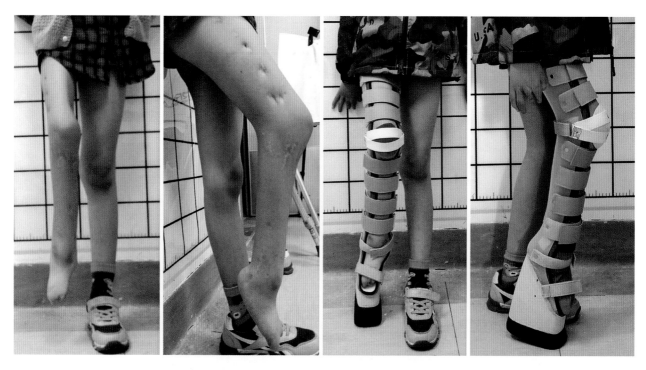

图 3-2-54　右下肢先天性畸形佩戴膝踝足矫形器前后

　　病例 3：患儿男，6 岁，右下肢先天性畸形，进行手术治疗。为防止术后复发，定制膝踝足矫形器，固定保护膝关节和踝关节，底部补高其短缩部分，经适应训练后，行走自如（图 3-2-55）。

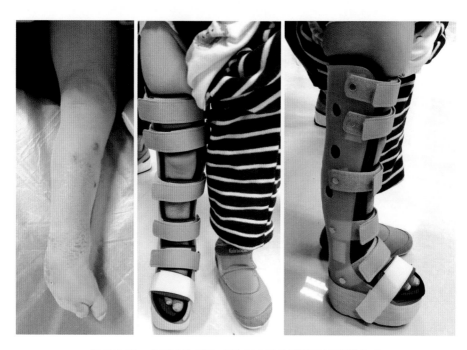

图 3-2-55　右下肢先天性畸形术后佩戴膝踝足矫形器前后

病例4：患者男，42岁，左下肢畸形，行手术治疗。拆除外固定器后，石膏固定，后拆除石膏，定制固定膝踝足矫形器，固定保护膝关节和踝关节，辅助行走训练（图3-2-56）。

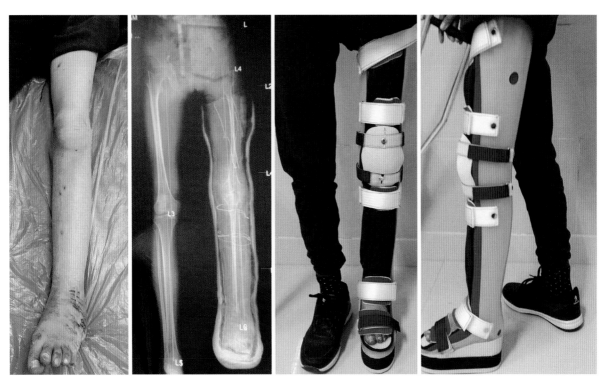

图 3-2-56 左下肢畸形术后佩戴膝踝足矫形器前后

病例5：患者女，48岁，右下肢胫腓骨缺如，进行手术治疗。拆除外固定器后，为保护胫腓骨，定制膝踝足矫形器，支撑保护胫腓骨并辅助其行走（图3-2-57）。

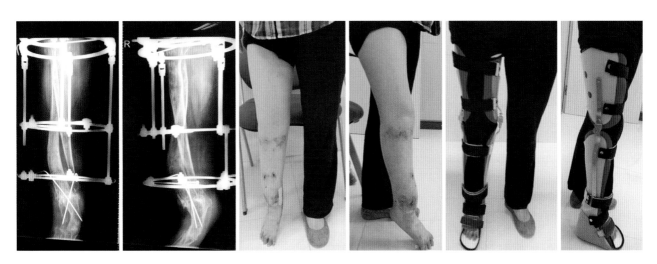

图 3-2-57 胫腓骨缺如佩戴膝踝足矫形器前后

3. 免荷用大腿矫形器　主要有金属支条式坐骨承重大腿矫形器和塑料制坐骨承重大腿矫形器两种，适用于大腿骨折、骨折部位不受力的情况。除了采用四边形接受腔、坐骨结节承重外，为了达到免荷目的，足部带有足托支撑板（图3-2-58）。

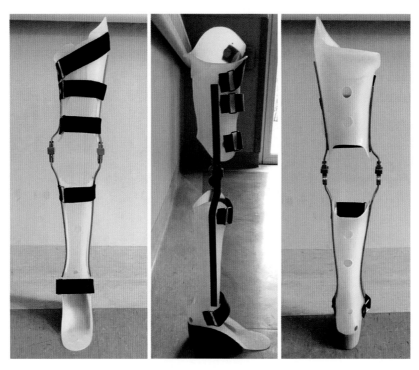

图 3-2-58　托马斯矫形器

另外还有一种用于小儿股骨头缺血性坏死症（佩特兹病）的佩特兹病矫形器。为使股骨头免荷，它基本也是采用坐骨结节承重。同时，为了便于步行和坐下，将患侧髋关节保持在外展位，并装有可屈曲的膝关节铰链。

五、髋部矫形器的应用

（一）适应证

用于各种髋关节疾患手术后的固定，矫治因脑性瘫痪引起内收肌痉挛而出现的髋关节内收，先天性髋关节脱位和臼窝发育不全，脊髓损伤及末梢神经麻痹引起的双侧下肢瘫痪，轻度痉挛性麻痹的脑瘫患儿在步行、站立时发生的下肢内旋，脊髓灰质炎（小儿麻痹）后遗症、脑性瘫痪、高位截瘫、偏瘫、肌源性或神经源性肌无力等引起的下肢瘫痪。

（二）功能

固定和控制髋关节的屈曲、伸展、内收、外展等运动，提供支撑、免荷，辅助站立和行走，稳定下肢关节，防止肌肉萎缩，矫治畸形，促进康复。

（三）设计要点

通过力的作用原理来固定和控制髋关节的屈曲、伸展、内收、外展，提供支撑，辅助站立和行走，稳定下肢关节，防止肌肉萎缩，矫治畸形。

通常有固定式和带髋关节铰链的两种。由腰椎部到大腿部的构件组成，固定范围包括整个骨盆和大腿部分。

（四）病例

病例 1：患儿男，12 岁，右髋关节硬纤维瘤，

出现骨盆倾斜，髋关节外翻、活动受限，跛行。为防止畸形加重，定制髋膝矫形器固定，控制髋关节外展（图 3-2-59）。

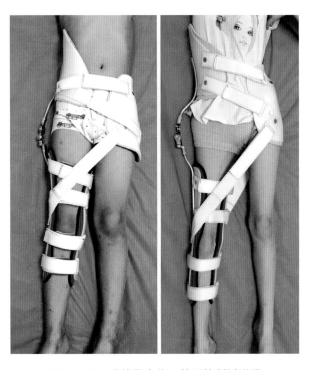

图 3-2-59 髋关节内收、外展控制矫形器

病例 2：患者女，29 岁，左髋关节畸形术后，固定在外展位（图 3-2-60）。

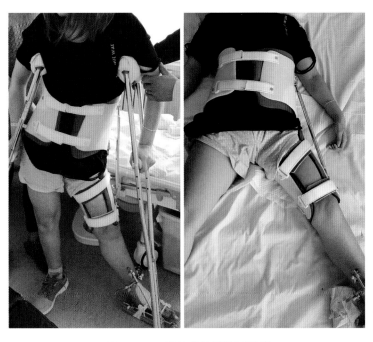

图 3-2-60 髋关节外展位矫形器

病例3：蛙式矫形器（图 3-2-61A）、蛙式支架（图 3-2-61B）、"人"字架（图 3-2-61C），为儿童常用的髋脱位矫形器，保持髋关节于外展位，促进髋关节正常发育。

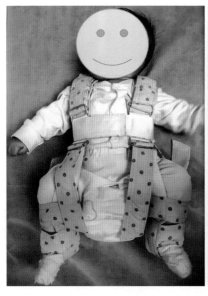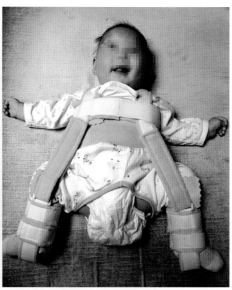

图 3-2-61A　蛙式矫形器

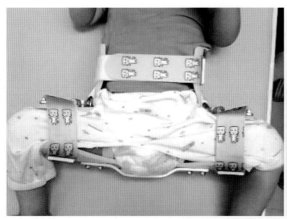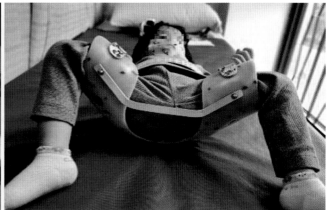

图 3-2-61B　蛙式支架

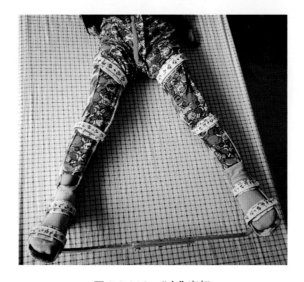

图 3-2-61C　"人"字架

病例4：患者男，45岁，腰2、3脊髓损伤，双下肢无知觉、运动功能丧失。对于截瘫的患者，可以应用助动型行走器辅助其行走，或用无助力的矫形器辅助其站立，以实现不同的康复目标（图3-2-62）。

对于不同的脊髓损伤平面，可根据不同的康复目标，选择配置相应的矫形器（行走器），适用于全瘫、不全瘫、转移性骨髓炎、肌源性或神经性疾病，下腰部、骨盆、下肢需要支撑的患者。

截瘫行走步行器的装配流程

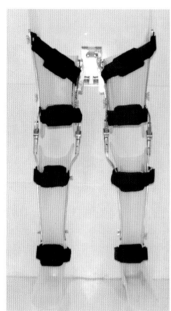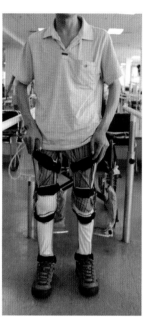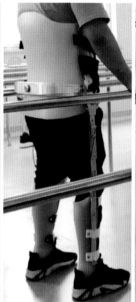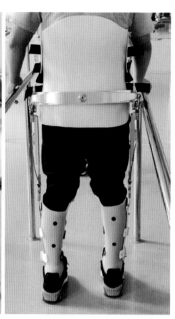

图 3-2-62　截瘫助行器

（王　芸　赵立伟　邵建建　秦泗河　焦绍锋　刘　菲）

参考文献

[1] 秦泗河, 范存义, 张群. 外固定与上肢重建. 北京: 人民卫生出版社, 2016.

[2] 方新. 矫形器师. 北京: 中国社会出版社, 2006.

[3] 加仓井周一. 矫形器学. 北京: 华夏出版社, 1996.

[4] 赵辉三. 假肢与矫形器学, 2版. 北京: 华夏出版社, 2013.

[5] 赵正全, 武继祥. 矫形器与假肢治疗技术. 北京: 人民卫生出版社, 2019.

[6] 励建安. 假肢矫形器技术与临床应用. 北京: 电子工业出版社, 2020.

[7] 李晓捷. 儿童常见疾病康复指南. 北京: 人民卫生出版社, 2018.

[8] 喻洪流. 康复器械临床应用指南. 北京: 人民卫生出版社, 2020.

[9] 陈长贤. 可调节支具在婴幼儿发育性髋关节脱位中的应用. 中国矫形外科杂志, 2010, 18(7): 596-599.

第四章 脊柱矫形器与肢体重建

第一节 躯干各部位的畸形与疾患

所谓躯干，是指除头部和四肢以外的身体部分，由骨盆、腹部、脊柱、胸廓、颈部构成。骨盆是躯干的基部，由骶骨和一对髋骨（包括髂骨、坐骨、耻骨三部分）构成，前方由耻骨联合连接，后方由骶髂关节连接。脊柱是人体的中轴骨骼，是身体的重要支柱，有负重、减震、保护和连接神经系统等功能。脊柱由 7 块颈椎、12 块胸椎、5 块腰椎、5 块骶椎、4 块尾椎构成。成人的骶椎、尾椎各骨化形成一块骨头。正常的脊柱在额状面呈一条直线，而在矢状面有 4 个生理弯曲，分别是颈椎前凸、胸椎后凸、腰椎前凸、骶尾椎后凸。整条脊柱呈弓形曲线状，是人体额状面的中轴，连接四肢、头部、骨盆。脊柱的各个椎体之间是由椎间盘和左右一对椎间关节连接的。椎间盘由中心的髓核和周围的纤维环构成，是具有弹性的胶状物质，在竖直方向有很强的负重支撑力，能灵活地在额状面的左右方向作侧屈、在矢状面的前后方向作屈伸、在水平面上做旋转等运动。

脊柱矫形器在临床上可以辅助治疗脊柱周围肌肉、神经、骨骼发生的一些疾病和畸形。本章根据矫形器应用的不同部位将逐一介绍，其中特发性脊柱侧弯的矫形器应用，由于其复杂性，单独列出，做重点介绍。人体站立时脊柱的稳定性取决于脊柱的内在稳定因素和外在稳定因素。其内在稳定因素包括脊柱的结构和各椎体间的各种韧带，而维持人体站立、运动的最重要的因素是其外在稳定因素——脊柱周围的肌肉。当脊柱因某些疾病或损伤不能维持其稳定性时，可以应用脊柱矫形器作为一种外在稳定因素增加脊柱的稳定性。脊柱矫形器主要用于限制脊柱运动，辅助、稳定病变关节，减轻局部疼痛，减少椎体承重，促进病变愈合，支持麻痹的脊柱肌肉，预防和矫正脊柱畸形。

一、颈部畸形、疾患与矫治

（一）斜颈

斜颈一般是指先天性的颈部歪斜，是儿童较常见的一种颈部疾病。先天性斜颈系指出生后即发现颈部向一侧倾斜的畸形，其中因肌肉病变所致者称之为肌源性斜颈；因骨骼发育畸形所致者称之为骨源性斜颈。本文只介绍肌源性斜颈。一般认为其是由于胸锁乳突肌的先天性单侧挛缩，导致头和颈不对称畸形。本病是婴幼儿最常见的骨骼肌肉先天性疾病之一，在新生儿中发病率为 0.3%～1.9%。主要表现为头颈部姿势异常，胸锁乳突肌或头的歪斜，头部偏向患侧，下颌和面部转向健侧。多见于右侧，好发于胸锁乳突肌中下部（图 4-1-1）。

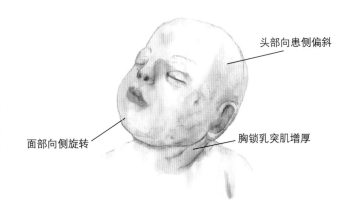

图 4-1-1 肌源性斜颈

由于胸锁乳突肌的功能是让头部同侧屈曲，对侧旋转，所以，当一侧该肌肉纤维化、挛缩后，两侧肌肉张力不均衡，产生斜颈。大部分见于婴幼儿。检查时，反方向运动头部，一侧胸锁乳突肌紧张。先天性斜颈如不及时治疗，头与面部将发生继发性畸形。由于头部两侧供血不一致，导致患侧脸部发育迟缓（图 4-1-2）。时间长了，颈胸椎还将发生侧弯。

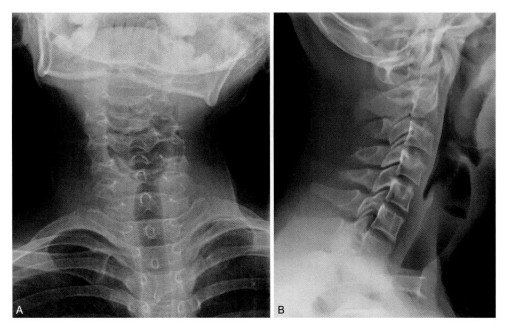

图 4-1-2 颈胸椎侧弯。A.正位片；B.侧位片

（二）颈椎间盘突出症

颈椎间盘突出症是在颈椎间盘退变的基础上，因轻微外力或无明确诱因导致的椎间盘突出，而致脊髓和神经根受压的一组病症。其病因、病理：颈椎间盘退变、后侧纤维环损伤破裂；轻微外力作用使颈椎过伸或过屈；椎间盘纤维环张力突然增加；纤维环完全断裂；髓核组织经后纵韧带突入椎管（图 4-1-3）；产生脊髓和神经压迫症状、体征。根据其向椎管内突出位置的不同，症状也各不相同。例如：侧方突出型，由于颈脊神经受到刺激或压迫，可出现麻木和不同程度的疼痛，并可因咳嗽而加重，与此同时还可能出现疼痛性斜颈、肌肉痉挛以及颈部活动受限等；旁中央突出型，除有侧方突出型症状外，尚有不同程度的单侧脊髓受压症状；中央型，会在其受压下段出现不同程度的脊髓受压症状，严重者可发生瘫痪。

颈椎病的治疗方法包括休息、牵引、理疗、应用矫形器等，保守疗法无效或脊髓受压严重者应进行手术治疗。颈椎矫形器对治疗本病具有限制运动、减轻疼痛或神经压迫症状的作用。可采用白天和夜间交替使用硬质和软质围领的办法。为了增加舒适度，通常应采取轻度屈曲位。对症状较重者，需使用具有较好固定作用的颈椎矫形器。

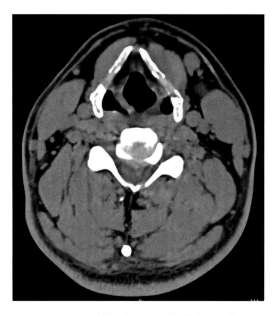

图 4-1-3 髓核组织经后纵韧带突入椎管

（三）颈椎病

颈椎病是因颈椎间盘变性、颈椎骨质增生所引起的综合征。主要症状是颈肩部疼痛，并放射到头枕部或上肢，偶尔有眩晕、猝倒或一侧面部发热、出汗异常等，严重者可出现双下肢痉挛、行走困难，

甚至四肢瘫痪，总称为颈椎病，多发生于中、老年人。发病率随年龄的增加而显著增高。颈椎位于头颅与胸廓之间，颈椎间盘在承重的情况下要作频繁的运动，容易受到细微的创伤和劳损，出现颈椎间盘变化。此时，其耐压性能及耐牵拉性能减低。由于重力和肌肉的作用，变性的椎间盘可发生向四周隆突，使椎间盘间隙狭窄、关节重叠、错位等，从而逐渐引起骨质增生、韧带变性等改变。

颈椎病可分为神经根型、椎动脉型和交感型。其症状各不相同，治疗时除出现四肢严重瘫痪者外，均应首先采用非手术疗法，如牵引、理疗等；非手术疗法无效、症状反复发作以及严重疼痛或瘫痪的病例，应采用手术治疗。颈椎牵引对缓解颈椎病症状常有较好的疗效。症状轻者以坐位牵引为佳，较重者则应卧于木板床上牵引，重量一般 2 kg 左右即可。牵引时间根据病情而定，严重者需 24 小时卧床牵引，症状轻者每日牵引 1~2 小时，一般以 3~4 周为一疗程。对症状明显者还需将颈部用围领适当固定，以达到制动的目的而有利于局部病情的稳定与恢复（图 4-1-4）。根据国外学者的研究，如果正常状态时颈椎的活动指数为 100，通过使用颈部围领可减至 70，使用支条式颈椎矫形器则可减至 20~70，如使用颈胸椎矫形器，则可进一步减至 10~18。根据颈椎病的情况，一般选用围领即可，不宜随意采用大范围固定。颈部制动时一般不少于 8 周，症状缓解后应及时解除制动。

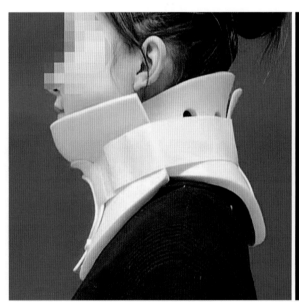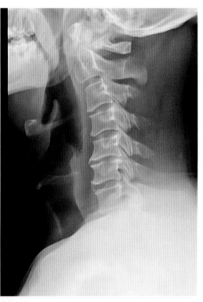

图 4-1-4　颈部围领固定

（四）颈椎扭伤、骨折和脱位

颈椎扭伤（包括屈曲、过伸和侧屈扭伤）使用矫形器的目的主要是控制颈部活动，以减轻疼痛、肌痉挛。常用的方法是：白天使用硬质围领，夜间再换用软质围领；如果症状比较严重，也可使用带有颌托和枕骨托或带有金属支条的颈椎矫形器。病情好转后，应及时终止使用矫形器，以免出现肌力衰退、肌肉萎缩等。

颈椎骨折和脱位是一种严重的损伤，如果引起脊髓损伤（图 4-1-5），将出现高位截瘫。其次是可能出现神经根损伤或压迫症状。表现为上肢相应部位的麻木、疼痛及肌力的变化，也可出现自主神经系统方面的症状。颈椎骨折和脱位的治疗要求及时、稳妥。常用的疗法包括：牵引、复位、固定、手术减压或行椎体融合术等。对于无并发症的颈椎后缩性骨折，经过初期治疗（包括卧床休息、牵引等）之后，可在矫形器的辅助下下床活动。矫形器多采

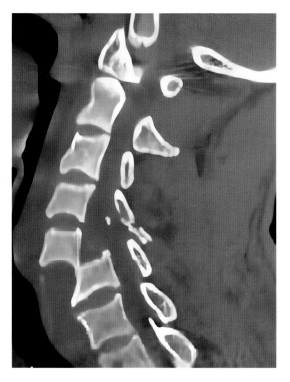

图 4-1-5　颈椎影像

用能减少负荷的，带有前后支条、颌托、枕托的类型。如果骨折处不够稳定或者伴有脱位者，需进行骨牵引。经过一段时间休息和牵引，如果病情稳定，无其他并发症，可使用能起固定作用和转移骨折上部重量的胸甲式塑料颈椎矫形器；如果需要更加可靠的固定，则可使用"头环（Halo）式"矫形器。随着病情的好转，颈椎的稳定性有了保证之后，即可逐步换用比较简单和轻便的颈椎矫形器。

二、胸部畸形与矫治

（一）鸡胸畸形

鸡胸又称鸽胸（图 4-1-6），占胸部畸形的 6%～22%。胸骨向前隆起畸形，状如鸡、鸽子之胸脯，是前胸壁第二种常见的胸廓畸形，较漏斗胸少见，发病率约 1‰，男女比例约 4：1。本病症状出现较晚，50% 以上在 11 岁以后发现。病因尚未明确，可能与遗传有关，有家族史者占 20%～25%。一般认为是肋骨和肋软骨过度生长造成的，胸骨的畸形继发于肋骨畸形，也可继发于胸腔内疾病。

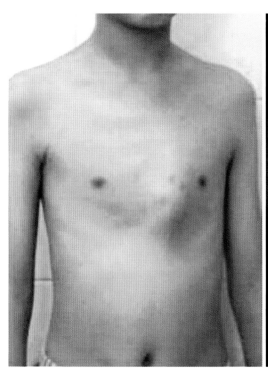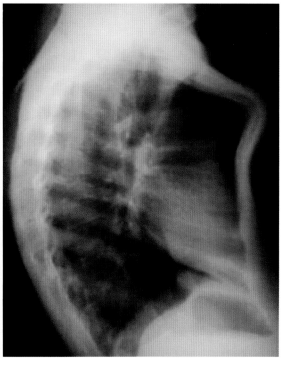

图 4-1-6　鸡胸休表形态与 X 线片情况

（二）漏斗胸

漏斗胸是一种先天性疾病（图 4-1-7），有家族史。男性较女性多见，有报道本病发病率占出生比例的 0.1%～0.8%，男女比例（4～5）∶1，主要特征为前胸壁的凹陷畸形。漏斗胸属渐进式病变，在出生时可能就已存在，但往往在几个月甚至几年后才愈来愈明显而被家长发现。漏斗胸的外形特征为前胸凹陷，肩膀前伸，略带驼背以及上腹突出。

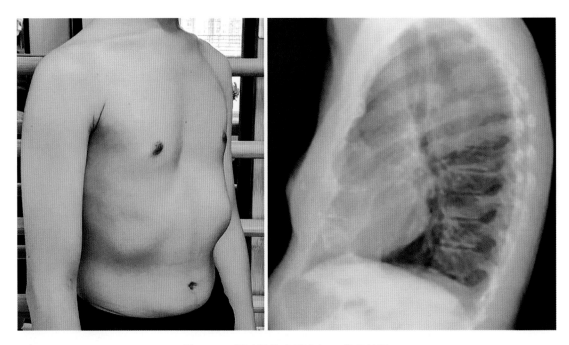

图 4-1-7　漏斗胸体表形态与 X 线片情况

（三）青少年驼背

1920 年 Scheuermann 首先报告了青少年驼背畸形（kyphosis deformans juvenalis），这种特有畸形是以胸椎椎体为主要部位的骨骺环发育明显不规则造成的胸腰椎后凸畸形。后来有很多学者相继报道此病，并称之为休门（Scheuermann）病（图 4-1-8）。该病是一种引起青少年结构性驼背最常见的疾病，其发生率占总人群的 0.4%～8.3%，男性多于女性，为（3～4）∶1，具有家族遗传倾向。其表现为胸椎或胸腰段的僵硬型脊柱后凸，椎体前方塌陷呈楔状变形。其病因尚不清楚。病变发生在椎体的第 2 骨化中心，即椎体上、下面的骺板。由于各种原因，骺板血液供应减少，软骨板变薄，抗压力降低，在过多的负荷下，出现碎裂髓核在破裂处突入椎体内，形成所谓的许莫（Schmorl）结节。脊柱胸段向后弯曲，使椎体前方承受的压力大于后方，前方骨骺的坏死影响了前半椎体高度的发育。随着年龄的增加和机体的生长，后半椎体的高度越来越大于前半椎体的高度，椎体形成楔形，数个楔形的椎体使胸椎的正常前后弧度增加，形成驼背，并常伴有腰椎代偿性前凸。该病在骨骼成熟前如未能诊断，多数只发展到轻、中度的畸形，表现一个相对良性的过程。偶尔发生严重畸形，成年患者可致残疾性背痛。当畸形严重，特别是非手术疗法不能缓解疼痛时，需要手术治疗。

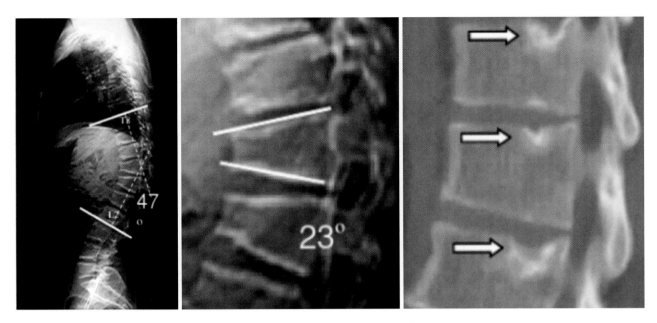

图 4-1-8　休门病患者 X 线片上可见多个椎体发生楔形变

三、腰部畸形、疾患与矫治

（一）腰椎滑脱

　　腰椎滑脱是由于先天性发育不良、创伤、劳损等原因造成相邻椎体骨性连接异常而发生的上位椎体与下位椎体部分或全部滑移（图 4-1-9）。Nazarian 将其定义为相邻椎体之间发生的相对位移。常见的发病原因有先天性发育不良、退变性因素、创伤等。其临床表现为腰骶部疼痛、麻木症状等。轻症患者通常采用保守治疗，症状能得到一定程度的缓解；若出现间歇性跛行等症状，治疗后并没有得到有效的缓解，临床症状逐渐恶化，这种情况下患者就可以接受手术治疗。

　　侧位 X 线片能清楚显示椎弓崩裂形态（图 4-1-9）。裂隙于椎弓根后下方，在上关节突与下关节突之间，边缘常有硬化征象。侧位片可显示腰椎滑脱征象，并能测量滑脱分度。国内常用的是 Meyerding 分级，即将下位椎体上缘分为 4 等份，根据椎体相对下位椎体向前滑移的程度分为 Ⅰ ～ Ⅳ 级。

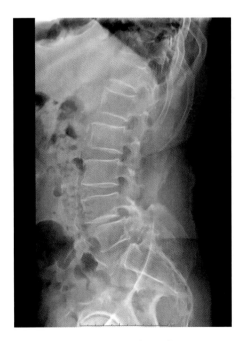

图 4-1-9　腰椎滑脱

Ⅰ级：指椎体向前滑动不超过椎体中部矢状径的1/4者；Ⅱ级：超过1/4，但不超过2/4者；Ⅲ级：超过2/4，但不超过3/4者；Ⅳ级：超过椎体矢状径的3/4者。

矫形器可维持腹部一定压力，腰部后侧留有空间，限制椎体向前滑动（图4-1-10）。

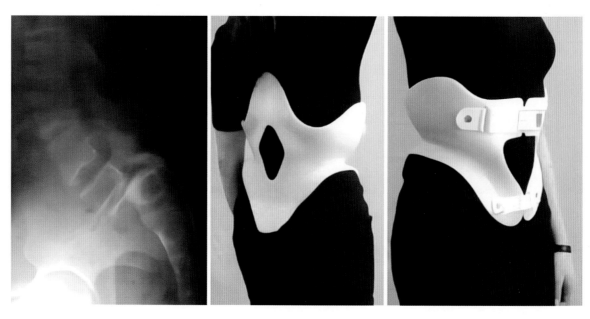

图4-1-10　矫形器维持腹部一定压力

（二）腰椎生理曲度变直

腰椎生理曲度变直又称"腰椎曲度变直"，是各种腰椎疾病常伴有的改变。腰椎疾病的患者在行X线及CT等检查时，经常会发现患者的腰椎生理曲度有不同程度的改变。正常的腰椎在矢状面上（即侧面观看）形成一个向前弯曲的弧度。腰椎的生理曲度能使脊柱附有弹性，缓冲和分散运动给躯干带来的震动冲击。当腰椎的生理曲度变直后（图4-1-11），患者的躯干极易受到震动的冲击而受到损伤。除此之外，由于腰椎的生理曲度变直，还会导致腰椎关节之间的结构的改变，从而出现腰椎疾病常见的临床表现。

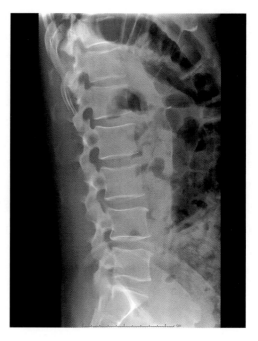

图4-1-11　腰椎生理曲度变直X线片

本病患者可配置矫形器，利用三点力原理，改善生理弧度，减少坐姿，并配合肌肉锻炼（图4-1-12）。

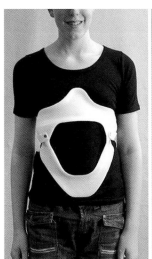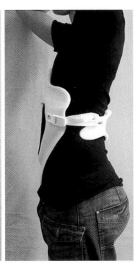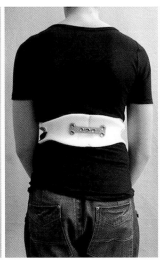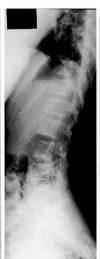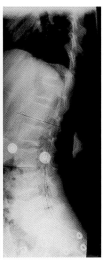

图 4-1-12　佩戴腰椎矫形器及前后 X 线片对比

（三）腰痛症

腰痛症一般发生在下腰部。下腰部疼痛是一种因腰骶部扭伤、坐骨神经痛、坐骨神经根炎及腰椎间盘脱出等疾患引起的综合征。起病的原因可能是骨结构不稳定、慢性肌力衰退、变性椎间盘病、变性骨关节炎、急性扭伤等，有时不易做出准确的诊断。严重的腰痛症，最常见的是腰椎间盘发生病变，如椎间盘的纤维环部分受损使髓核向后溢流、椎间盘后突压迫神经，造成腰痛难忍。这些症状，多因事故、工伤、姿势不正确（如体育活动）、拉伸过度、长期弯腰负重（如职业病）等引起。另外，老年性的椎间盘磨损，也会造成腰痛。髓核的髓液外溢，常为突发性的急症，一般未伤害神经；而慢性的椎间盘磨损，常会伤及神经。

腰痛症的治疗方法有：①药物治疗——消炎、止痛；②理疗、体疗——包括按摩、睡硬板床、采用正确的姿势活动等，可使肌肉放松，减轻疼痛；③矫形器疗法——起到支撑、限制、免荷、矫正的作用，使腰部的伤损得到护理和治疗。使用矫形器的目的主要是减轻疼痛，以便恢复工作能力。这一目的是通过增加腹压，减轻椎间盘及其周围肌肉的承重，对腰椎起到支撑、保护作用，减少肌肉活动，限制脊柱运动来实现的。

此外，矫形器的使用还应根据症状的轻重加以区别对待。对症状较轻者，可进行对症治疗和适当的锻炼，一般均可奏效。如果症状持续未见好转，或因故不能进行锻炼时，可使用软性腰骶椎矫形器（图4-1-13）。如果病情较重，如出现脊柱肌肉痉挛或严重坐骨神经痛时，则需卧床休息并进行相应的治疗。等到病情减轻，允许下床活动时，再开始使用矫形器。对于一开始就出现中等程度坐骨神经痛等症状的患者，可通过使用矫形器而得到改善。软性腰骶椎矫形器内部也可增加硬或半硬支条，但其限制运动和增加腹内压的作用不如硬式矫形器。如果采用软式矫形器效果不好，可换用硬性腰骶椎矫形器。

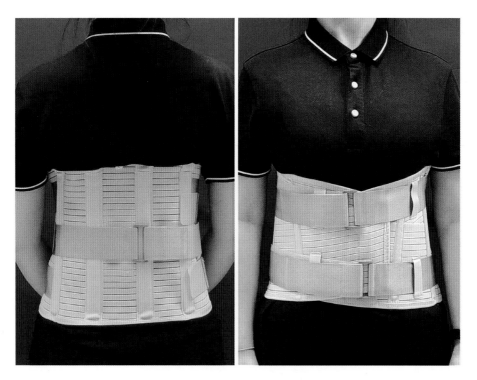

图 4-1-13　装配软性腰骶椎矫形器

四、脊柱侧弯症

正常人的脊柱从后面看应该是一条直线，并且躯干两侧轮廓对称。如果出现左右腰线不对称、"剃刀背"或双肩不等高等畸形，就已发生了脊柱侧弯（凸）的畸形（图 4-1-14）。绝大多数特发性脊柱侧弯都发生在青少年时期，正处于快速生长发育的年龄段。青少年的特发性脊柱侧弯是一种严重影响患者身体正常发育的疾病，通常会随着生长发育而持续加重，严重者导致胸廓变形，影响心肺功能，甚至累及脊髓，造成瘫痪。

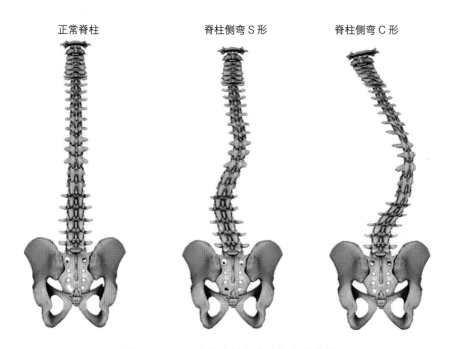

正常脊柱　　　　脊柱侧弯 S 形　　　脊柱侧弯 C 形

图 4-1-14　正常的脊柱与发生侧弯的脊柱

脊柱侧弯常见的是特发性脊柱侧弯，约占80%；好发于发育期的青少年，尤其是9~14岁的女孩，青少年时期的脊柱侧弯发展十分迅速，出现这种原因可能和青少年的骨骼发育尚不完善存在一定关联。一般腰椎向左侧弯曲、胸椎向右侧弯曲比较多见。常合并椎体的旋转，因而凸侧肋骨隆突明显。

（一）脊柱侧弯的几种体表异常

1. 剃刀背

脊柱侧弯发生后，脊柱在三维空间内都会出现畸形，不单单是在额状面的侧方弯曲，还在矢状面、水平面发生形变。在水平面，椎体会发生旋转，导致连接在椎体上的肋骨也出现畸形，反映到背部，就会出现剃刀背（图4-1-15）。

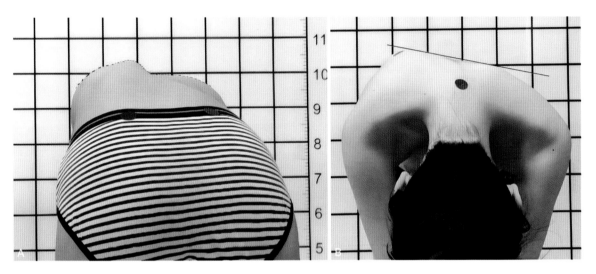

图 4-1-15 剃刀背。A.腰椎段旋转情况；B.胸椎段旋转情况

2. 双肩不等高

当脊柱侧弯发生在胸椎段，胸椎两侧的肋骨会发生变形，相邻两根肋骨之间间隙会发生左右两侧不对称，从而导致胸廓左右不对称。附着在胸廓上部的肩胛骨、锁骨也会出现左右不对称，从而出现双肩不等高的现象（图4-1-16）。如果颈7垂线与骶骨中垂线发生偏移，即两线不重合，患者躯干会偏移至身体一侧，这样会加剧双肩不等高的程度。

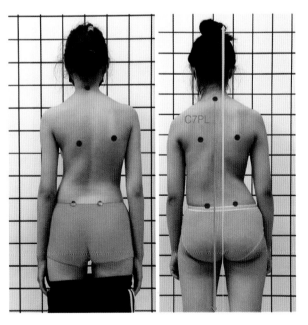

图 4-1-16 双肩不等高

3.生理曲线减小

脊柱侧弯发生后，在矢状面，也会引起脊柱生理曲度的变化。腰椎段，椎体会向后移动，原腰前凸生理曲度变小、变平，甚至后凸；胸椎段，椎体会向前移动，原胸后凸生理曲度变小、变平，发生平背现象，严重的会有略微前凸；颈椎段，颈前凸曲线减小，严重的会出现反弓畸形。

4.骨盆不水平

脊柱位于人体的中轴线，四肢对称地分布在左右两侧。当脊柱发生侧弯，人体的站立平衡即被打破，引起一系列的身体变形。首先会引起骨盆的不水平（图 4-1-17），当脊柱向左侧弯曲，身体整体偏移到骨盆的左侧，为了保持身体站立姿势，右侧骨盆被动升高，髂嵴不水平。这种骨盆不水平并不是由于腿部不等长引起，不需要在脚底加补高鞋垫，一旦加了鞋垫，人体自身建立的平衡又被打破，会加重脊柱的偏移。

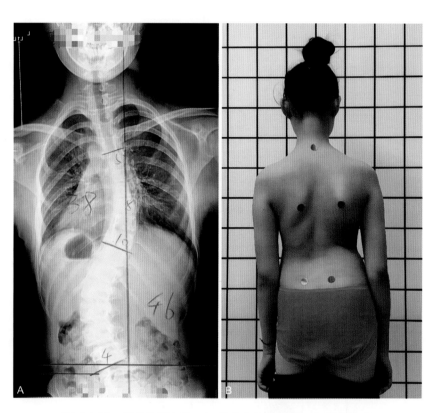

图 4-1-17　骨盆的不水平。A.脊柱全长 X 线片；B.后背体表

5.双下肢不等长

青少年发生脊柱侧弯后，少数还会伴有骨盆及下肢的问题。当股骨头连线与骶骨上面平行，定义为骨盆内在不倾斜；当股骨头连线与骶骨上面不平行，定义为骨盆内在倾斜。一般有以下三种情况：一是下肢不等长伴有骶骨的倾斜（图 4-1-18），二是下肢等长伴有骶骨倾斜（图 4-1-19），三是下肢不等长不伴有骨盆内在倾斜（图 4-1-20）。制作矫形器时，需要先解决下肢的问题，也就是脊柱的基础要先水平，再来矫正脊柱的侧弯。在临床工作中，我们也发现，很多青少年的侧弯其实就是下肢和骨盆的问题引起的，将骨盆调正之后，侧弯即逐渐好转。

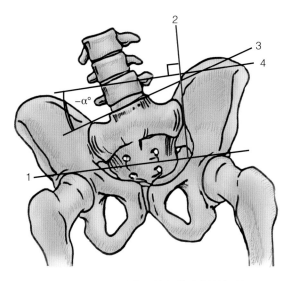

图 4-1-18 下肢不等长伴有骶骨倾斜

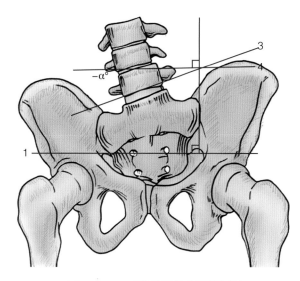

图 4-1-19 下肢等长伴有骶骨倾斜

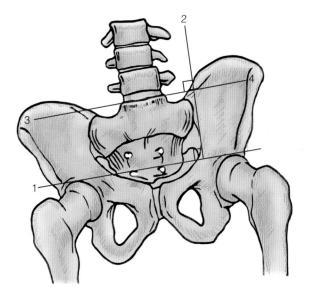

图 4-1-20 下肢不等长不伴有骨盆内在倾斜

（二）检查青少年脊柱侧弯的方法

由于侧弯初期，青少年身体通常没有不适感，加之被衣服所掩盖，所以青少年即使发生脊柱侧弯，自己也不会感觉到，这就需要家长来发现了。我们接触过的一些脊柱侧弯的青少年，家长在给青少年洗澡或者换衣服时，意外地发现青少年脊柱不正，才带其来医院检查。能用手摸出来，甚至能用肉眼直接看出来的弯曲，弯曲度一般都在30°以上了，已经耽误了治疗的最好时机。家长可以通过一个简单的弯腰试验（图 4-1-21）来判断青少年是否有脊柱问题。具体方法：家长和青少年面对面或站于青少年背后，青少年双手伸直，两条腿站直，并紧，往下弯腰。仔细观察青少年背部左右两侧是不是一

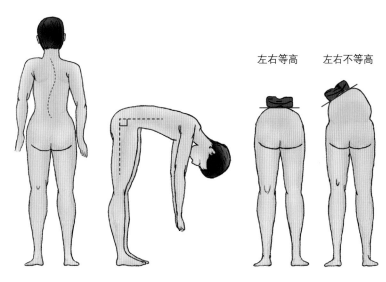

左右等高　　左右不等高

图 4-1-21 弯腰试验

样高。如不等高，疑似脊柱侧弯，需要进一步检查确诊。通过弯腰试验，可以发现一些很轻的、早期的脊柱侧弯。

除了这个试验，也可以通过以下细节来判断是否有脊柱侧弯：①一侧髋部比另一侧高，腰部不对称；②一侧肩膀比另一侧明显突出或"增大"；③领口不平，一侧肩部比另一侧高；④女孩双乳发育不均等，一侧的乳房往往较大。

（三）脊柱侧弯的矫治

脊柱侧弯的矫治，重在预防和早期诊断、早期治疗。治疗的目的是使畸形得到最大程度的矫正，并使之保持在矫正的位置上不再继续发展。治疗方法有非手术治疗和手术治疗。非手术治疗包括肌力锻炼、矫形器治疗和电刺激疗法。

肌力锻炼对早期轻度侧弯，脊柱活动度好、肢体尚无明显结构改变时，可以达到较好的矫正效果，故常早期采用。当侧弯的角度增大，只进行肌力锻炼难以矫正时，则需配合安装矫形器。

（四）脊柱侧弯的分型

脊柱侧弯发生在脊柱不同的阶段，形成不同的弯弧曲线和体态畸形特点。为了更好地研究脊柱侧弯并进行更好的矫正治疗，国际上，对脊柱侧弯进行不同的分型。用于骨科手术治疗策略的有 King 分型、

Lenke 分型；用于保守治疗（矫形器和运动康复）策略的有 Lehnert Schroth 分型（色奴矫形器等）、Rigo 分型（WCR 矫形器）和将 Lehnert Schroth 分型细化扩增的 ALS 分型（GBW 矫形器）。

五、脊柱其他疾患

（一）脊柱骨折

对于无神经并发症的单纯性椎体骨折，过去的治疗方法是保持脊柱于过伸位。但目前认为通过腹部支撑达到纵向减少负荷的方法较好。这是因为治疗的目的主要是减轻疼痛，当疼痛减轻到能允许患者站立的程度（伤后 7~10 天），便可使用软性腰骶椎矫形器，使疼痛进一步得到控制。将脊柱固定是不必要的，因为骨折一般都能较快地愈合。脊柱横突骨折也能很快地愈合，可采用与单纯性椎体压缩性骨折相同的治疗方法。在采用矫形器治疗脊椎骨折时，应同时开始康复锻炼。

当患有骨质疏松症的患者出现压缩性脊椎骨折时，如骨折严重，建议手术治疗（图 4-1-22）。图 4-1-22A 腰椎 MRI 示 T12 椎体压缩骨折，图 4-1-22B 腰椎正位片示 T12 椎体压缩骨折术后骨水泥填充良好，图 4-1-22C 腰椎侧位片示 T12 椎体压缩骨折术后骨水泥填充良好。如果不是因肿瘤而引起，大多可以通过卧床休息，等待骨折自行愈合，此时，通过软式腰骶椎矫形器来增加腹内压以减少椎体载荷，将

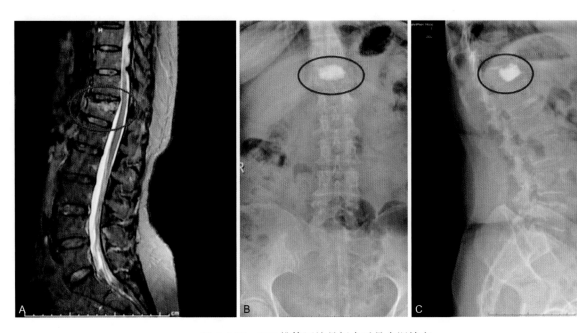

图 4-1-22　T12 椎体压缩骨折术后骨水泥填充

有助于病变的愈合。因为卧床时间过长将导致肌力的衰退，使用矫形器可使患者早日下床活动。但对于活动度较大的年轻患者，需使用质地较硬的矫形器。

（二）脊柱关节炎

类风湿脊柱炎是较常见的脊柱关节炎，这种疾病往往会引起畸形，导致残疾。治疗的目标主要是减轻疼痛和预防畸形，并限制任何形式的活动。例如睡觉时，使用木板床并采取俯卧位，进行间歇性牵引；进行伸展锻炼和佩戴具有较好控制力的矫形器。如果患者的背部尚能被动伸展，则"三点压力"式胸腰骶椎过伸矫形器将是有用的。一旦发现屈曲畸形，应使用胸腰骶椎屈伸、侧屈、旋转控制矫形器，以防止畸形的发展。这种矫形器采用了加长的胸支条以及锁骨下垫，能有效地限制脊柱运动，同时对胸部扩张运动只有很少的限制。患者在佩戴矫形器后应继续进行伸展锻炼。

如果病变局限在腰骶部，可使用控制屈伸和侧屈运动的硬质胸骶椎矫形器以减轻疼痛；如果病变位于颈椎，则矫形器主要用于控制活动和预防畸形。

一旦病变处出现自身融合现象、疼痛减退、畸形停止发展时，即可停止使用矫形器。

（三）脊柱手术前后

1. 脊柱融合术前

手术前使用限制屈伸和侧屈活动的腰骶椎矫形器有助于预测手术的效果。如果使用矫形器后症状能够控制，而在除去矫形器后症状再次出现，则说明脊柱融合手术会得到矫形器作用的效果。

2. 脊柱融合术后

目前多主张脊柱融合术后较早地下床活动。这时如果使用一具限制屈伸和侧屈活动的矫形器，则有助于防止病变部分承受过多压力，也可在患者活动时对背部加以保护。如果融合的部位较长，或者有可能出现疼痛性假关节，则必须使用矫形器。

3. 椎间盘手术后

如果施行椎间盘切除及椎板切除术而不做脊柱融合术，患者手术后可佩戴矫形器4～6周。在累及的椎间隙较多时，或手术前已表现出肌力衰退时，使用矫形器的必要性则随之增加。

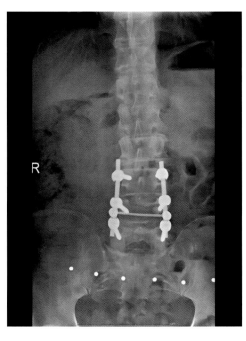

图 4-1-23　脊柱融合术后正位片

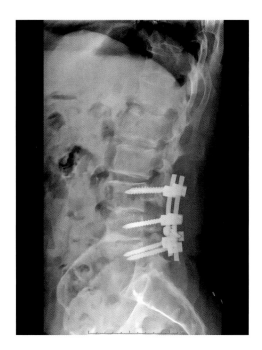

图 4-1-24　脊柱融合术后侧位片

（付立新　杨克强　南小峰　赵聪瑜　李向阳）

第二节　脊柱矫形器的临床应用

脊柱矫形器的基本作用有以下几个方面。

1. 固定作用　限制、固定脊柱损伤的节段，用于脊柱损伤术前或术后，促进损伤部位安全、有效愈合，减少并发症。

2. 支持作用　对脊柱提供稳定和支撑，常用于脊柱肌肉麻痹和高位的脊髓损伤带来的瘫痪，能提高患者的功能性活动。

3. 矫正畸形　矫正矢状面上的生理曲度改变和冠状面上的侧向畸形，如驼背、斜颈、特发性脊柱侧弯等。

4. 免荷作用　通过施加于脊柱横向的压力，减小重力对脊柱的压迫，结合胸腔和腹腔的内压及人体呼吸运动达到对椎体的纵向牵拉，改变椎体间的应力分布，使局部免荷，常用于一些力线的改变和疼痛。

一、颈部矫形器

颈部矫形器的种类很多，按材质分，有软质和硬质；按结构分，有模塑式、带支条的、带固定器的、可调式、充气式等；按功能分，有防护用、矫治用、康复训练用矫形器。随着矫形器的广泛应用，其品种不断增加，国外一些矫形器又往往按人名、地名进行命名，就更为复杂了。本文将结构较简单、只覆盖颈部的统称为"颈托"；采用织物面料、内部填充弹性材料的统称为"围领"；结构较复杂、覆盖到胸廓上部的统称为"颈部矫形器"；如果已将胸椎全部包覆，则称之为"颈胸矫形器"。此外，还有专门用于颈椎牵引的牵引带及用于治疗青少年斜颈的斜颈枕，也属于颈部矫形器的范畴。

（一）适应证

颈部矫形器主要适应于颈部肌肉和颈椎引起的疾患，或用于颈部畸形的矫治。

（二）功能

颈部矫形器的功能是限制颈椎部运动，同时减轻头部重量加给颈椎的负担，使肌肉松弛、消除疼痛、预防骨骼变形和软组织的挛缩，以及为免除对神经的压迫而进行骨骼牵引和固定。

（三）设计要点

设计颈部矫形器时，应考虑主要作用力点位于前侧的下颌和胸骨柄附近，以及后侧的枕骨和颈 7 椎体的棘突附近，形成前后的支撑点，以限制头颈部的屈伸和侧屈动作。软性的围领包围颈部一周，对头颈部的动作起提示性限制作用。颈部矫形器多设计成前、后两部分，并在颈部侧面闭合的方式来调节松紧度，同时还应方便佩戴；软性围领的结构多为包绕颈部，并在后侧闭合。

（四）主要类型

1. 软围领　通常是用软泡沫塑料、织物与弹性体复合材料制成，用于轻度颈椎病患者，可轻度限制颈椎的屈曲、伸展运动（图 4-2-1 ）。

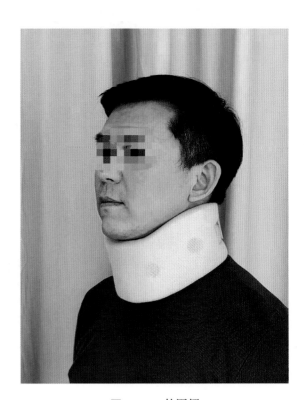

图 4-2-1　软围领

2. 钢丝围领式颈托　钢丝框架外包泡沫制作的围领式颈托。主要用于治疗颈部屈侧瘢痕，预防挛缩，维持颌颈角，也可用于颈部软组织损伤和颈椎病。近来也被应用于防止青少年学习时长期过度低头，以及颈椎反弓的预防（图4-2-2）。

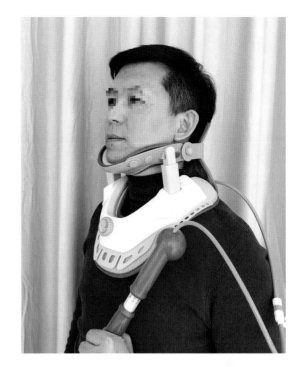

图 4-2-3　充气式颈托

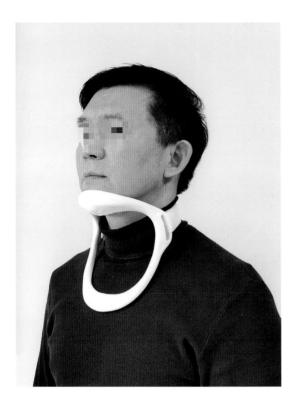

图 4-2-2　钢丝围领式颈托

3. 充气式颈托　通过对围领下部的气垫进行充气，实现对颈椎的牵引和免荷作用。每个患者都可以自行控制和改变气垫内的空气压力，以达到适合自己病情所需的适当牵引程度。它具有舒适性强、重量轻、佩戴方便、不限制患者活动的特点（图4-2-3）。

4. 费城颈托　采用一种聚乙烯泡沫板材加工制作的、支撑面较大的颈托。这种颈托对颈椎正常的屈伸运动可限制到30%左右，而对回旋、侧屈的限制力较小。其特点是穿着感好，适用于急救时及术前、术后固定颈椎，起支撑稳定作用。使用时应选择适合的高度以保证良好的适配，方能达到预期效果（图4-2-4）。

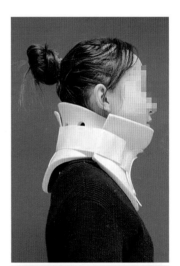

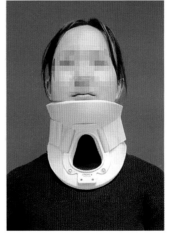

图 4-2-4　费城颈托

5. 改进型费城颈托　伴随着材料和制造工艺的进步，出现了多种与费城颈托结构、样式类似的改进型费城颈托（图 4-2-5）。

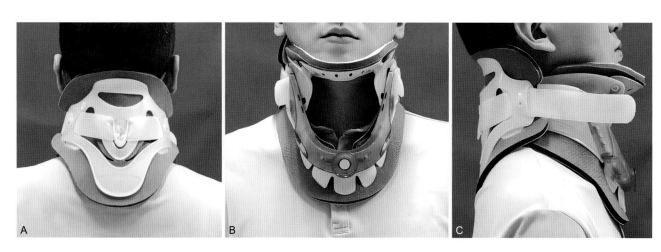

图 4-2-5　改进型费城颈托。A. 后视图；B. 正视图；C. 侧视图

6. 固定式颈托　多采用低温热塑板材在患者身上直接塑形制作，主要特点是制作快捷，同时具有使用轻便、卫生的特点，可用于术前、术后对颈椎的固定（图 4-2-6）。

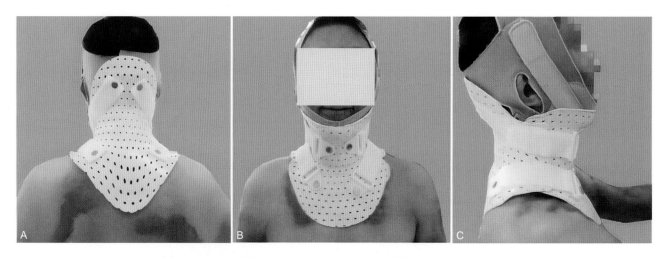

图 4-2-6　固定式颈托。A. 后视图；B. 正视图；C. 侧视图

7. 轻型胸枕颌固定式颈部矫形器　一种用轻质泡沫材制作的颈椎矫形器，用于限制颈椎旋转、屈曲和后伸，从而达到固定颈椎的作用（图 4-2-7）。在康复过程中，当脱去初期治疗阶段所穿用的硬质材料或支架式胸枕颌固定式矫形器之后，就可使用这种轻型矫形器了。它对康复后期运动限定和恢复是极为有效的。轻质的弹性内衬材料，使得这种矫形器佩戴舒适，而且通过尼龙搭扣或皮带可便捷地调节矫形器的围长和高度，以满足不同大小的需求。

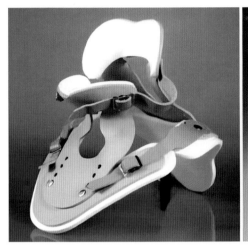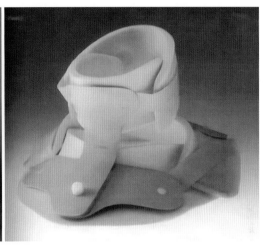

图 4-2-7　轻型胸枕颌固定式颈部矫形器

8. 儿童用斜颈枕　用于治疗儿童肌性斜颈的矫形器，用热塑板材制成支撑托，再内衬泡沫材料。其作用是强迫头颈保持在中立位，纠正习惯性斜颈姿势。

9. 颈椎牵引带（器）　用于治疗颈椎病的颈椎牵引带（器）。简单的是一种用皮革或帆布制作的托住下颌骨和枕骨、能向上进行牵拉的带子（图 4-2-8）。通常，患者将牵引带上端固定在支架上，利用自身的体重进行牵拉，用以治疗和缓解颈椎对神经的压迫。为了便于携带和随时进行治疗，一种便携式气动颈椎牵引器应运而生（图 4-2-9）。它是利用气泵来调节牵引力的大小的。

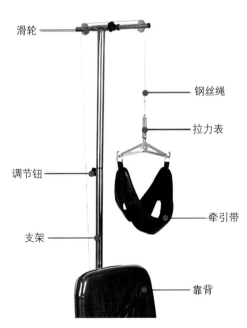

滑轮
钢丝绳
拉力表
调节钮
牵引带
支架
靠背

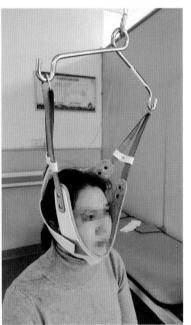

图 4-2-8　颈椎牵引带

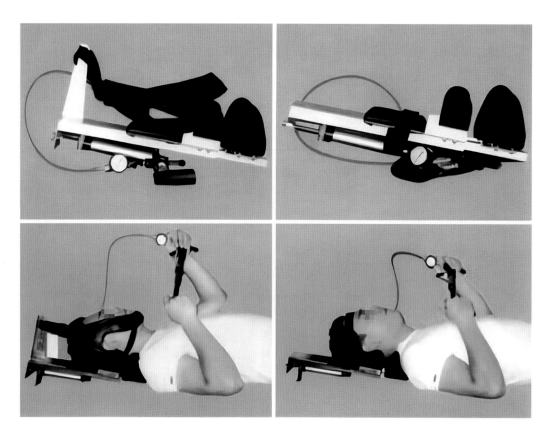

图 4-2-9 便携式气动颈椎牵引器

二、颈胸矫形器

（一）适应证

颈胸矫形器主要适用于颈椎和胸椎上段的稳定型骨折或骨折术后的固定，也用于颈部韧带损伤、颈部扭伤、肌性斜颈术后矫正位的固定。

（二）功能

颈胸矫形器与颈部矫形器功能相似，主要是限制头、颈在矢状面的屈伸，以及在冠状面的侧屈动作，但由于对躯干上部的包覆范围大，因而固定强度高于颈部矫形器。根据国外学者的研究，如果正常状态时颈椎的活动指数为 100，通过使用颈部围领可减至 70，使用支条式颈部矫形器则可减至 20～70，如使用颈胸矫形器，则可进一步减至 10～18。

（三）设计要点

颈胸矫形器为了达到更好的固定效果，设计时应考虑在头部的作用力点要包覆下颌和颅骨背侧的弧形面，在躯干处的作用力点要包覆胸廓。结构多分为前后两片，身体侧方使用尼龙粘扣带闭合。为提高强度和适配性，应在矫形器的前后位置安装杆状调节装置。

（四）主要类型

1. 模塑式颈椎矫形器 是用热塑板材在阳模上模塑成型制作的，通常包覆到胸廓的上部以下（图 4-2-10）。用于颈椎骨折、脱位等颈部需要完全固定和免荷的情况，多用于颈椎术后。

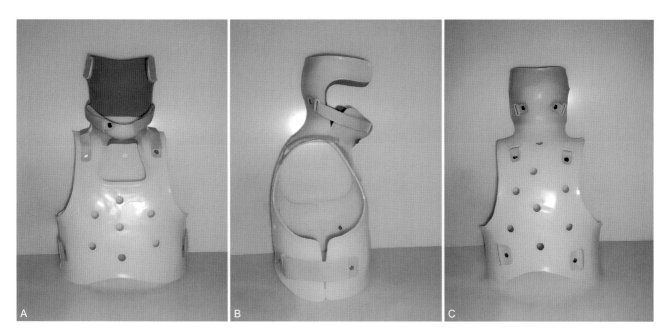

图 4-2-10　模塑式颈椎矫形器。A.正视图；B.侧视图；C.后视图

2. 带胸部固定器的颈部矫形器　在颈托下增加了胸部固定装置（图 4-2-11），以提供更稳固的支撑力，适用于对颈部支撑力要求较高的患者。

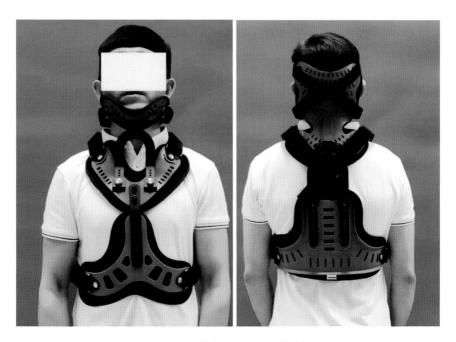

图 4-2-11　带胸部固定器的颈部矫形器

3. 带金属支条的可调式颈椎矫形器　是在颌托与枕托下方竖置数根支条的矫形器（图 4-2-12），通过调节支条的高度来调节颈椎的屈曲、伸展角度。根据支条的数目分别称为四支条、三支条、二支条颈椎矫形器。该矫形器能够调节颈椎的屈曲、伸展角度，同时还能减轻头部重量加给颈椎的负担，以及牵引颈椎。其特点是各个支条的长度可以单独调节，便于得到理想的对线和所要求的牵引强度。

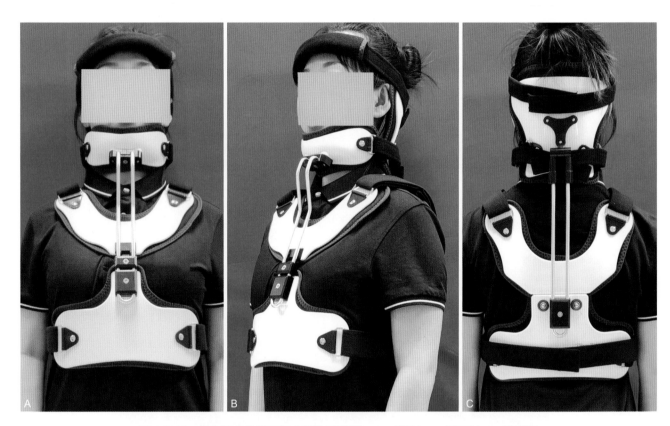

图 4-2-12　带金属支条的可调式颈椎矫形器。A. 正视图；B. 侧视图；C. 后视图

4. 索米式颈椎矫形器　是带金属支条的可调式颈椎矫形器的一种。通过调节颌托与枕骨托的高度，可以很方便地达到所要求的颈椎屈曲、伸展角度。该矫形器的背部采用带子固定，没有金属部件等硬物，所以可在卧床时使用，而且还有穿脱容易、重量轻、体积小的特点。

5. 头环式（halo type）颈胸矫形器　用于颈椎需要完全免荷和固定的情况。所谓头环是指用销钉固定在颅骨上的金属制圆环，用支条与胸椎矫形器连接（图 4-2-13）。颈椎的前屈、后伸、侧屈以及回旋完全被固定，多用于颈椎外伤或颈椎术后需强行外固定的情况。采用该矫形器，患者可早期站立行走，而且呼吸管理也容易。

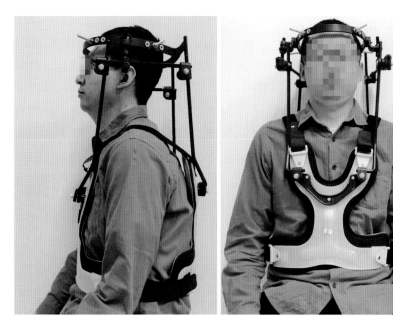

图 4-2-13 头环式颈胸矫形器

6. 斜颈矫形器 斜颈患儿如超过 1 岁，可以佩戴斜颈矫形器（图 4-2-14）。用斜颈矫形器固定头部在"过矫位置"，每天佩戴 20 小时以上。每个月复查一次，脱矫形器，观察儿童头部姿势。如果斜颈已纠正，可以每天逐步减戴直至停戴矫形器；如果又习惯性地歪了，可以再每天佩戴 20 小时。过矫位置：不是正位，是头部中心线向健侧偏 5°，下颏对准患侧胸锁关节。

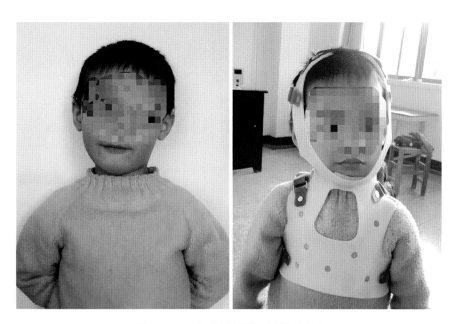

图 4-2-14 佩戴斜颈矫形器前后对比

三、胸部矫形器

（一）适应证

胸部矫形器适用于胸廓部位发生的畸形，如鸡胸、漏斗胸等。

（二）功能

矫正胸廓畸形。

（三）设计要点

鸡胸患者矫正时，为限制胸廓的矢状径增大，作用力点分别位于胸廓前侧的胸骨处、后侧的背部，用钢制支条连接，侧面设置力度调节，可持续增加矫正压力。背部压垫形状应避开肩胛骨下角，以防影响上肢活动，增加肩带，防止下滑。

漏斗胸矫正主要是按照胸廓变形范围选择吸盘，通过形成负压作用，使凹陷的胸骨拉出。

（四）主要类型

1. 鸡胸畸形矫形器（图 4-2-15） 每天佩戴 22 小时，一个月复查一次，调整压力。

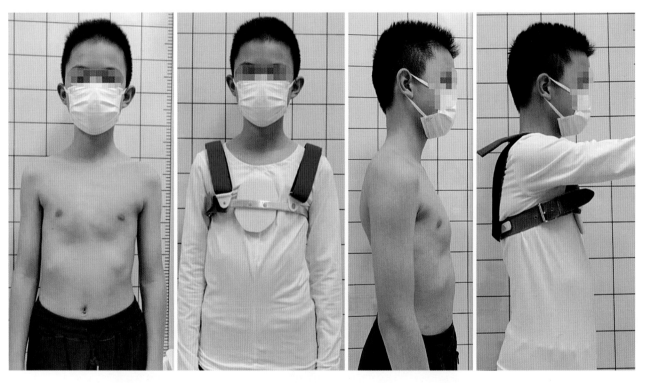

图 4-2-15　鸡胸畸形矫形器

2. 吸盘式漏斗胸矫形器　该矫形器由手动泵和吸盘组成，先将吸盘固定在漏斗胸位置，然后用手动泵吸除空气，胸骨慢慢升高（图 4-2-16）。建议：初期每天 2 次，每次 30 分钟，持续 1~3 年。结合呼吸训练，效果更好。

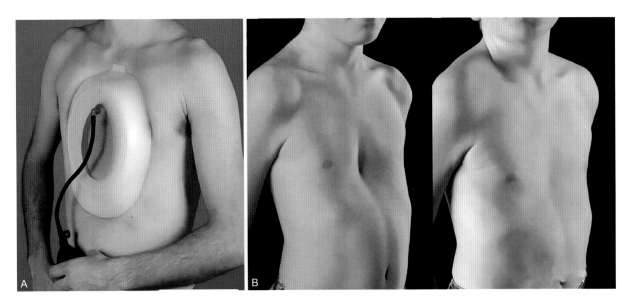

图 4-2-16　漏斗胸吸盘式矫形器。A.佩戴漏斗胸吸盘式矫形器；B.佩戴漏斗胸吸盘式矫形器前后对比图

四、胸腰骶矫形器

（一）适应证

胸腰骶矫形器是用于全部或部分减轻胸椎、腰椎及骶髂区域疼痛，脊柱稳定型骨折或脊柱手术后的固定，保护病变部位免受进一步损伤，支持麻痹或劳损的肌肉和预防、矫正脊柱畸形的矫形器。脊柱侧弯矫形器也属于胸腰骶椎矫形器，其功能和设计要点独特，故作为单独分类进行叙述。

（二）功能

限制脊柱的运动，实现对胸腰段全部或部分椎体的固定，减轻椎体负荷。

（三）设计要点

胸腰骶矫形器有多种结构样式，可分为硬性的模塑式、皮革和金属支条的框架式以及软性的皮革或弹力织物材质。其主要作用方式为：包覆全部或部分躯干，实现对脊柱的固定；在围长方向收紧矫形器可提高腹腔压力，减轻椎体负荷；利用"三点力"原理限制脊柱前屈，实现脊柱压缩性骨折时椎体的相对免荷。

（四）主要类型

1. **模塑式胸腰骶矫形器**　一种模塑成型的限制胸腰椎屈曲、侧屈及扭转的硬性胸腰骶椎矫形器（图 4-2-17），用热塑板材模塑成型制作。这种矫形器能完全与身体服贴，最大限度地分散压力，因此穿着感和固定性较好。

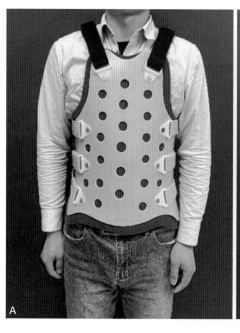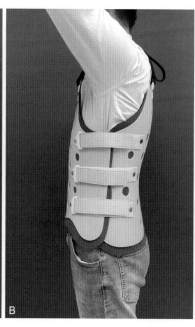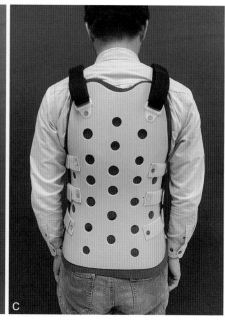

图 4-2-17　模塑式胸腰骶矫形器。A. 正视图；B. 侧视图；C. 后视图

低温热塑板胸腰骶矫形器（图 4-2-18），可以直接在患者身体上进行塑型，常温下具有一定的硬度，临床上可方便快速地完成胸腰骶矫形器制作，及时对脊柱进行固定、保护。

2. **泰勒型胸腰骶矫形器**　一种具有代表性的支撑腰椎和胸椎的金属框架式胸腰骶矫形器（图 4-2-19）。其后方由金属条或具有一定强度的高分子材料构成，前方由软性的腹部垫构成，属于半软性矫形器。可限制胸椎的屈曲、伸展、回旋运动。腹托的支撑压力还起到增大腹腔内压的作用。

3. **成品型胸腰骶椎固定矫形器**　按照正常人体型尺寸，分规格型号且具有一定调节范围，成品批量化生产的胸腰骶矫形器（图 4-2-20）。避免了定制类型矫形器的生产周期长、不能及时配置的缺点，但对于体型特殊患者，应尽量选择模塑定制形式。

4. **脊柱过伸矫形器**　其作用是使脊柱处于过伸的位置，限制胸、腰椎的屈曲。常用于脊柱压缩性骨折。

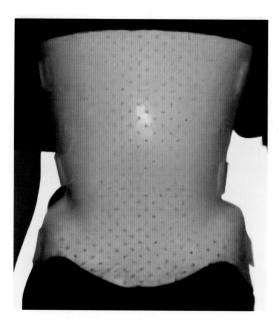

图 4-2-18　低温热塑板胸腰骶矫形器

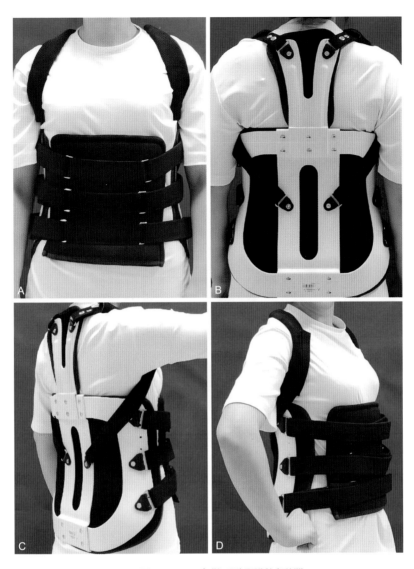

图 4-2-19 泰勒型胸腰骶矫形器

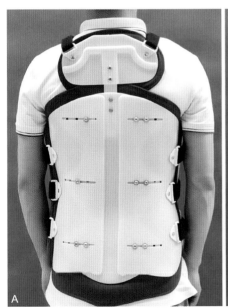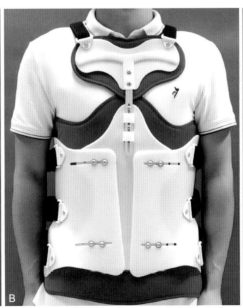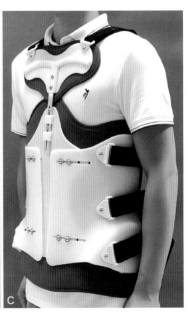

图 4-2-20 成品型胸腰骶椎固定矫形器

（1）框架式脊柱过伸矫形器：又称朱厄特型胸腰骶椎矫形器，是用框架连接前方的胸骨垫与耻骨上垫产生的向后力，和由后面腰背垫产生的向前力构成的三点固定式矫形器（图4-2-21）。它可限制胸、腰椎的屈曲，但允许伸展，同时，框架式结构还对脊柱的侧向弯曲和扭转进行了限制。

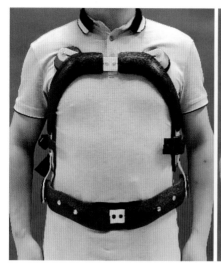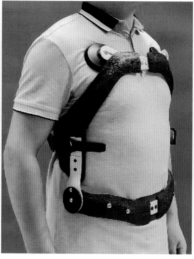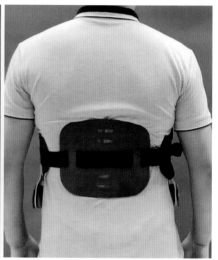

图 4-2-21   框架式脊柱过伸矫形器

（2）三点式脊柱过伸矫形器（图4-2-22）：利用胸骨垫、耻骨联合上垫和后面的腰背压垫产生的三点固定矫正力，使胸腰椎前凸，并使椎体的前部免荷。

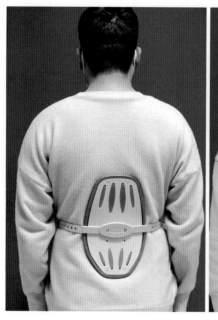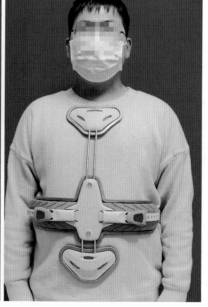

图 4-2-22   三点式脊柱过伸矫形器

（3）软性胸腰骶矫形器：一种上缘高达胸部、下缘包住髂前上棘的超高"软性围腰"（图4-2-23）。过去多用皮革制作，现多采用结实耐磨的弹性织物材料制成，内加金属条增强，既轻便，透气性也好。它的作用是，给骨和软组织施加一定压力，提高腹腔内压，借以减轻脊柱及其周围肌肉的体重负担，并且限制脊柱运动，从而达到消除疼痛的目的。适用于腰椎间盘突出或膨出，低位胸椎或腰椎轻度滑脱，低位胸椎或腰椎周围软组织损伤及轻度骨性损伤的康复期。

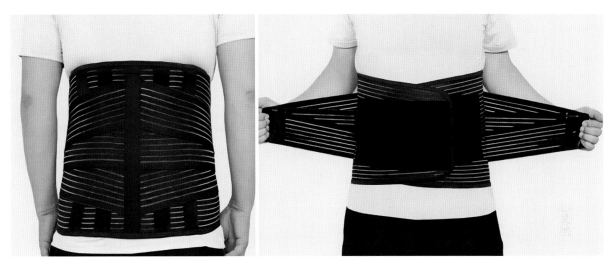

图 4-2-23　软性胸腰骶矫形器

（4）背姿矫正带：一种用弹力带制作的轻便型软性胸腰矫形器（图4-2-24）。利用腰部固定和将两肩向后的拉力，矫正胸腰椎因不当姿势所导致的轻微驼背。适用于单纯性驼背、因长期单一体位引起的肩背部肌肉韧带损伤、颈肩痛等；也用于需增加脊柱正确生理曲线、增强挺胸姿势者。根据患者的体型选择适当的型号，使用时先将腰带粘结好，然后将肩件带从前方绕经腋下，在背部交叉后，再拉到前面粘结在腹部。

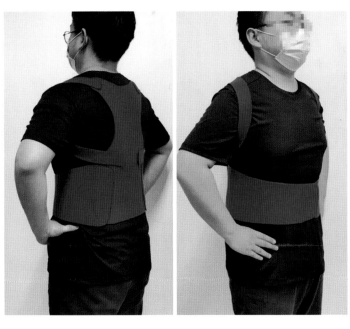

图 4-2-24　背姿矫正带

（5）驼背矫形器：针对青少年驼背（Scheue-mann 病，或称休门氏病）的胸腰骶矫形器（图 4-2-25、图 4-2-26）。它由下部的热塑板材模塑制腰骶椎矫形器和用支条连接的两个肩压垫构成，特点是既能较好地固定腰骶椎、辅助胸腰椎的伸展，又能避开对胸廓的压迫。

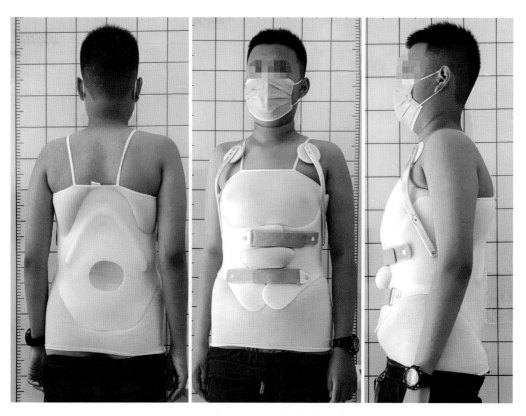

图 4-2-25　驼背矫形器

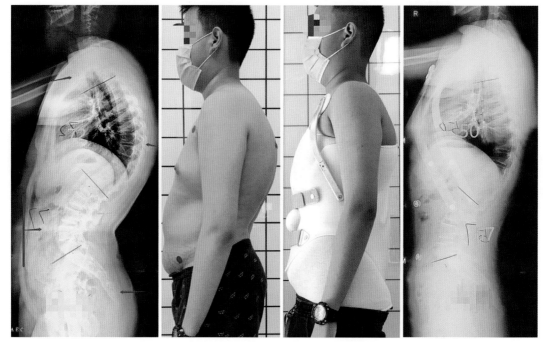

图 4-2-26　佩戴矫形器前后对比情况

五、腰骶矫形器

腰骶矫形器包括为稳定腰骶椎，限制腰椎的伸展、屈曲、侧屈及回旋，减轻腰椎前凸的框架式腰骶椎矫形器和各种围腰。

（一）适应证

适用于腰部的扭伤，腰椎间盘突出，腰椎稳定型骨折或术后的固定，腰椎轻度滑脱，以及腰部生理曲线变化的矫正。

（二）功能

限制脊柱腰段的运动，实现对腰段全部或部分椎体的固定，减轻椎体负荷。

（三）设计要点

对骨盆和腰部周围进行包覆，通过收紧矫形器，可提高腹腔压力，减轻椎体负荷；利用"三点力"原理限制或控制腰部椎体的矢状面运动，改善腰椎生理曲线。

（四）主要类型

1. 奈特型腰骶矫形器　是用于治疗腰部疾患的具有代表性的腰骶矫形器。矫形器下方在大转子与髂前上棘之间装有金属支条做的骨盆箍，后背中间装有避开两侧髂前上棘的两根腰骶椎支条，身体两侧各装有一根侧支条，前方装有软质的腹托。这种背部采用金属框架、前面为软性的结构，属框架式半硬性矫形器。该矫形器只需通过测量就能制作，具有限制腰椎活动、利用腹压支撑体重、减轻腰椎前凸等作用，常用于腰部椎间盘突出、变形性脊椎病、脊椎滑脱、腰部椎间关节病等腰骶椎疾患。

另有背部模塑制奈特型腰骶矫形器（图4-2-27），为奈特型的改型产品。近年来又有背部不用金属支条，而采用热塑板模塑成型后，再切割成框架的形式，具有与身体服贴、不易变形、支撑稳定的特点。

2. 威廉斯型腰骶矫形器　也是一种框架式半硬性腰骶矫形器。其结构是两侧支条成铰链状，其上端用铆钉与胸椎联结、可转动，下端用皮带系在后侧骨盆箍上，前面的腹托与侧支条也是用皮带连接。

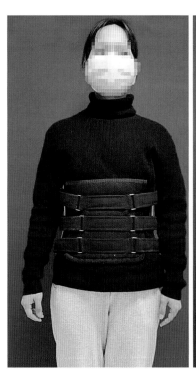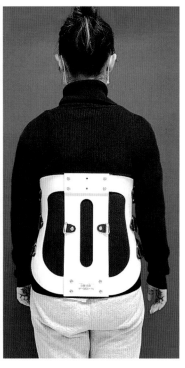

图 4-2-27　背部模塑制奈特型腰骶矫形器

当系紧皮带时，可使骨盆箍向前、腹托向后推压，从而减少腰椎前凸。同时也具有允许腰椎前屈，限制后伸与侧屈，提高腹压，减轻腰椎承重的功能。该矫形器适用于腰椎前凸引起的疾病，如脊椎裂、脊椎滑脱、腰骶角增大等。

3. 硬性腰骶椎矫形器　采用热塑板材模塑制作，具有重量轻、与躯干服贴、固定性强、穿着感好的特点，又称硬质围腰，适用于腰骶椎需要加强固定保护的患者。

4. 软性围腰（图4-2-28）　过去多用皮革，内加金属条增强制作，现多采用结实、耐磨的弹性织物材料制作。可根据需要，内加不同硬度的金属支条，既轻便，透气性也好，且采用尼龙搭扣，松紧度调节十分方便。有多种规格和型号，是一类应用范围较广的软性腰骶矫形器，具有提高腹压、减轻腰椎承重、限制腰骶椎活动、减缓疼痛的作用，适用于腰骶椎损伤、椎间盘脱出、脊椎滑脱等症的保守治疗，也适用于骨刺、腰肌酸痛、老年骨质病症，以及产后妇女或长期站立或坐姿不正导致腰酸背痛者的康复治疗。注意：使用时，应将支条按人体的曲线弯曲至服贴。

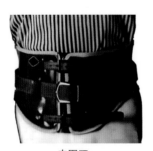
皮围腰

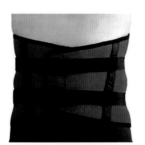
保暖围腰

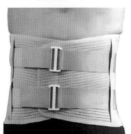
普通围腰

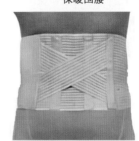
高弹性围腰

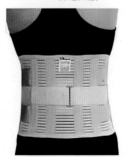
强固定围腰

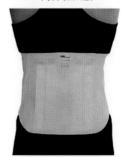
硬支撑围腰

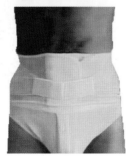
通用围腰

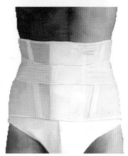
加高通用围腰

图4-2-28　各种软性围腰

六、骶髂矫形器

（一）适应证

用于骶髂关节部位的扭伤、损伤、骶髂关节炎等。

（二）功能

稳定骶髂关节及耻骨联合。

（三）设计要点

对骨盆周围进行包覆。硬质的矫形器用热塑板材模塑制作，骨盆全部被包覆。软性的矫形器称为骨盆带，是围绕于髂前上棘与大转子之间的非弹性带子，通常用较厚的皮革制作。其中，宽度较窄的（7~8 cm）称为大转子带；带宽包至髂骨上缘的称为骶髂带。

（四）主要类型

1. 硬质骶髂矫形器　一种固定骨盆的矫形器，用于各种骶髂关节损伤者。

2. 骨盆带（图4-2-29）和骶髂带（图4-2-30）　这些带子不仅能稳定骨盆，而且还可通过提高腹压，增强脊柱的支撑力，因此可用于治疗腰痛。从生物力学的角度看，有类似举重运动员使用的骨盆带的作用。

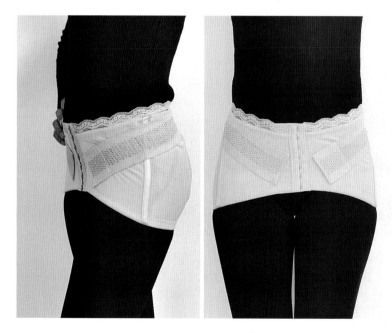

图 4-2-29　骨盆带

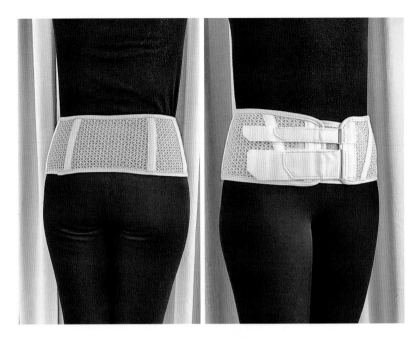

图 4-2-30　骶髂带

七、脊柱侧弯矫形器

脊柱侧弯的矫治,重在预防和早期诊断、早期治疗。治疗的目的是使畸形得到最大程度的矫正,并使之保持在矫正的位置上,不再继续发展。用于矫正脊柱侧向弯曲及伴有抗旋变形的矫形器,是脊柱侧弯非手术治疗的有效方法之一。其作用是利用矫形器的"三点力"矫正原理,使侧弯畸形得到最大程度的矫正。但需在专业矫形器师或医生指导下使用。

矫形器治疗适用于 Cobb 角小于 45° 的患儿,尤其对特发性脊柱侧弯有较好的疗效。矫形器可对脊柱的纵向发育提供必要的支持,指导脊柱的发育处于完善状态,可有效控制侧弯持续严重的情况。矫形器可以对脊柱、胸廓、骨盆等部位施加作用力,对其施加强制性影响,能取得非常良好的效果。矫形器也可作为术前、术后的辅助治疗手段应用。日用型矫形器佩戴时间,原则上是从起床后一直佩戴到就寝前,之间可在进行肌力锻炼时脱下。全天型矫形器原则上每天佩戴不少于 20 小时。佩戴 1 个月后,需进行检查,以后每 3 个月复查一次。

具体装配何种脊柱侧弯矫形器,可根据患者的病情、使用习惯以及矫形器师的实际经验加以选择。大多数采用腋下式矫形器。

（一）适应证

脊柱侧弯矫形器的适应证为:

1. 脊柱侧弯 Cobb 角为 20° ~ 50°,且骨骼未发育成熟的特发性脊柱侧弯患者（14 岁以下的少女为数较多）。

2. 先天性脊柱裂、先天性半椎体、脑瘫、脊髓灰质炎后遗症以及其他疾病引起的脊柱侧弯。

3. 需手术治疗的脊柱侧弯严重者（Cobb 角 > 50°）,术前佩戴矫形器用于防止畸形的发展。

（二）功能

矫正脊柱侧弯引起的躯干变形,矫正侧弯或阻止侧弯进展。

（三）设计要点

主要是利用矫形设计中的"三点力"原理,对发生侧弯的躯干形成矫正力。根据侧弯弯形和位置的不同,设置多组矫正力。

（四）主要类型

1. 密尔沃基型矫形器　1945 年开发于美国密尔沃基市,是一种典型的用于治疗脊柱侧弯的矫正式矫形器（图 4-2-31）。其矫正范围较广,可用于最高

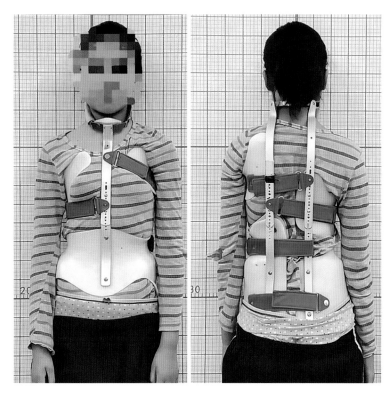

图 4-2-31 密尔沃基型矫形器

弯在颈椎或胸椎 T5 椎体以上的脊柱侧弯患者。它的主要结构由模塑成型的骨盆围托、颈托部件（颈环、喉托、枕骨托）、支条、腰椎垫、胸椎垫及其固定带等组成。其特点是患者佩戴后能产生被动和主动两种矫正力，被动矫正力为纵向牵引力和侧向压力，主动矫正力则是通过呼吸扩胸时胸垫产生反作用力，以及患者主动进行"伸长"和"离垫"动作而产生。佩戴时间约为每天 23 小时，余下的时间用于功能训练、运动及个人卫生。该矫形器的最大缺点是颈项周围的上部结构限制了头颈的活动，对患者日常生活活动的限制较大，而且容易引人注意，会给大部分青春期少女患者带来心理障碍，大多数患者不愿意佩戴。

2. 波士顿型矫形器 一种腋下型脊柱侧弯矫形器。它以密尔沃基型设计方法为基础，除去前后支条，采用预先制好的塑料壳体标准件（有多个系列）组装而成。标准的无"上部结构"的波士顿型矫形器多用于 T10 以下轻度侧弯患者；对于较高部位侧弯的患者，可根据需要加装上压垫、支条、颈托等上部结构件。其作用是：在额状面上利用胸椎垫、腰椎垫和骨盆围托的三点受力进行侧弯的矫正，利用压力垫减少水平面上的扭转，利用腹托减少腰椎前凸和提高腹腔内压以产生对脊柱的牵引力。关键是腰椎垫、胸椎垫的使用要得当。

3. 大阪医大型矫形器 又称 OMC 矫形器，是由日本大阪医科大学开发的一种腋下型脊柱侧弯矫形器。它是对波士顿型矫形器进行了改型，在胸椎主弯曲对面的腋下安装上高位胸椎垫，从而增加了对胸椎的矫正力，适用于顶点在 T8 以下的脊柱侧弯患者。其矫正作用的要点是：以骨盆围托为基础，确保对主弯曲以下部分的矫正；利用高位胸椎垫，对胸椎的弯曲进行矫正和改善脊柱的平衡。

4. 里昂矫形器 是一款可调节的硬型矫形器，可根据患者的生长情况和矫正进度调节矫形器的相关模块。里昂矫形器基于"三点力"原理对侧弯的脊柱施加反矫正作用的压力。矫形器内侧嵌入放置于肋骨隆起的衬垫以及一个前置的肋骨、肋软骨凹侧的衬垫（与后方的衬垫相对）以获得胸椎反旋转，并在腰椎段施加一个凸侧横断面的推力，利用支撑在矢状面的屈曲来加大腰椎前凸，增加胸椎后凸（图 4-2-32）。

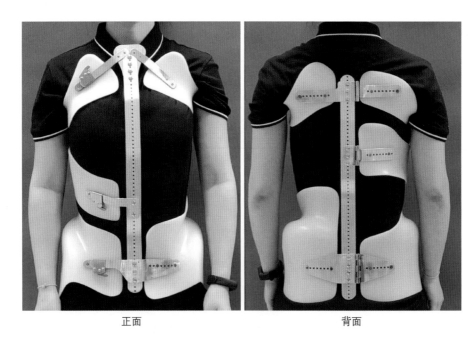

| 正面 | 背面 |

图 4-2-32   里昂矫形器

5. 色努型矫形器   由法国医生色努创制，又称为 CTM 矫形器（图 4-2-33）。该矫形器是用塑料板在阳模上整体热塑成型的。为获得较强的矫正力，阳模的修整中削减较多（如腹部），因此技术的关键在于修型。其作用除了像波士顿型矫形器那样，利用压力垫减少水平面上的扭转、利用腹托提高腹腔内压以产生对脊柱的牵引力之外，还在佩戴中通过前面的窗口进行呼吸，起到调整胸廓、脊柱形状的主动矫正作用。这种矫形器的矫正范围最高位可达第 6 胸椎，而且抗旋转效果好；适用于 T7 以下、Cobb 角小于 45° 的特发性脊柱侧弯患者。这一矫形器的另一特点是前面开口，便于穿脱。佩戴时间约为每天 23 小时，余下的时间用于功能训练、运动及个人卫生。

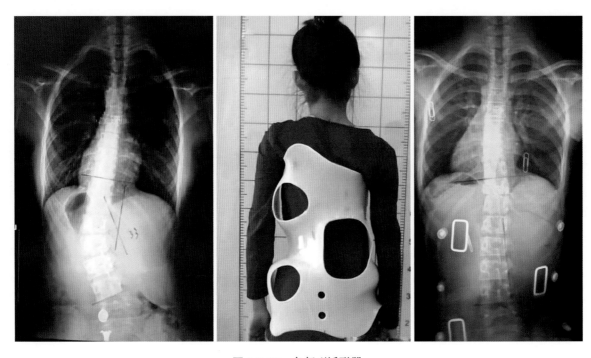

图 4-2-33   色努型矫形器

6. CBW 型矫形器 一种在色努型矫形器基础上吸取波士顿型矫形器的优点而加以改型的矫形器，同样适用于 T6 以下、Cobb 角小于 45° 的特发性脊柱侧弯患者，在欧洲较为流行。CBW 型矫形器和色努型矫形器的主要区别：色努型为前开口，CBW型为后开口。

7. 软性脊柱侧弯矫形器 对于轻度脊柱侧弯的患者，有一种使用软性的弹力带制作的简单的侧弯矫形器，主要用于婴幼儿脊柱侧弯和等待手术期间的脊柱侧弯患者。它在凸侧和对侧的肩部、髋部设置压力垫来限制畸形的发展，但不限制其他运动。

8. GBW 矫形器 属于德国的施罗斯（Schroth）矫形体系，患者配置矫形器后，还要结合施罗斯矫形体操进行锻炼，得到良好的矫形效果。施罗斯脊柱侧弯矫形体操是德国著名的理疗康复专家卡特琳娜·施罗斯（Katharina Schroth）女士发明的，该方法创立于 1921 年，解决了大 Cobb 角度的脊柱侧弯，患者如何进行保守治疗的问题。Katharina Schroth 女士也是脊柱侧弯患者，由于当时无法进行脊柱侧弯的手术治疗，在求医无门的情况下，为了对自身的脊柱侧弯进行治疗，经过多年的自我训练，总结出了一套脊柱侧弯保守治疗的方法，在欧洲康复界有着极高的地位。Weiss 博士（Hans-Rudolf Weiss）是卡特琳娜·施罗斯（Katharina Schroth）女士（1894—1985）的外孙。GBW（Gensingen Brace Weiss 三个英语单词的缩写）矫形器是 Weiss 博士对他设计的矫形器的最终命名，Gensingen 是 Weiss 博士诊所所在的小镇的名字。Brace 是支具的意思，也指矫形器。Weiss 则是他的名字。

传统矫形器由技师石膏取型，手工制作石膏模型，最终加工出矫形器。GBW 矫形器不同于以往的传统矫形器，而是利用 3D 扫描技术取得患者身体数据（图 4-2-34），通过计算机设计 GBW 矫形器3D 模型（图 4-2-35），再用数控机床加工出矫形器模型，最后做出矫形器。

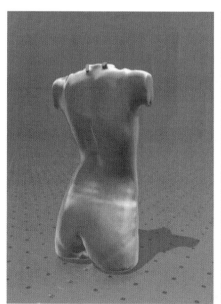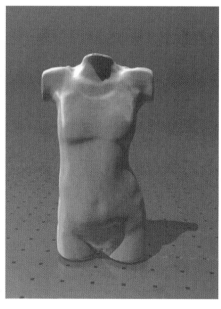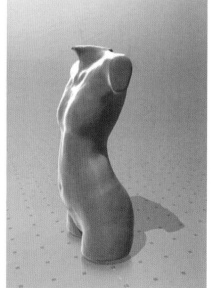

图 4-2-34 3D 扫描技术取得患者身体数据

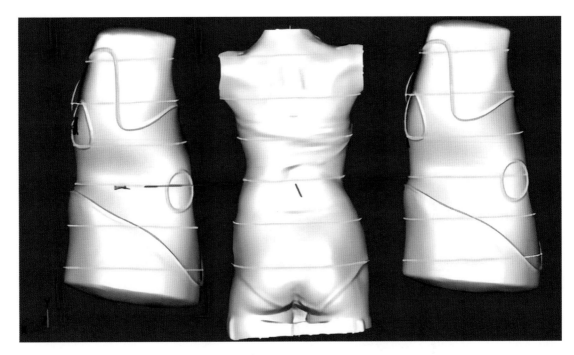

图 4-2-35　计算机设计 GBW 矫形器 3D 模型

　　根据不同的脊柱侧弯畸形曲线和侧弯特点，可将脊柱侧弯分型（图 4-2-36）。针对不同的分型设计不同的矫形器结构样式。GBW 矫形器相对于其他脊柱侧弯矫形器，更加小巧、轻便，穿着隐蔽性、透气性更好。

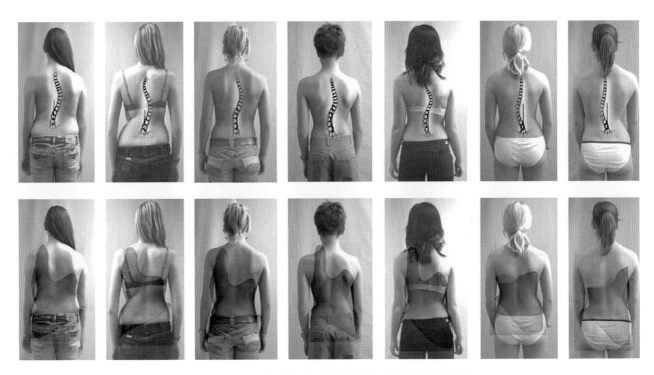

图 4-2-36　不同的脊柱侧弯曲线对应不同的矫形器分型

由于 GBW 矫形器全程采用数字化的设计，可以和 3D 打印工艺直接对接（图 4-2-37），简化生产加工的工艺过程，让设计能够准确地呈现在矫形器上，提高透气性和矫正率。其艺术化的图案设计，也更易于青少年的接受。

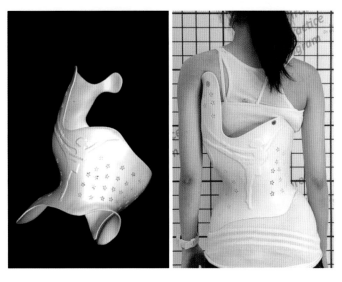

图 4-2-37　3D 打印的 GBW 矫形器

（赵立伟　王　芸　南小峰　谢　华　胡　君　陶　静　赵滋瑜）

第三节　脊柱矫形器装配典型病例

一、腰椎生理曲度变直（后凸）矫形器病例

病例 1：患者女，2003 年出生，月经初潮后 15 个月。2017 年 8 月到我中心矫正治疗。通过 X 线片和体格检查，发现其脊柱无明显侧弯，主要问题是腰部生理曲线前凸变成后凸，腰部后凸 20°，腰后凸顶椎在第 2 腰椎位置（图 4-3-1）。建议其佩戴 GBW 脊柱生理曲线异常矫形器，并配合体操，矫治腰部后凸的异常曲线。

经过测量、取型、制作，为其配置 GBW 脊柱生理曲线异常矫形器。佩戴矫形器后拍摄 X 线片检查，腰部脊柱后凸角度度数减少到 8°（图 4-3-2）。

叮嘱患者每天佩戴矫形器 20 小时，每天进行针对性的施罗斯体操训练40分钟，每 3 个月复查一次，每半年拍摄 X 线片检查一次。

经过 1 年的治疗，通过对比体表和 X 线片，腰椎生理曲度基本恢复，腰椎后凸 20° 恢复到前凸 12°（图 4-3-3）。

脊柱生理曲线异常类型的保守治疗

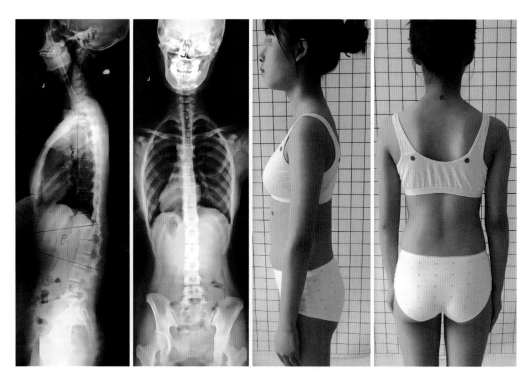

图 4-3-1 患者初诊 X 线片与体表照片

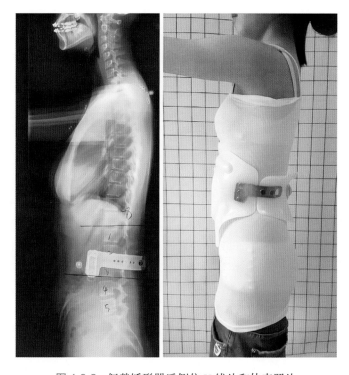

图 4-3-2 佩戴矫形器后侧位 X 线片和体表照片

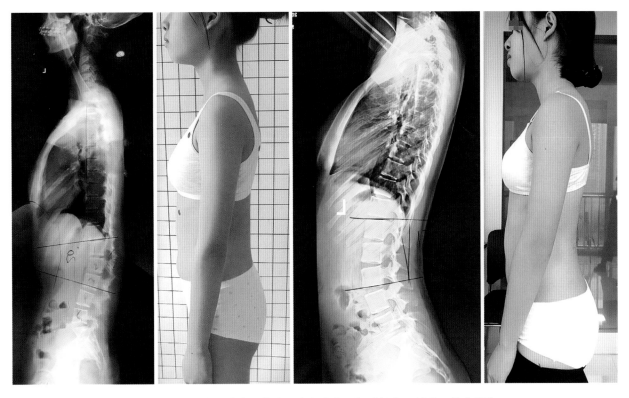

图 4-3-3 原始 X 线片、体表照片和治疗 1 年后复查 X 线片、体表照片

二、胸椎后凸（驼背）矫形器病例

病例 2：患者女，2005 年 5 月出生，月经初潮一年零一个月，骨龄 3 级。患者患有脊柱侧弯，胸椎向右弯 Cobb 角 22°，腰向左弯 Cobb 角 18°，背部倾斜角胸部为 7°，腰部为 4°，颈 7 垂线与骶骨中垂线基本重合，身体左右平衡较好（图 4-3-4）。

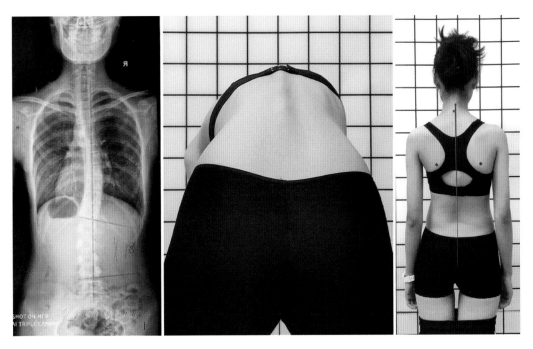

图 4-3-4 初诊 X 线片、剃刀背照片以及体表照片

通过综合分析，两个 20° 左右的 S 形的侧弯对其外观影响很小，主要问题是矢状面的生理曲线异常，胸椎后凸较为明显。与患者沟通后，为其定制GBW 胸椎后凸矫形器，主要针对胸椎后凸，同时配合施罗斯矫形体操，矫正脊柱侧弯（图 4-3-5）。

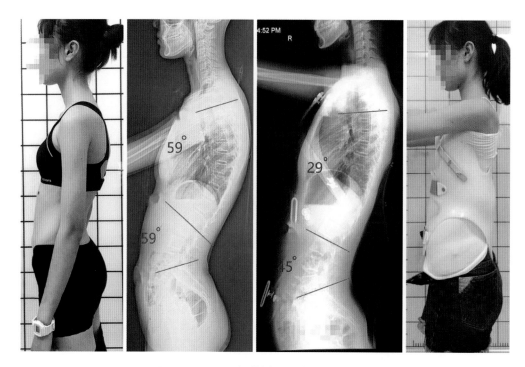

图 4-3-5　佩戴矫形器前后对比

病例 3：患者男，2007 年出生，2019 年 7 月确诊为休门氏畸形，侧位片显示胸椎部分椎体楔形变形，腰椎部分椎体楔形变形（图 4-3-6）。

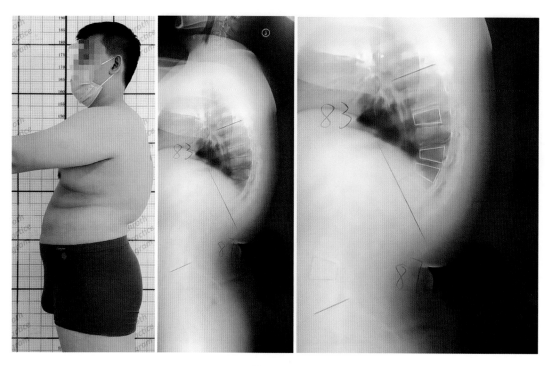

图 4-3-6　原始体表照片与原始 X 线片

　　患者生长尚未结束，为其装配胸椎后凸矫形器（图4-3-7）。通过"三点力"原理，在胸后凸顶点，肩部两侧锁骨下以下部位，腹部和骶尾椎部位施加矫正力。患者佩戴矫形器后，身高由原来的177 cm增高至180 cm，侧面力线明显改善（图4-3-8）。

　　叮嘱患者每天佩戴22小时，直到生长发育结束，同时需要配合针对性的施罗斯矫形体操训练（图4-3-9）。

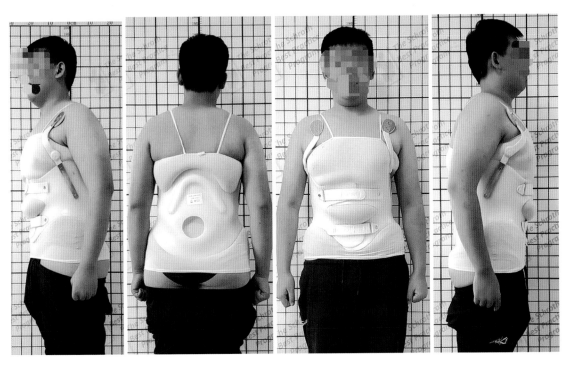

图 4-3-7　胸椎后凸矫形器装配后效果图

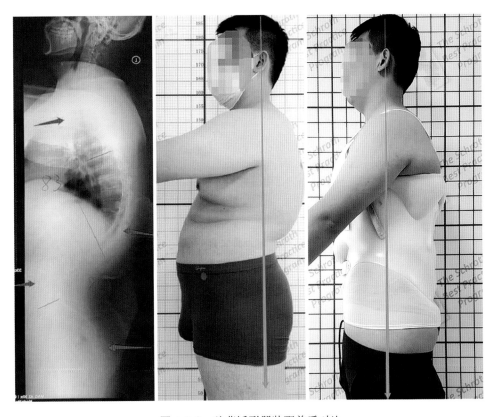

图 4-3-8　驼背矫形器装配前后对比

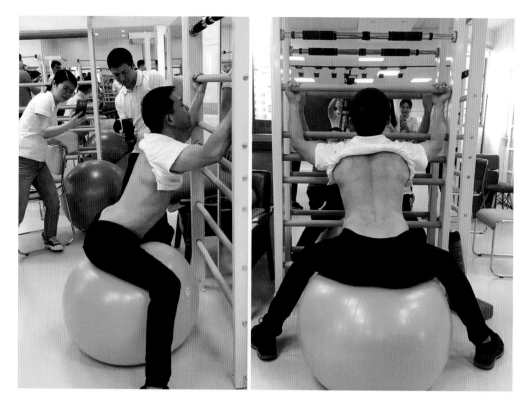

图 4-3-9　胸椎后凸矫正训练动作

胸腰弯脊柱
侧弯的保守
治疗矫治方
案

三、先天性脊柱侧弯矫形器病例

对于先天性脊柱侧弯，如果畸形严重或发展较快，需要早期手术，切除（或部分切除）畸形椎体，或将畸形阶段椎体正位并做内固定。术后须佩戴矫形器固定，维持手术矫形效果，直到骨骼发育结束。如畸形程度较轻，也可不做手术，根据脊柱畸形曲线，配置矫形器固定，控制体型，避免体态畸形恶化，直到骨骼生长发育结束。

病例 4：患者男，2005 出生，先天性脊柱侧弯，T12 半椎体畸形。4 岁时，手术摘除半椎体，并用

螺钉固定上下两个椎体。术后脊柱基本变直。4 年后，拍片复查（图 4-3-10），原手术固定部位以上、以下均发生形变，侧弯进展到 20° 左右。考虑到其很快进入到生长发育高峰期，与家长沟通后，为其配置脊柱侧弯矫形器，阻止病情恶化（图 4-3-11、图 4-3-12 ）。

患者每半年复查一次，每年更换一个新矫形器。2020 年，经过 7 年左右时间的矫正固定，其生长发育基本结束，停止矫形器治疗（图 4-3-13 ）。因此，手术后有的侧弯还继续发展，这时就需要佩戴矫形器来维持手术结果，直到骨骼生长发育结束。

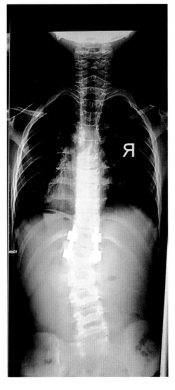

图 4-3-10 术后复查 X 线片

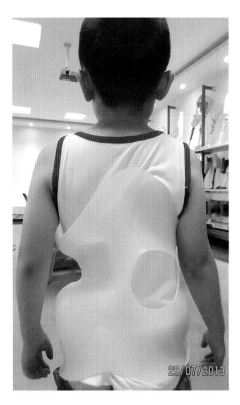

图 4-3-11 佩戴矫形器

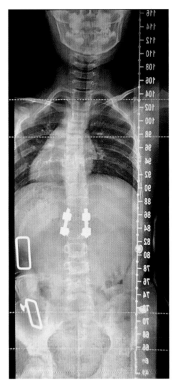

图 4-3-12 佩戴矫形器 X 线片

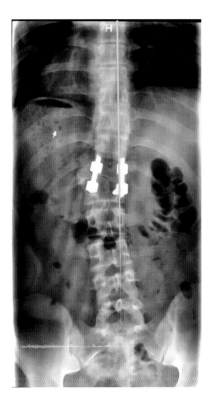

图 4-3-13 15 岁时 X 线片

病例 5：患者女，2012 年出生，患有先天性脊柱侧弯，胸部侧弯顶椎在胸 3 椎体，位置较高，且多个椎体发育异常，肋骨畸形，颈 7 垂线与骶骨中垂线不重合（图 4-3-14A、B）。2017 年就诊，患儿家长不愿意选择手术矫正，选择配置脊柱矫形器矫正。佩戴脊柱矫形器后，颈 7 垂线与骶骨中垂线基本重合，侧弯角度减小（图 4-3-14C、D）。

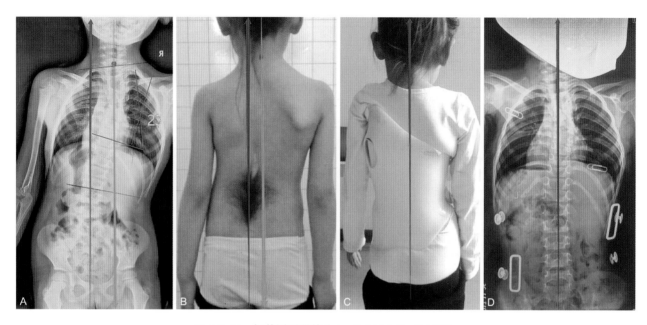

图 4-3-14　佩戴矫形器前（A、B）后（C、D）对比

佩戴矫形器 1 年半复查时，侧弯度数未曾增加，基本保持 23°，但颈 7 垂线靠近骶骨中垂线（图 4-3-15A）。由于患者身高增长，原矫形器已不适配，为其重新定制矫形器。佩戴新的矫形器拍摄 X 线片，效果如图 4-3-15B、C 所示。

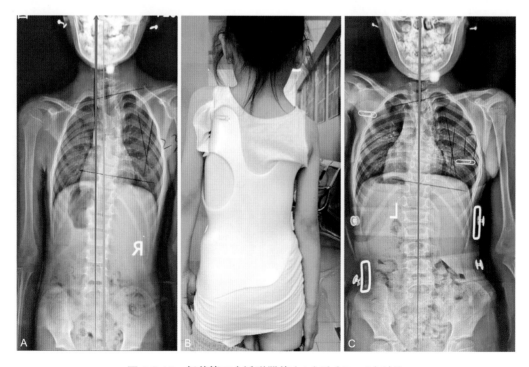

图 4-3-15　佩戴第二个矫形器前（A）后（B、C）对比

病例6：患者男，2010年出生，先天性脊柱侧弯，行脊柱侧弯矫形手术后，侧弯度数还在增加。为了避免畸形恶化，2018年为其配置脊柱侧弯矫形器，以维持手术效果。佩戴矫形器后拍摄X线片，所有椎体回到中线附近（图4-3-16）。

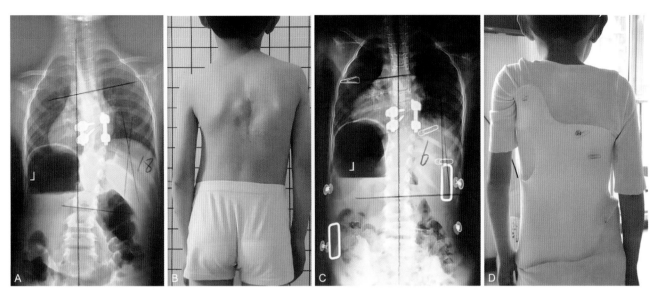

图4-3-16　佩戴矫形器前（A、B）后（C、D）对比

病例7：患儿男，5岁，先天性脊柱侧弯，胸椎侧弯，顶椎位置较高，Cobb角57°，伴有多个楔形椎和不规则椎体，椎体偏离中线较远，颈7垂线与骶骨中垂线不重合（图4-3-17）。

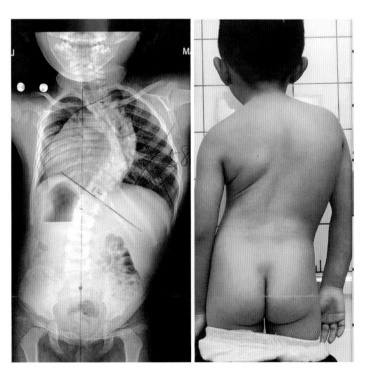

图4-3-17　初诊X线片和裸背体表

患者家长反映，近两年侧弯畸形发展较快，但不愿意选择手术矫正。为了减缓侧弯发展速度，为患者配置矫形器，以维持度数，控制畸形恶化。佩戴矫形器后拍摄 X 线片，Cobb 角 28°，椎体靠近中线（图 4-3-18）。

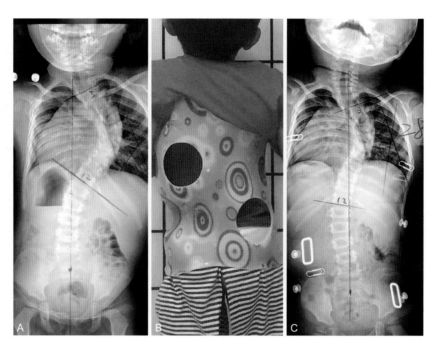

图 4-3-18　佩戴矫形器前（A）后（B、C）对比

四、特发性脊柱侧弯矫形器病例

病例 8：患者女，2004 年出生，2016 年发现特发性脊柱侧弯，胸椎部位向右侧弯，Cobb 角 35°，背部倾斜角 12°，体表左右明显不对称（图 4-3-19）。患者马上进入生长发育高峰，家长不愿选择手术矫正，选择佩戴矫形器矫治。为其定制 GBW 矫形器，每天佩戴矫形器 22 小时，有针对性地进行施罗斯体

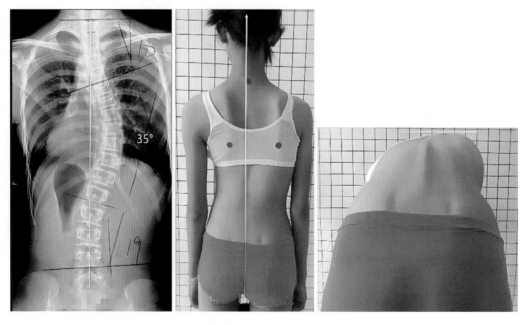

图 4-3-19　佩戴矫形器前 X 线片及体表情况

操锻炼 1 小时，每 3 个月复查一次，每 6 个月拍摄 X 线片检查。其间，由于身高变化，为保证矫正效果，及时为其更换了矫形器，两年间共配置了 3 个矫形器。

2018 年复查，患者体表左右基本对称，胸弯减少到 14°，腰弯也减少到 14°，背部倾斜角从 12° 减少到 4°，恢复到正常范围（图 4-3-20）。叮嘱患者，每月可逐步减少佩戴时间，坚持每 3 个月复查一次，直至矫治结束。

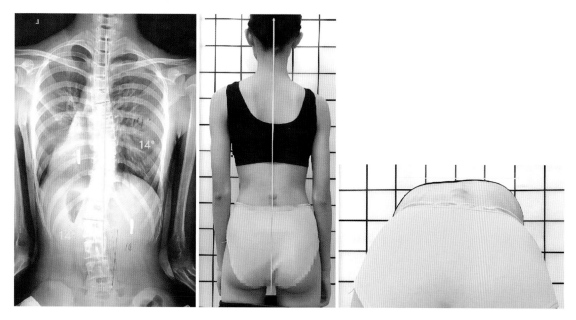

图 4-3-20　2018 年复查时 X 线片及体表情况

病例 9：患者男，2001 年出生，2015 年发现特发性脊柱侧弯，来我中心就诊。患者背部倾斜角 5°，体型明显左右不对称，拍摄 X 线片显示，胸弯 Cobb 角 40°，腰弯 17°（图 4-3-21）。多家医院建议其选择手术矫形。

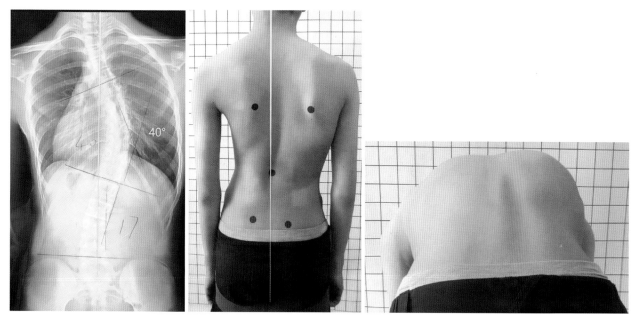

图 4-3-21　佩戴矫形器前 X 线片及体表情况

家长反映，该男孩生长发育较同龄男孩迟，今后 2 年身高会有较大生长空间。同时分析，由于侧弯弯弧呈大 C 形，通过保守治疗，体型容易得到改善。家长和患儿也愿意积极努力配合，决定采用 GBW 矫形器配合施罗斯矫形体操的方案进行治疗。图 4-3-22 为佩戴 GBW 矫形器后的 X 线片和体表照片。可以看到，佩戴前后的变化，Cobb 角从 40° 减少到 4°，矫正率是 90%。

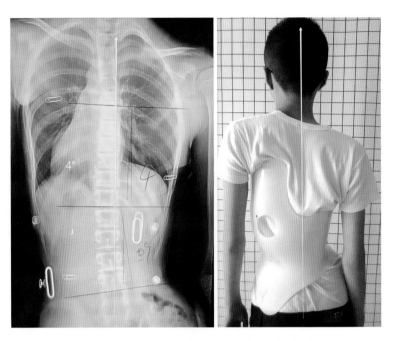

图 4-3-22　佩戴 GBW 矫形器后 X 线片和体表照片

叮嘱每天佩戴矫形器 22 小时，有针对性地进行施罗斯体操锻炼 1 个小时，每 3 个月复查一次，每 6 个月拍摄 X 线片检查。治疗期间，由于身高变化，为保证矫正效果，及时为其更换了矫形器。2019 年复查，患儿体态外观畸形不明显，对称性良好，家长和患儿满意此矫正结果，治疗结束。经过 4 年时间的保守矫正，最后胸弯恢复到 12°，背部倾斜角 2° （图 4-3-23）。

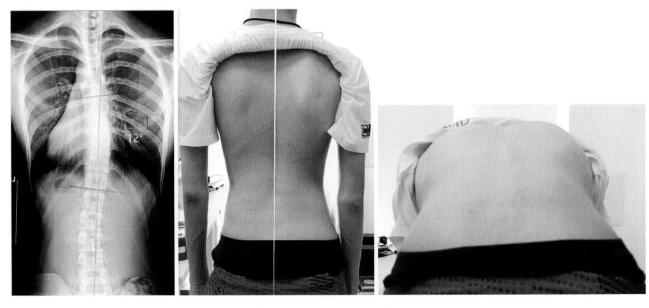

图 4-3-23　矫正后的 X 线片及体表情况

病例 10：患者女，2002 年出生，2016 年发现脊柱侧弯，体型明显左右不对称，拍摄 X 线片显示，胸弯 Cobb 角 38°，背部倾斜角 6°，脊柱整体偏右（图4-3-24）。

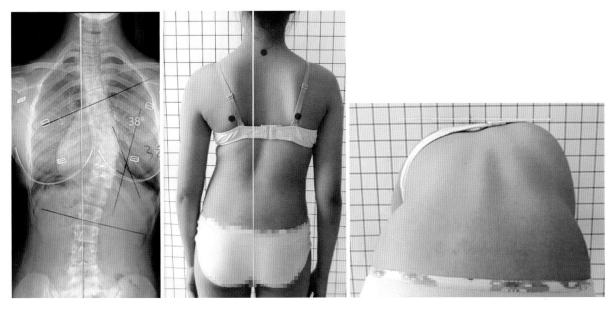

图 4-3-24　原始 X 线片、体表和剃刀背

患者已经 14 岁，基本处于生长发育的尾期，为了抓住最后的保守矫形机会，立即采取矫形器配合施罗斯矫形体操的治疗方案。配置 GBW 矫形器后，佩戴矫形器拍摄 X 线片，Cobb 角减少到 6°。矫形器整体小巧、隐蔽，使得患者更容易接受并坚持日常佩戴（图 4-3-25）。叮嘱患者每天佩戴矫形器 20 小时以上，施罗斯矫形体操每天训练 1 个小时左右，改善肌肉的不平衡。

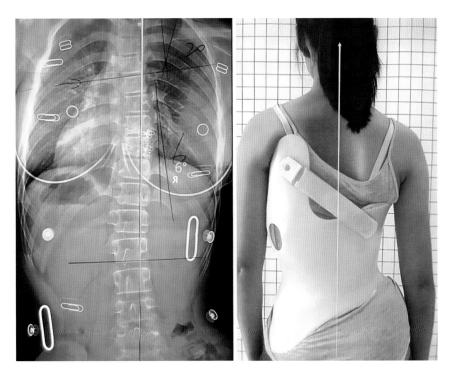

图 4-3-25　佩戴矫形器后 X 线片及体表情况

2018 年复查，家长反映，女孩生长发育结束，矫形器治疗随之结束。停戴矫形器 1 年后，于 2019 年复查，拍摄 X 线片检查显示，胸弯 Cobb 角 25°，相比原始度数减少了 13°。侧弯曲线基本稳定。测量背部倾斜角也只有 4°，在正常范围。体态外观畸形不明显，对称性良好（图 4-3-26）。

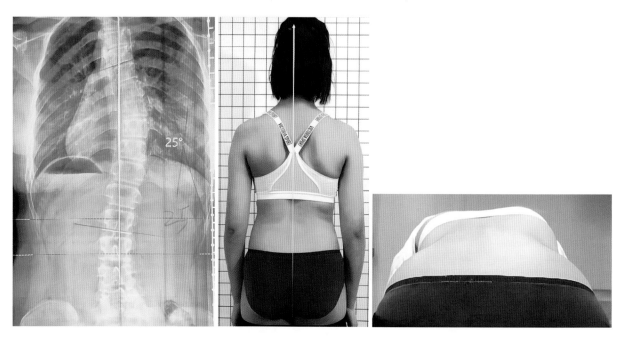

图 4-3-26　复查时 X 线片、体表和"剃刀背"情况

病例 11：患者女，1999 年出生，2014 年发现脊柱侧弯，体型明显左右不对称，拍摄 X 线片显示，胸弯 Cobb 角 27°，腰弯 Cobb 角 27°（图 4-3-27）。

家长反映，患者生长发育基本结束，但外观不好。家长诉求通过佩戴矫形器，以改善体态外观。

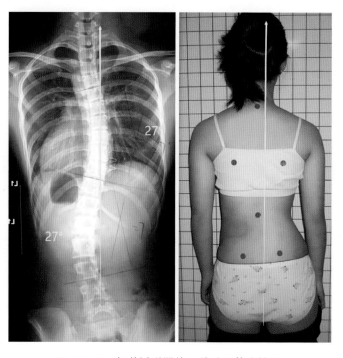

图 4-3-27　佩戴矫形器前 X 线片及体表情况

为其定做矫形器后，穿矫形器拍摄X线片显示，胸弯Cobb角8°，腰弯Cobb角3°（图4-3-28）。

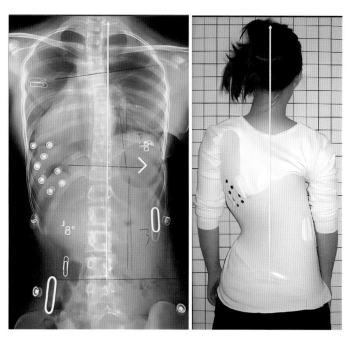

图4-3-28　佩戴矫形器后X线片及体表情况

2016年复查，体态外观畸形不明显，对称性良好，家长和患者满意此矫正结果，建议停止佩戴矫形器，治疗结束，叮嘱其1年后复查。2019年复查，拍摄X线片检查显示，胸弯Cobb角22°，腰弯Cobb角18°（图4-3-29）。

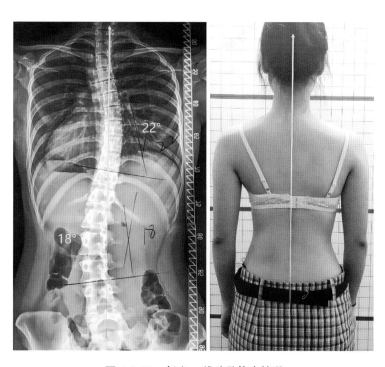

图4-3-29　复查X线片及体表情况

病例 12：患者女，2003 年出生，2015 年发现特发性脊柱侧弯，上胸弯 Cobb 角 36°，胸弯 Cobb 角 45°，腰弯 Cobb 角 18°（图 4-3-30）。虽然侧弯度数在手术临界点，但其生长发育尚未结束，先实施佩戴矫形器并配合矫形体操训练的保守治疗方案，以达到矫正侧弯、最终避免手术的目的。

从 2015 年开始，每 3 个月复查一次，每年更换矫形器。一直坚持佩戴矫形器，坚持配合矫形体操训练。4 年时间共更换了 4 个矫形器。在其发育结束的时候，拍摄 X 线片检查显示，主弯度数也稳定在 27° 左右（图 4-3-32）。体表基本左右对称，畸形消失。

这个病例告诉我们，保守治疗虽然时间跨度较大，却是无创的；而且，青少年的骨骼在矫形器的干预下生长，无论是肋骨还是椎体，都慢慢地向着解剖位生长，这更是矫形的比较理性方式。图 4-3-31 是患者连续 5 年的站立位体表照片。

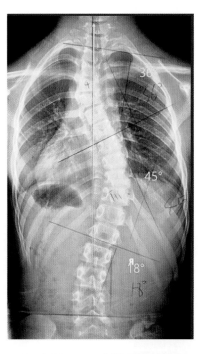

图 4-3-30　2015 年治疗前 X 线片

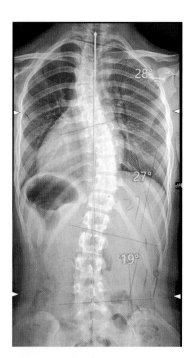

图 4-3-32　治疗结束 X 线片

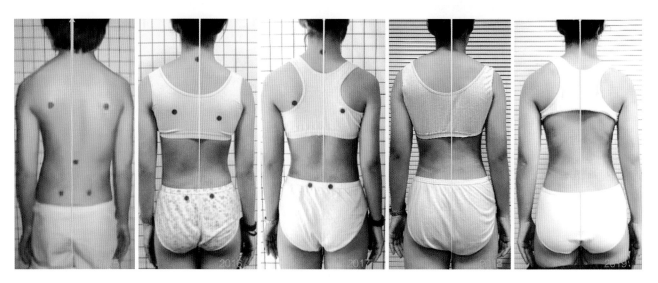

图 4-3-31　连续 5 年的体表照片

病例 13：患者女，2005 年出生，2016 年发现特发性脊柱侧弯，拍摄 X 线片检查显示，胸弯 Cobb 角 45°，背部倾斜角 13°（图 4-3-33）。虽然侧弯角度在手术临界点，但其仍处于生长期，实施佩戴矫形器并配合矫形体操训练，以矫正脊柱侧弯。

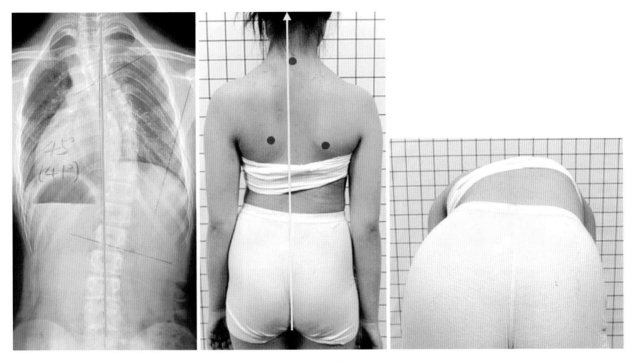

图 4-3-33 治疗前 X 线片、体表及 "剃刀背" 情况

经过两年多的矫形器配合体操治疗，停戴矫形器时拍摄 X 线片检查，胸弯恢复到 Cobb 角 30° 左右，颈 7 垂线与骶骨中垂线基本重合，体态外观畸形不明显，对称性良好，背部倾斜角减到 5° 左右（图 4-3-34）。成功地避免了手术。

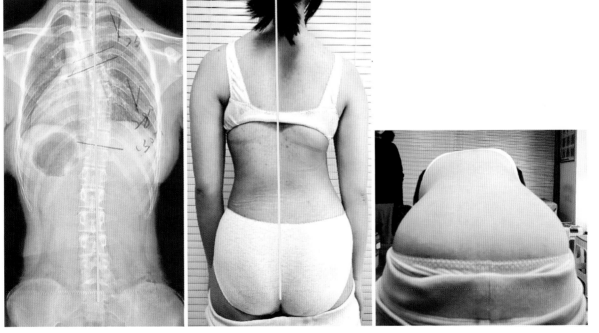

图 4-3-34 治疗结束时的 X 线片、体表及 "剃刀背" 情况

病例 14：患者女，2004 年出生，2015 年发现脊柱侧弯。侧弯呈 C 形弯曲，胸椎部向右侧弯 Cobb 角 25°。2015—2017 年，由于没有得到有效的治疗，侧弯 Cobb 角角度从 25° 发展到 50°（图 4-3-35）。2017 年 7 月，来我中心就诊，为其配置 GBW 矫形器。佩戴矫形器拍摄 X 线片显示，胸弯侧弯 Cobb 角角度从 50° 减小到 10°（图 4-3-36）。

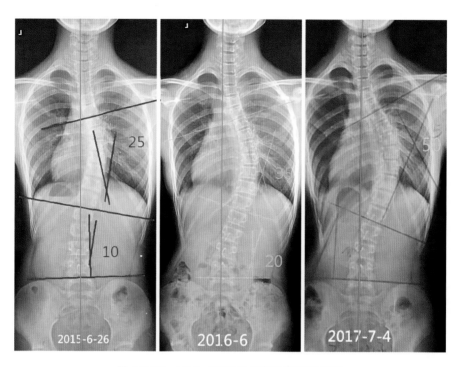

图 4-3-35   2015—2017 年侧弯角度逐年递增

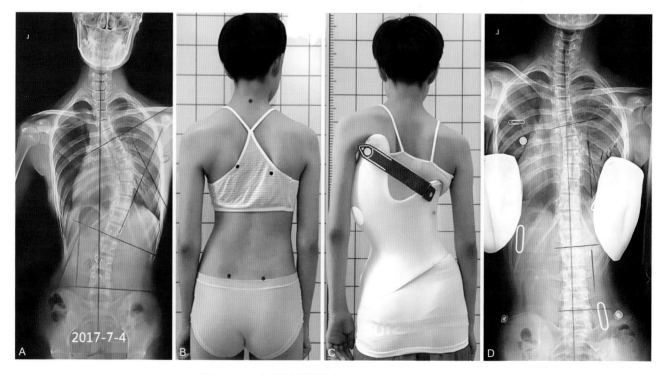

图 4-3-36   佩戴矫形器前（A、B）后（C、D）对比

叮嘱患者每天坚持佩戴矫形器22小时，并进行1小时的针对性矫形体操锻炼。半年后，脱矫形器15小时拍摄X线片，侧弯Cobb角角度减少到20°（图4-3-37）。裸背体表有了明显改善（图4-3-38）。

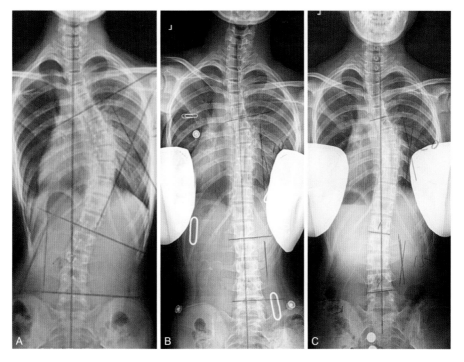

图 4-3-37　治疗前 Cobb 角 50°（A），佩戴矫形器后 Cobb 角 10°（B），治疗半年后复查时 Cobb 角 20°（C）

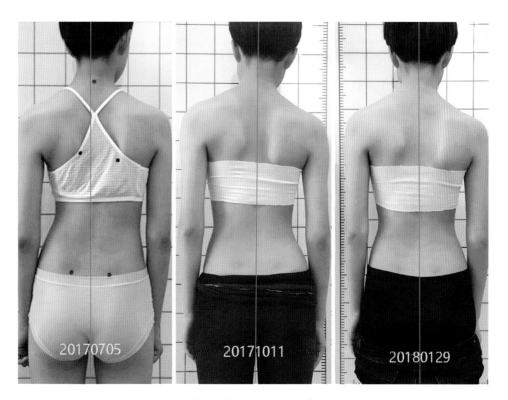

图 4-3-38　治疗前背部和治疗半年后复查时背部对比

　　2018 年 4 月复查，身高生长 4 cm，原矫形器适配效果降低，为其重新定制第二个矫形器，进行进一步的矫形治疗（图 4-3-39）。2018 年 7 月复查，裸背体表基本对称（图 4-3-40）。

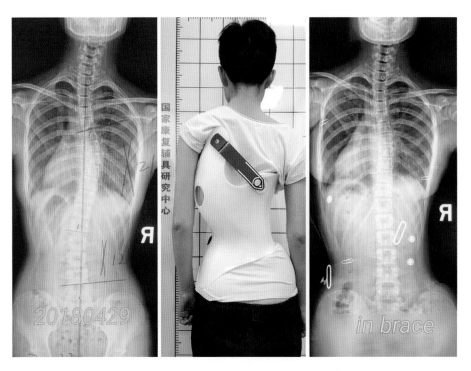

图 4-3-39　第二个矫形器的佩戴效果

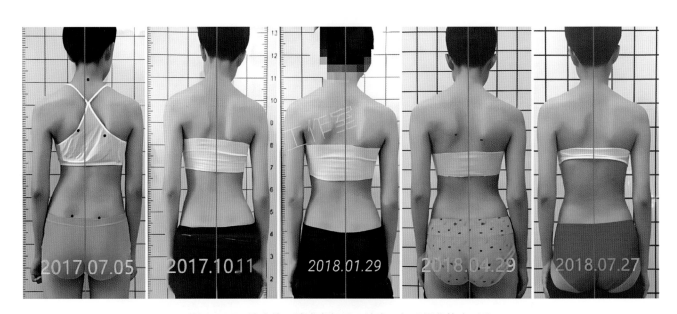

图 4-3-40　治疗前、治疗半年后、治疗 1 年后裸背体表对比

病例 15：患者女，2003 年出生，2019 年 8 月就诊，发现脊柱侧弯，体型明显左右不对称，胸背部向右偏移，拍摄 X 线片检查显示，胸腰过渡段主弯 Cobb 角 51°。佩戴矫形器拍摄 X 线片检查显示，胸弯 Cobb 角 21°，腰弯 Cobb 角 10°。虽然患者年龄偏大，但分析这种弯型通过保守矫治比较容易改善。经与其家长沟通后，为其定制 GBW 矫形器（图 4-3-41）。

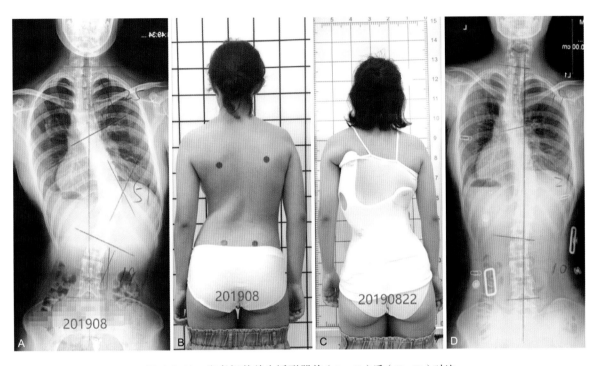

图 4-3-41 患者佩戴首个矫形器前（A、B）后（C、D）对比

2019 年 11 月复查，脱掉矫形器拍照对比治疗前体表情况，身体回正，矫正趋势明显（图 4-3-42），说明此矫正方案正确。2020 年 5 月复查，脱掉矫形器 1 天后拍摄 X 线片检查显示，胸弯 Cobb 角 38°（图 4-3-43）。

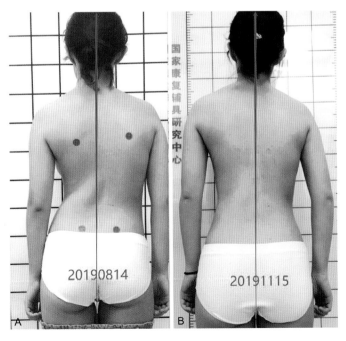

图 4-3-42 治疗前背部（A）和治疗 3 个月复查时（B）对比

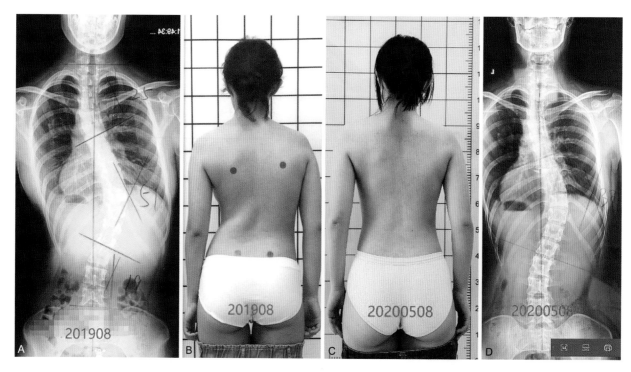

图 4-3-43 治疗前（A、B）和治疗 10 个月后（C、D）X 线片和背部情况对比

患者脊柱侧弯 Cobb 角从 51° 减少至 38°，脊柱纵向长度变长，患者身高增加。原矫形器无法达到最佳矫治效果，更换矫形器。佩戴新矫形器拍摄

X 线片检查，主弯 Cobb 角从 38° 减少至 19°（图 4-3-44）。

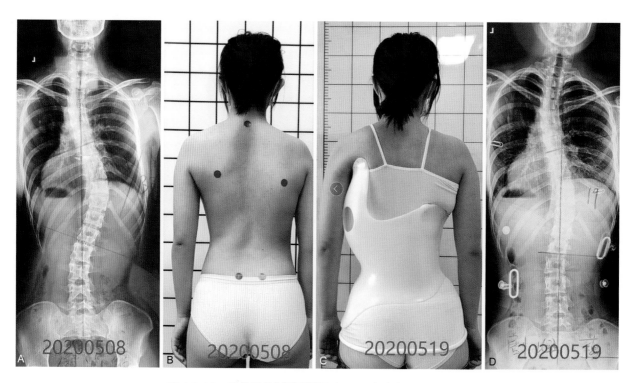

图 4-3-44 患者佩戴新矫形器前（A、B）后（C、D）对比

病例 16：患者女，2006 年出生，2018 年发现脊柱侧弯，体型明显左右不对称，胸背部向右偏移，拍摄 X 线片检查显示，胸弯 Cobb 角 50°（图 4-3-45），剃刀背 13°。佩戴矫形器拍摄 X 线片检查显示，胸弯 Cobb 角 14°（图 4-3-46）。

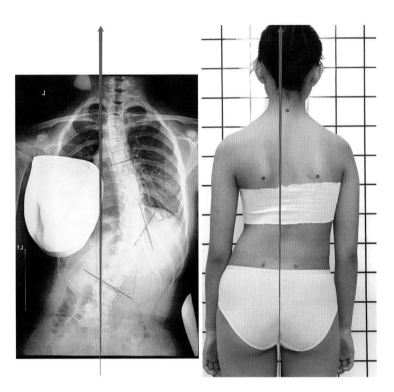

图 4-3-45 治疗前 X 线片及背部体表

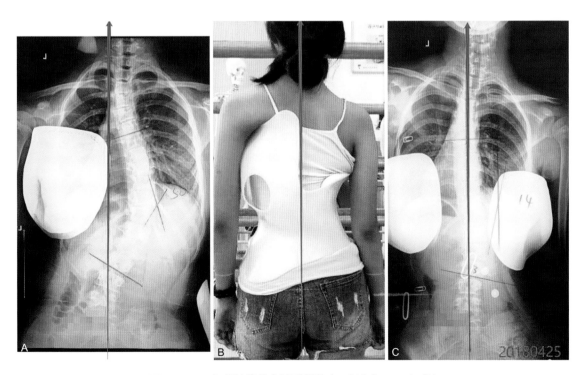

图 4-3-46 患者佩戴首个矫形器前（A）后（B、C）对比

2019 年 1 月复查，胸弯 43°，由于患者身高增加，原矫形器无法达到最佳矫治效果，更换矫形器。

佩戴新矫形器拍摄 X 线片检查，主弯 Cobb 角从 43° 减少至 4°（图 4-3-47）。

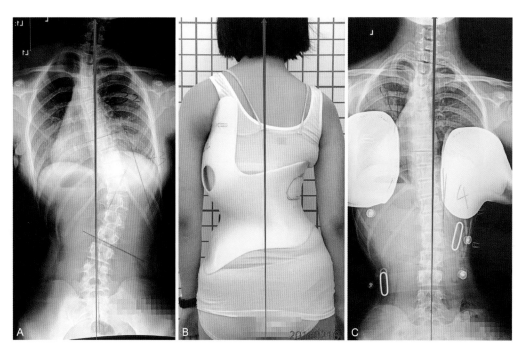

图 4-3-47　患者佩戴第二个矫形器前（A）后（B、C）对比

2019 年 8 月复查，胸弯 26°，脊柱接近骶骨中垂线，体表基本对称。X 线片显示侧弯角度逐渐减少（图 4-3-48），患者脊柱侧弯 Cobb 角从 43° 减少至 26°。由于患者身高增加，侧弯弯形发生变化，

主弯弯弧降低，原矫形器无法达到最佳矫治效果，更换更小的腰部矫形器。佩戴新矫形器拍摄 X 线片检查，主弯 Cobb 角从 26° 减少至 14°（图 4-3-49）。

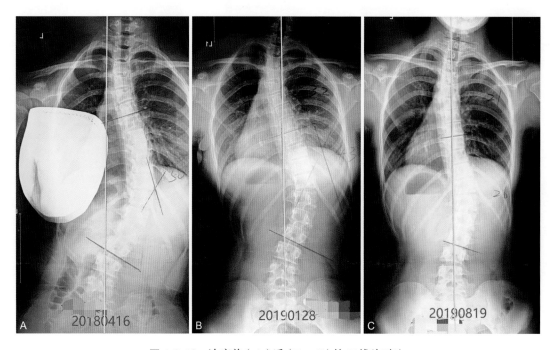

图 4-3-48　治疗前（A）后（B、C）的 X 线片对比

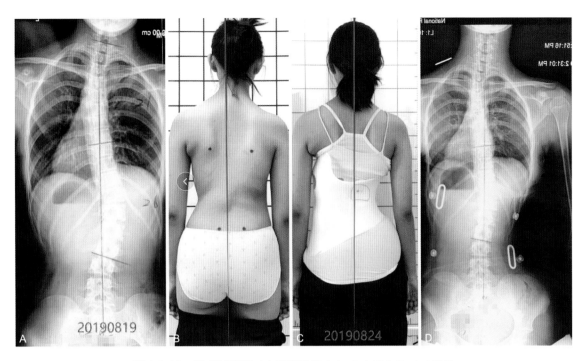

图 4-3-49　患者佩戴第三个矫形器前（A、B）后（C、D）对比

　　患者佩戴矫形器近 3 年时间，其间不定期复查，拍摄后背体表照片对比，背部对称性逐渐好转（图4-3-50）。

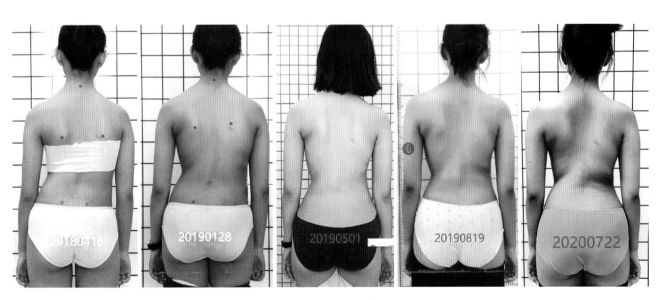

图 4-3-50　复查时的背部对比

病例 17：患者女，2008 年出生，2019 年 5 月发现脊柱侧弯。侧弯呈 C 形弯曲，胸椎向右侧弯 45°，颈 7 垂线与骶骨中垂线不重合。患者马上进入生长发育高峰期，家长不愿选择手术矫正，选择佩戴矫形器。来我中心就诊，为其定制矫形器。佩戴矫形器拍摄 X 线片显示，颈 7 垂线与骶骨中垂线基本重合，略有过矫，身体明显回正，胸弯 7°（图 4-3-51）。

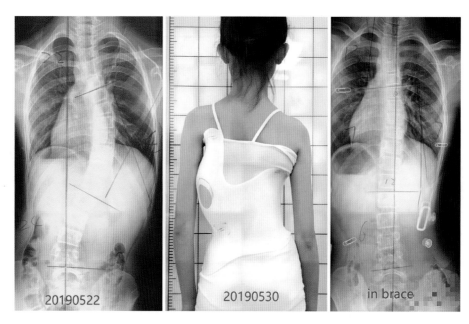

图 4-3-51　佩戴矫形器效果

患者佩戴矫形器后每 3 个月复查一次，每半年拍摄 X 线片一次。随着身高不断增长，每次复查，身体形态逐渐好转，体表对称性逐渐改善，裸背体表逐渐对称（图 4-3-52），矫正 2 年背部倾斜角度逐渐减小（图 4-3-53），脊柱侧弯 Cobb 角度逐渐减小（图 4-3-54）。2 年期间共更换矫形器 4 次。

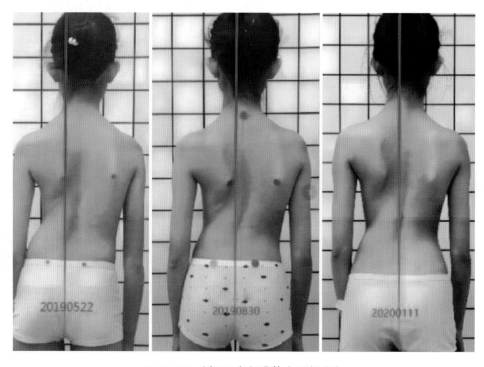

图 4-3-52　矫正 2 年裸背体表逐渐对称

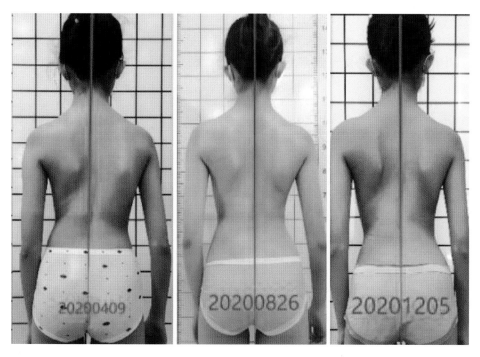

图 4-3-52（续）

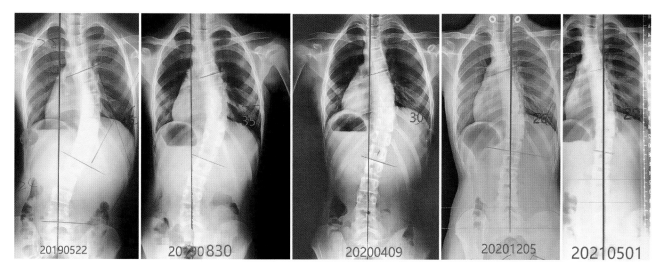

图 4-3-53　矫正 2 年背部倾斜角度逐渐减小

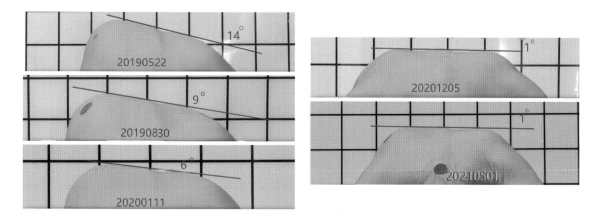

图 4-3-54　矫正 2 年脊柱侧弯角度逐渐减小

病例 18：患者女，2005 年出生，2019 年 11 月发现脊柱侧弯。拍摄 X 线片显示，胸弯 Cobb 角 40°，脊柱偏移到中线右侧。为其定制矫形器，佩戴矫形器后拍摄 X 线片显示，胸弯 Cobb 角 15°，腰弯 9°，脊柱各个椎体均逐渐靠近骶骨中垂线（图 4-3-55）。

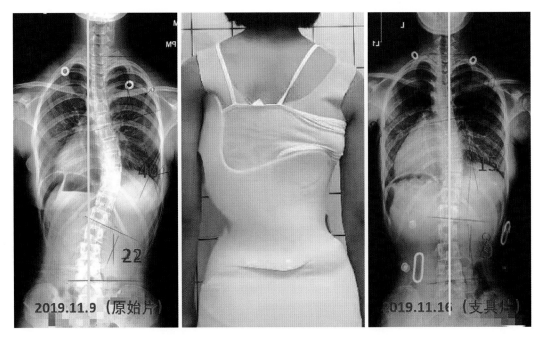

图 4-3-55　患者佩戴第一个矫形器前后对比

2 年时间，患者按要求定期复查（图 4-3-56），每次复查裸背体表均有不同程度的好转（图 4-3-57）。由于患者正处于生长期，身高有一定变化，更换矫形器一次（图 4-3-58）。

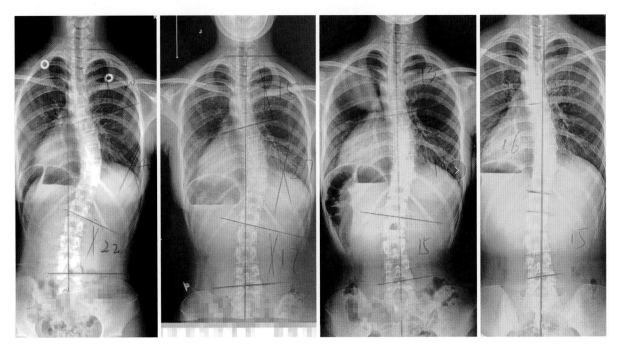

图 4-3-56　矫正 2 年脊柱侧弯角度逐渐减小

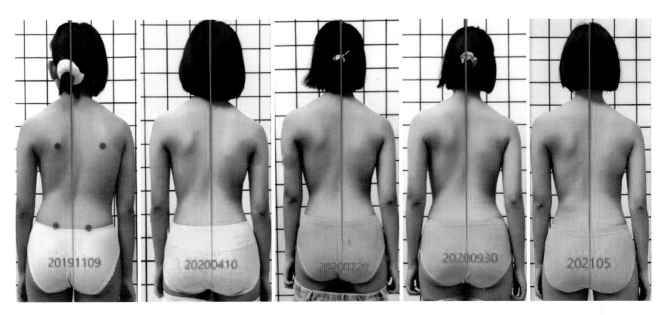

图 4-3-57 矫正 2 年裸背体表逐渐对称

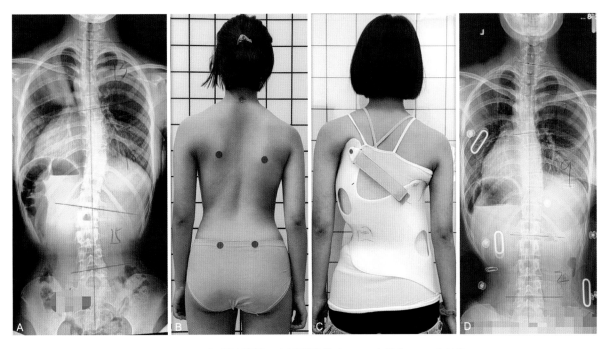

图 4-3-58 患者佩戴第二个矫形器前（A、B）后（C、D）对比

病例 19：患者女，2005 年出生，2017 年发现脊柱侧弯，体表非常不对称，脊柱严重偏离中线。定制矫形器治疗。佩戴矫形器后经过 10 个月的矫治，2018 年 7 月复查，身高增加，原矫形器无法达到最佳矫治效果，更换矫形器。佩戴新矫形器拍摄 X 线片检查，胸段主弯改善明显，胸弯 Cobb 角 8°，脊柱靠近中线，身体部分回正（图 4-3-59、图 4-3-60）。

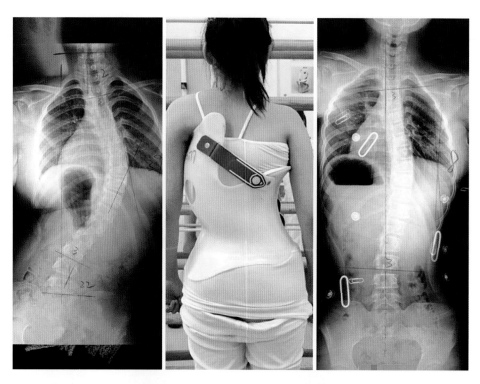

图 4-3-59　患者佩戴矫形器前后对比

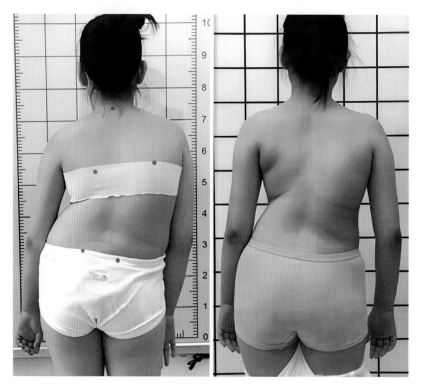

图 4-3-60　治疗前背部和复查时背部对比

病例 20：患者女，2005 年出生，2017 年发现脊柱侧弯，胸弯 Cobb 角 62°，腰弯 Cobb 角 47°。定制矫形器治疗，佩戴矫形器拍摄 X 线片检查，胸部、腰部侧弯角度改善明显，胸弯 Cobb 角 35°，腰弯 Cobb 角 24°（图 4-3-61）。

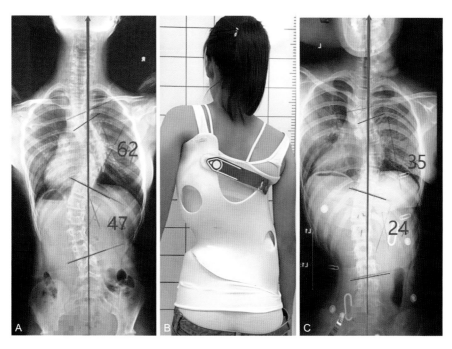

图 4-3-61　治疗前 X 线片（A）、佩戴矫形器（B）及治疗后 X 线片（C）

病例 21：患者男，2005 年出生，2018 年 3 月发现脊柱侧弯，侧弯曲线呈 C 形弯曲，胸部侧弯角度 Cobb 角 21°，胸弯顶椎位于骶骨中垂线右侧，躯干明显向右偏移。定制矫形器治疗，佩戴矫形器拍摄 X 线片检查，胸部侧弯角度 Cobb 角减至 −7°，原胸弯顶椎回到骶骨中垂线左侧，力线和 Cobb 角都略有过矫正（图 4-3-62）。

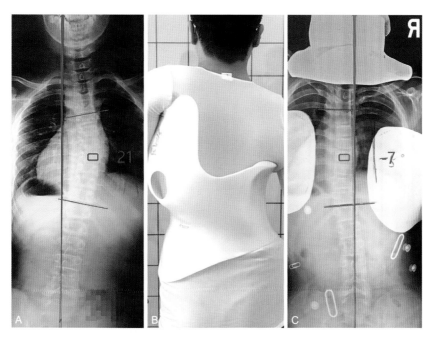

图 4-3-62　治疗前 X 线片（A）、佩戴矫形器（B）及治疗后 X 线片（C）

2018 年 12 月复查，躯干回正明显，裸背体表左右基本对称（图 4-3-63）。原矫形器继续佩戴。

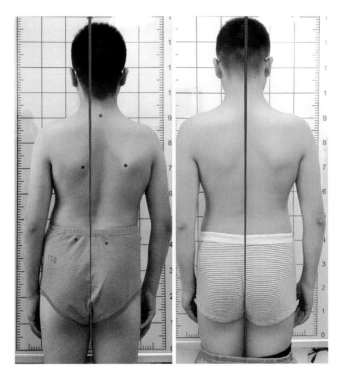

图 4-3-63 治疗前背部与复查时背部对比

病例 22：患者女，2004 年出生，2018 年发现脊柱侧弯，胸弯 Cobb 角 24°，腰弯 Cobb 角 46°，腰 4 以上所有椎体偏移到骶骨中垂线左侧。腰部前屈检查，腰部倾斜明显，倾斜角度为 15°，背部略有倾斜，倾斜角度为 4°（图 4-3-64）。

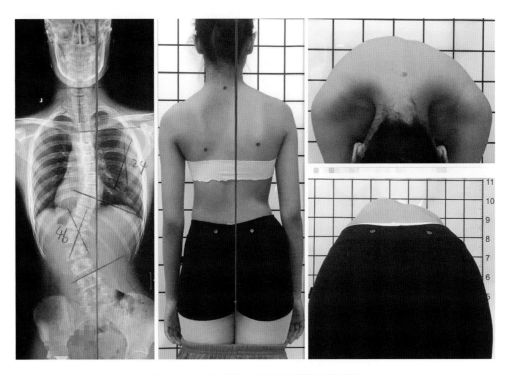

图 4-3-64 治疗前 X 线片和背部畸形情况

为其定制矫形器，佩戴矫形器拍摄X线片检查，患者胸部、腰部侧弯角度Cobb角均减至12°，原胸弯顶椎移至骶骨中垂线右侧，脊柱基本在骶骨中垂线两侧平衡（图4-3-65）。

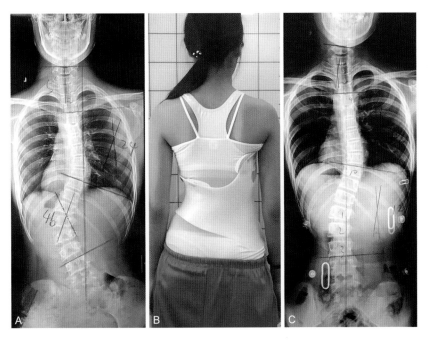

图 4-3-65　佩戴矫形器前（A）后（B、C）对比

病例 23：患者男，1999 年 11 月出生，胸腰段脊柱侧弯，Cobb 角 61°，腰段畸形明显，侧弯顶椎位于骶骨中垂线右侧，躯干明显向右偏移。2017 年 8 月就诊，就诊时患者已 18.5 岁，Risser 征 5 级。虽然生长发育已经结束，但患者不愿意选择手术矫正，愿意尝试保守治疗。为其定制矫形器，佩戴矫形器后（图4-3-66），Cobb 角 28°。

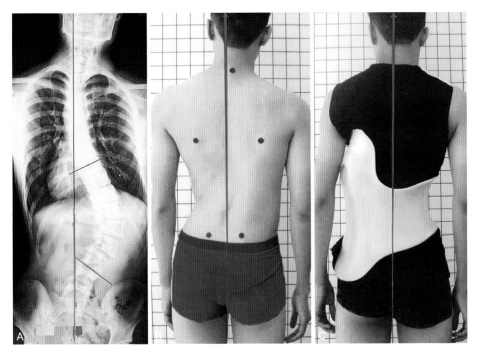

图 4-3-66　治疗前 X 线片（A）、治疗前裸背照（B）、佩戴矫形器后背照（C）

2018 年复查，体表有明显的变化。畸形已经明显改善，躯干明显回正（图 4-3-67）。脱掉矫形器一天后拍摄 X 线片显示，侧弯 Cobb 角由 62° 减少至 50°（图 4-3-68）。

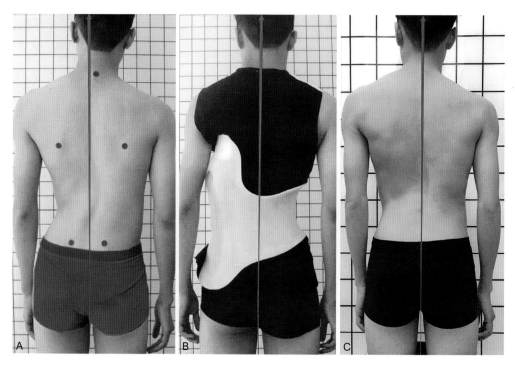

图 4-3-67 治疗前裸背照（A）、佩戴矫形器后背照（B）、复查时裸背照（C）

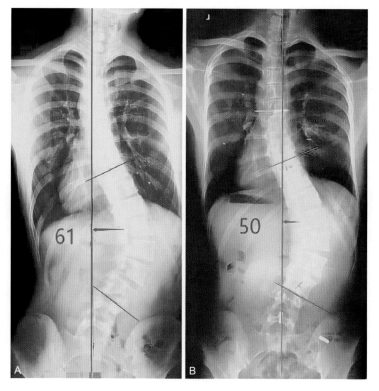

图 4-3-68 治疗前（A）与复查时（B）X 线片对比

病例 24：患者男，2013 年出生，2018 年 2 月发现脊柱侧弯。拍摄 X 线片显示，侧弯 Cobb 角为 36°，脊柱偏移到骶骨中垂线左侧（图 4-3-69）。

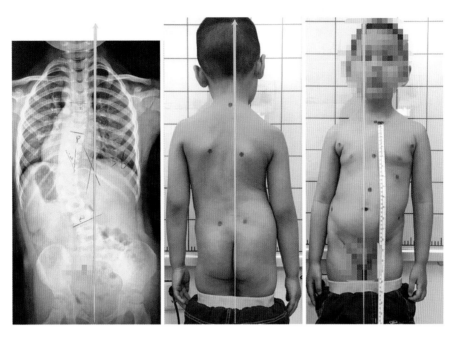

图 4-3-69 初诊时脊柱偏移到骶骨中垂线左侧

为其定制矫形器，佩戴矫形器拍摄 X 线片检查，侧弯角度 Cobb 角减至 -8°，原侧弯顶椎回到骶骨中垂线右侧，力线和 Cobb 角都呈过矫状态（图 4-3-70）。

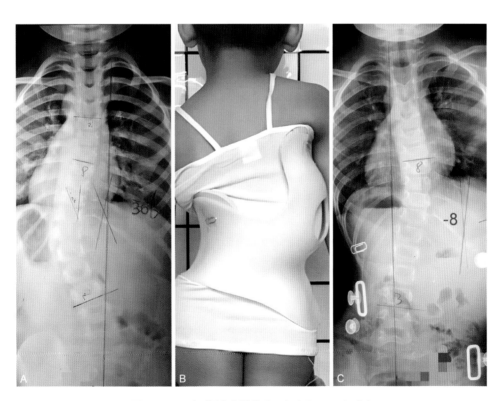

图 4-3-70 佩戴矫形器前（A）后（B、C）对比

2018 年 10 月复查，脱掉矫形器一天后拍摄 X 线片检查显示，侧弯 Cobb 角由 36° 减少至 15°，裸背体表改善明显，基本对称，躯干明显回正（图 4-3-71、图 4-3-72 ）。

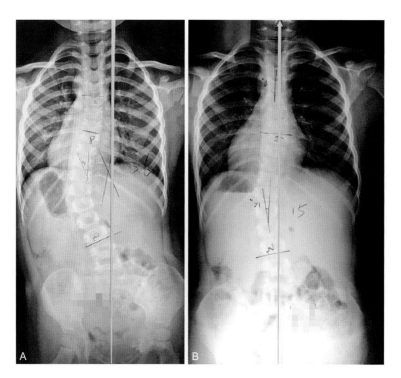

图 4-3-71　治疗前（A）与复查时（B）X 线片对比

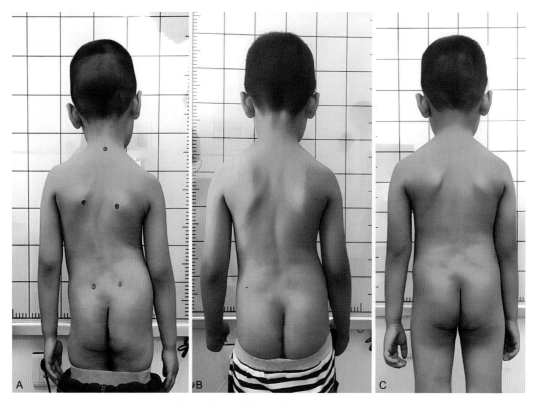

图 4-3-72　治疗前（A）背部照与复查时（B、C）背部照对比

患者佩戴矫形器，每3~6个月复查一次，每半年拍摄一次X线片检查。随着身高不断增长，每次复查，身体形态逐渐好转，体表对称性逐渐改善，裸背体表逐渐对称。矫正2年背部倾斜角度逐渐减小，脊柱侧弯Cobb角逐渐减小。患儿治疗4年时间，共定制矫形器5具（图4-3-73）。

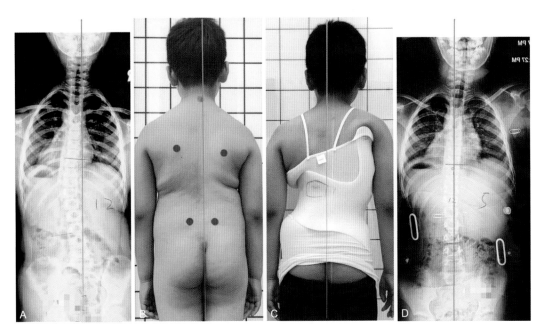

图4-3-73　患儿佩戴第5具矫形器前（A、B）后（C、D）对比

病例25：患者女，2006年出生，2019年发现脊柱侧弯，胸弯Cobb角9°，腰弯Cobb角32°，腰4以上所有椎体偏移到骶骨中垂线左侧（图4-3-74A、B）。腰部前屈检查，腰部倾斜明显，"剃刀背"9°。为其定制矫形器，佩戴矫形器拍摄X线片检查，胸弯Cobb角7°，腰弯Cobb角8°，脊柱基本回到骶骨中垂线两侧（图4-3-74C、D）。

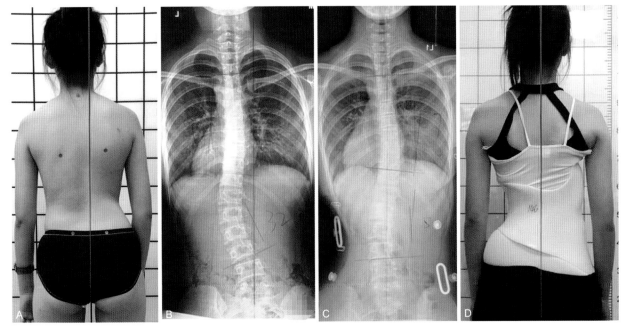

图4-3-74　患者佩戴矫形器前（A、B）后（C、D）对比

叮嘱患者每天坚持佩戴矫形器 22 小时，做 1 小时的矫形体操锻炼。患者 3 个月后复查，身体形态逐渐好转，体表对称性逐渐改善，拍裸背照对比（图 4-3-75）。进一步调整矫形器，使得力线略有过矫正（图 4-3-76）。

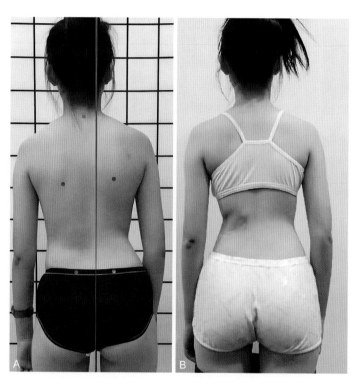

图 4-3-75　治疗前（A）背部和复查时（B）背部对比

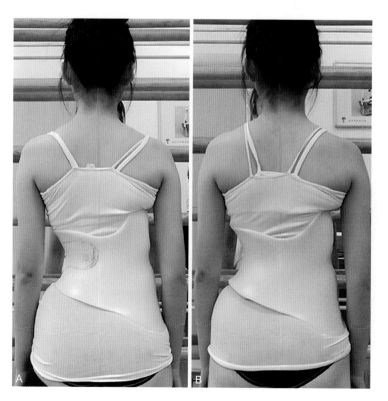

图 4-3-76　矫形器调整前（A）后（B）对比

病例 26：患者女，2006 年出生，2018 年发现脊柱侧弯，拍摄 X 线片检查显示，患者胸弯 Cobb 角 18°，腰弯 Cobb 角 34°，椎体偏移到身体中线左侧，体表非常不对称（图 4-3-77）。这种侧弯曲线，脊柱处于极不平衡、极不稳定的状态，后期侧弯继续恶化风险非常大。

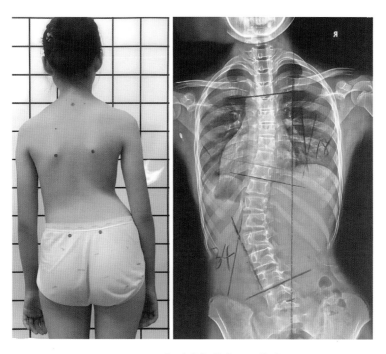

图 4-3-77　初诊背部体态、X 线片

为其定制矫形器，佩戴矫形器拍摄 X 线片检查，可见大部分椎体被矫正到到中线右侧，呈过矫正状态（图 4-3-78）。

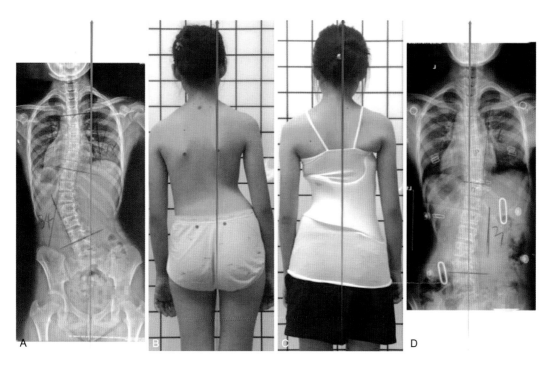

图 4-3-78　佩戴矫形器前（A、B）后（C、D）对比

嘱患者每天坚持佩戴矫形器 22 小时，做 1 小时的矫形体操锻炼。患者 3 个月后复查，身体形态逐渐好转，体表对称性逐渐改善，拍裸背照对比（图 4-3-79 ）。1 年后拍摄 X 线片检查，胸弯 Cobb 角 19°，腰弯 Cobb 角 27°，脊柱基本回到骶骨中垂线两侧（图 4-3-80 ）。

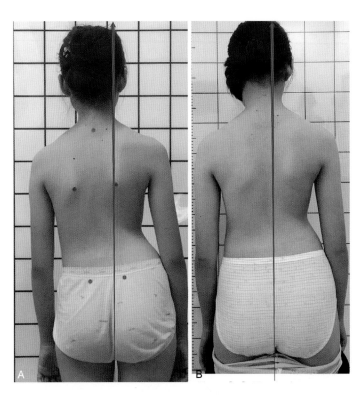

图 4-3-79 治疗前（A）和复查时（B）背部对比

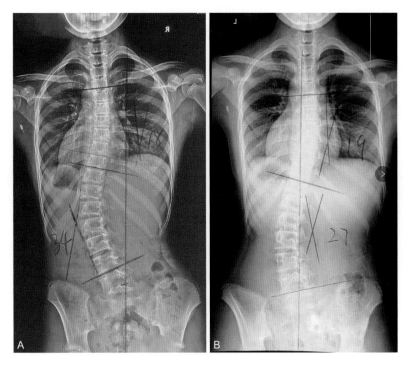

图 4-3-80 治疗前（A）与治疗 1 年后复查时（B）X 线片对比

五、3D打印脊柱侧弯矫形器

应用计算机扫描技术和3D打印技术，可以设计和制作出矫正力更加精准的矫形器。其突破了传统矫形器制作工艺和材料的限制，使矫形器在保证矫形效果的同时，增加了透气功能。相对于传统矫形器，长时间的佩戴更加舒适；艺术化的造型和外观，也让青少年更易接受（图4-3-81）。

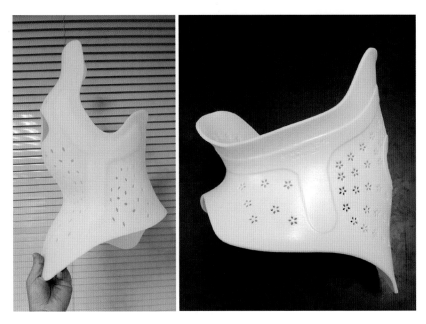

图 4-3-81　3D 打印 GBW 矫形器

病例 27：患者女，2002年出生，2016年发现脊柱侧弯。拍摄 X 线片检查，腰段侧弯 Cobb 角 35°，椎体偏移到身体中线左侧，体表非常不对称（图4-3-82A、B）。这种侧弯曲线，脊柱处于极不平衡、极不稳定的状态，后期侧弯继续恶化风险非常大。定做 3D 打印矫形器，佩戴矫形器拍摄 X 线片，原弯弧由 35° 减为 −2°，轻微过矫（图4-3-82C、D）。

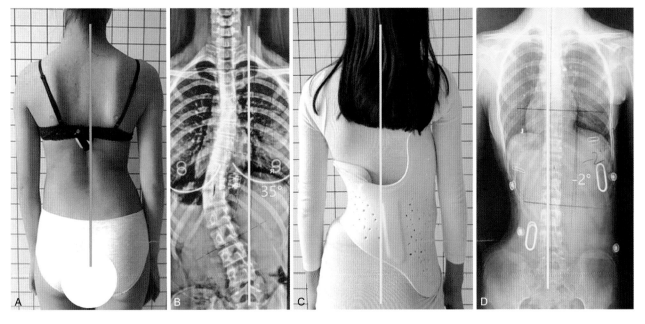

图 4-3-82　佩戴 3D 打印 GBW 矫形器前（A、B）后（C、D）对比

病例28：患者女，2004年出生，2017年发现脊柱侧弯，胸部侧弯Cobb角24°，颈部侧弯Cobb角20°，腰部侧弯Cobb角15°，"剃刀背"10°；躯干向右倾斜，胸、颈段脊柱偏移到骶骨中垂线右侧（图4-3-83）。

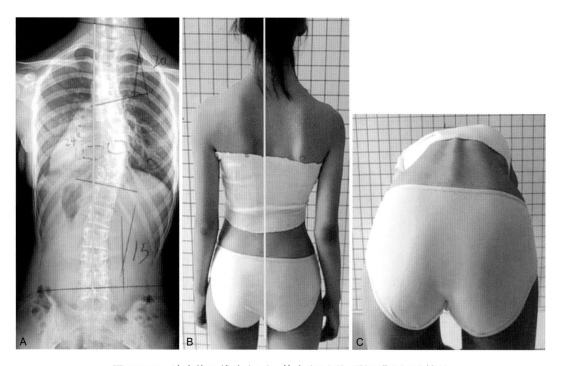

图4-3-83　治疗前X线片（A）、体表（B）及"剃刀背"（C）情况

为其配置3D打印矫形器，佩戴矫形器拍摄X线片显示，胸段侧弯Cobb角由24°减少至3°；胸、颈段脊柱被矫正到骶骨中垂线左侧，呈轻微过矫状态（图4-3-84）。

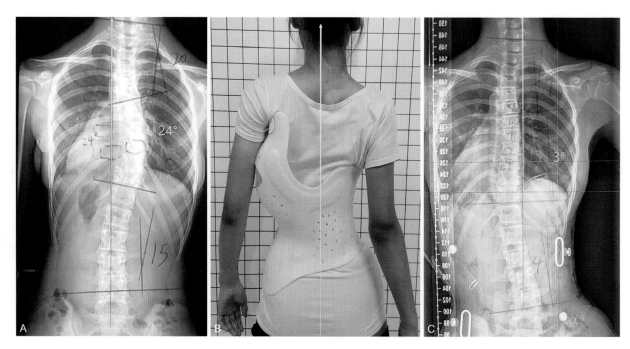

图4-3-84　佩戴3D打印GBW矫形器前（A）后（B、C）对比

2019 年复查，胸弯 Cobb 角 12°，颈弯和腰弯 Cobb 角都在 10° 以内。背部倾斜角 5°（图 4-3-85）。

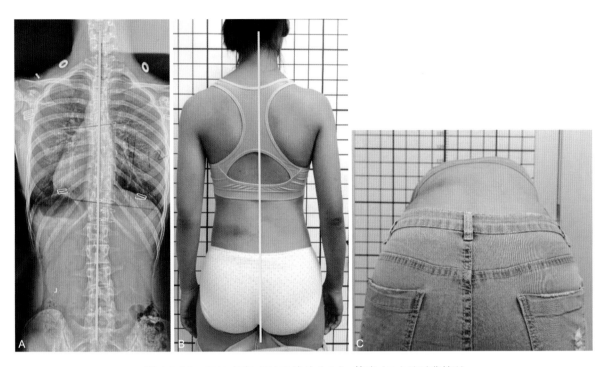

图 4-3-85 2019 年复查时 X 线片（A）、体表（B）及后背情况

（赵立伟 南小峰 谢 华 王 芸 胡 君 赵滋瑜 赵聪瑜）

参考文献

[1] 蔡奇霖. 矫形器在青少年特发性脊柱侧弯治疗中的应用效果探讨[J]. 医药前沿, 2018, 8(23): 115-116.

[2] Lee K, Chung E, Lee B H. A comparison of outcomes of asymmetry in infants with congenital muscular torticollis according to age upon starting treatment[J]. J Phys Ther Sci, 2017, 29(3): 543-547.

[3] 延亚洁, 袁细国. 基于深度学习的颈椎间盘突出识别方法[J]. 聊城大学学报(自然科学版), 2021, 1(1): 11-19.

[4] 杨钦, 周红海, 胡梦婷, 等. 浅析颈椎病相关动静力学平衡[J]. 颈腰痛杂志, 2021, 42(01): 131-133.

[5] 李玉琳. 颈前路手术治疗下颈椎骨折脱位并脊髓损伤患者的临床疗效[J]. 医疗装备, 2020, 33(24): 89-90.

[6] Robicsek F. Surgical treatment of pectus carinatum [J]. Chest Surg Clin N Am, 2000, 10(2): 357-376.

[7] Kelly R E, Lawson M L, Paidas C N, et al. Pectus excavatum in a 112-year autopsy series: anatomic findings and the effect on survival. [J]. J Pediatr Surg, 2005, 40(8): 1275-1278.

[8] 贾连顺. Scheuermann病[J]. 中国脊柱脊髓杂志, 2009, 1(3): 234-236.

[9] Axenovich T I, Zaidman A M, Zorkoltseva I V, et al. Segregation analysis of Scheuermann disease in ninety families from Siberia[J]. Am J Med Genet, 2010, 100(4): 275-279.

[10] Nazarian S. Spondylolysis and spondylolytic spondylolisthesis. A review of current concepts on pathogenesis, natural history, clinical symptoms, imaging, and therapeutic management[J]. Eur Spine J, 1992, 1(2): 62-83.

[11] 敖莹盈, 郭亮, 李晓兰. 影像学检查在腰椎退行性变中的应用研究进展[J]. 现代医药卫生, 2020, 36(19): 3129 3131.

[12] 曹盼举, 田永衍, 张晓刚, 等. 腰痛症治历史流变对腰椎间盘突出症治疗的启示[J]. 陕西中医, 2018, 39(09): 1279-1281.

[13] 曾献栋. 矫形器配合矫形操治疗青少年特发性脊柱侧弯的临床价值探讨[J]. 当代医学, 2016, 22(31): 35-36.

[14] 马升贵. 脊柱侧弯应用后路椎弓根钉棒内固定治疗的意义[J]. 临床医药文献电子杂志, 2016, 3(10): 1839-1840.

[15] 刘小侃, 常江, 翟向军. 手术与非手术治疗无神经症状胸腰段脊柱爆裂骨折的比较研究[J]. 中国骨与关节损伤杂志, 2019, 34(01): 54-56.

[16] 南小峰, 谢华, 赵立伟, 等. 脊柱侧弯保守治疗100例, 杭州: 浙江工商大学出版社, 2021

[17] 李高峰, 曹萍, 方新, 等. 矫形器装配工. 大连: 大连理工大学出版社, 2021.

[18] 武继祥. 矫形器学. 北京: 人民卫生出版社, 2020.

[19] 杜靖远. 矫形器的应用. 北京: 华夏出版社, 1997.

[20] 喻洪流. 假肢矫形器原理与应用. 南京: 东南大学出版社, 2011.

[21] 赵辉三. 假肢与矫形器学. 北京: 华夏出版社, 2015.

第五章　矫形器联合骨外固定器在肢体重建中的应用

第一节　概　　述

一、骨外固定器与矫形器的联合应用

骨外固定器，尤其是 Ilizarov 外固定器，由于其灵活的结构设计而广泛应用于矫形骨科，在肢体畸形矫正及功能重建中发挥了不可替代的作用。随着矫形器的快速发展，其无创、灵活的应用方式和由此拓展的功能也受到广泛重视，两者结合在肢体功能重建中的创新应用也日趋成熟。国家康复辅具研究中心矫形外科及辅具装配团队在多年骨外固定器及矫形器使用的基础上，创新性地将矫形器（辅具）与骨外固定器相结合应用于肢体畸形矫正治疗及康复中，为患者提供了更佳的舒适性、便捷性，临床疗效可靠，整体评价良好，患者满意度高，同时也为矫形器与骨外固定器创新性地结合用于肢体畸形矫正治疗及康复提供了可借鉴的经验。

引起肢体功能障碍的病因和病种很多，所造成的畸形表现也非常复杂，要依据术前矫形目标设计出上、下肢畸形矫正术式。上肢手术常以截骨矫形、软组织松解、延长为主，主要包括上臂、前臂延长、畸形矫正，肩、肘、腕、手软组织松解等手术。下肢矫形手术则主要包括围髋关节截骨、屈髋松解、髋关节复位、股骨截骨矫形／延长、围膝关节松解、牵伸、胫腓骨截骨矫形／延长、足踝部截骨矫形和（或）肌腱移位等术式或组合术式矫正畸形（或部分矫正畸形）。术中安装上肢、下肢外固定器继续矫正残余的畸形，维持巩固矫形效果。

根据患者治疗需要，肢体矫形手术时安装骨外固定器，在调整外固定器进一步矫正畸形的同时，为预防和治疗发生或可能并发的畸形，如屈肘、屈腕、屈膝、垂足等，可在上肢、下肢外固定器的远端／近端配置相应的上肢、下肢矫形器，以螺纹牵伸杆或组合式连杆连接，进行跨关节固定，进而逐步矫正相应关节的畸形。骨外固定器与矫形器的联合应用，既方便了患肢早期的功能锻炼，又增强了患者的舒适度，减少了针道感染的风险。拆除部分外固定器，更换相应的矫形器，与未拆除的外固定器连接固定，能够缩短佩戴外固定器的时间，巩固疗效。

例如矫形器结合骨外固定器应用于肢体延长术后致膝关节屈曲畸形和足下垂畸形，膝关节屈曲畸形者直接制作带 Ilizarov 外固定器连接片的大腿矫形器，通过螺纹杆和关节铰链与小腿延长器近端钢环连接固定，形成 Ilizarov 膝关节牵伸装置，通过逐渐旋转膝关节后侧的螺纹牵伸杆螺母，逐渐矫正屈膝畸形。预防足下垂时直接制作足托，通过螺纹杆和关节铰链与小腿延长器近端钢环连接固定，通过调节弹簧预防足下垂出现（图 5-1-1）。在膝关节屈膝畸形、僵直或反屈畸形术后，拆除骨外固定器，还可制作带外固定牵伸杆的矫形器，维持巩固矫正畸形效果（图 5-1-2）。

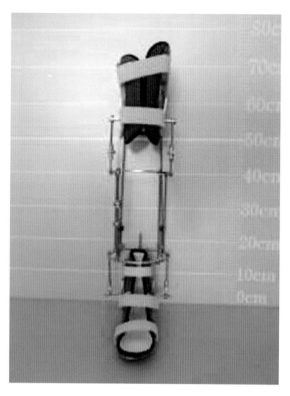

图 5-1-1　矫形器与骨外固定器的巧妙组合

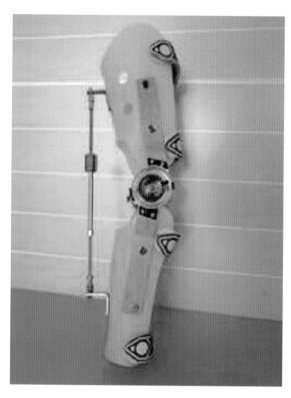

图 5-1-2　带外固定牵伸杆的膝关节矫形器

二、骨外固定器与矫形器联合应用的要求

（一）矫形器的配置

结合骨外固定器构型设计矫形器，在配置个体化矫形器过程中，取模时，应充分考虑患者的舒适性、便捷性以及与骨外固定器连接的适配性。制作时，需预先安置合适的连接片或固定孔。

（二）骨外固定器构型的更改和/或部分拆除外固定器，与矫形器结合组装

结合患者术后病情，为增强患者的舒适度、减少针道感染的风险，上肢跨关节及下肢跨膝、跨踝外固定器，可适时更改骨外固定器构型，分阶段拆除上肢、大腿、小腿或足踝部分外固定器，更换为矫形器部件；仅安装股骨外固定器或胫腓骨外固定器者，只需适当更改外固定构型，以适应与矫形器的结合应用，将矫形器通过螺纹牵伸杆或组合式连杆连接于骨外固定器组装形成新的下肢畸形矫正外固定装置。

（三）矫形器与骨外固定器联合应用

结合临床需求，矫形器与骨外固定器组装后，可以通过调节螺纹牵伸杆或组合式连杆，进一步矫正残余畸形或巩固矫正疗效，促进康复。通过延长或缩短可调节撑杆，矫形器和外固定器可以联合作用于骨或关节，使残余畸形得到进一步的矫正。

（王振军　秦泗河）

第二节 矫形器联合骨外固定器在上肢重建中的应用

上肢功能重建是矫形外科关注的重点方向，上肢功能重建过程中，主要关注上肢的活动能力、功能、外形。在疾病诊疗过程中，围绕肩关节、肘关节、腕关节和手掌、手指的活动能力，分析病因，通过将神经选择性切断、肌腱松解、肌腱移位、截骨矫形等多种手术方式结合，力争取得最佳疗效。在实际治疗过程中，畸形不能一次完全矫正，术后通过外固定器持续矫正的情况十分常见，同时，在矫正单处畸形的过程中，邻近的关节还会发生继发的改变。此时，通过外固定器与矫形器结合，可以达到一定程度上的无创矫形，以尽快、尽早、尽好地完成治疗。

一、在肘关节的应用

（一）适应证

矫形外科在肘关节周围多种畸形的矫正中，均尝试矫形器与骨外固定器相结合，以提供更好的治疗效果。具体而言，适应证包括脑瘫、脑炎后遗症、脑卒中、创伤性关节炎造成的肘关节屈曲挛缩、肘内翻、肘外翻以及烧烫伤造成的上肢复杂畸形等。

（二）功能

肘关节周围畸形矫正时，在应用外固定器进行肢体延长、短缩、矫正成角、旋转等的过程中，必须保证肘关节功能，过长时间的固定会造成医源性肘关节僵硬，因此，尽早进行肘关节活动十分重要。同时，对于已经出现肘关节屈曲或伸直活动受限以及肘关节僵硬的患者，矫形器可以帮助进行残余畸形的继续矫正。因此，在矫形外科手术治疗的前后，根据治疗需求，尽早配置或更换合适的矫形器并进行功能锻炼，能够帮助矫正残余的畸形或预防继发畸形。

（三）设计要点

肘关节矫形器设计主要包括上臂接触面、前臂接触面和中间连接件。一般考虑患者功能位和取型配置接触面。连接件的铰链旋转中心以肘关节旋转中心为准，而可调节连杆与方向则与治疗目的直接相关（图 5-2-1）。

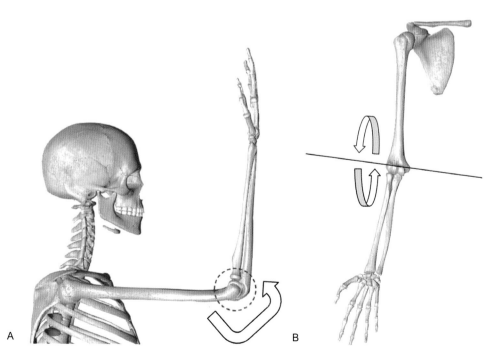

图 5-2-1 肘关节旋转中心。A. 侧面示肘关节旋转中心位置；B. 正面示肘关节旋转中心位置

（四）典型病例

病例 1：患者男，24 岁，外伤后左肘关节重度外翻畸形。该患者应用上臂泰勒空间外固定器（施乐辉公司）与前臂矫形器结合，中间利用双侧 Ilizarov 铰链和前方双 Ilizarov 连杆进行联合。在对重度肘关节外翻畸形矫正的同时，以矫形器无创固定前臂，通过铰链限制肘关节活动，再通过两根可调节连杆的牵伸，使屈肘畸形得到矫正。该患者的矫形器同时具有腕掌关节控制作用。外固定器拆除后去除腕掌关节控制，同时，更换跨肘关节矫形器，继续完成辅助固定作用，同时应保证肘关节的灵活（图 5-2-2）。

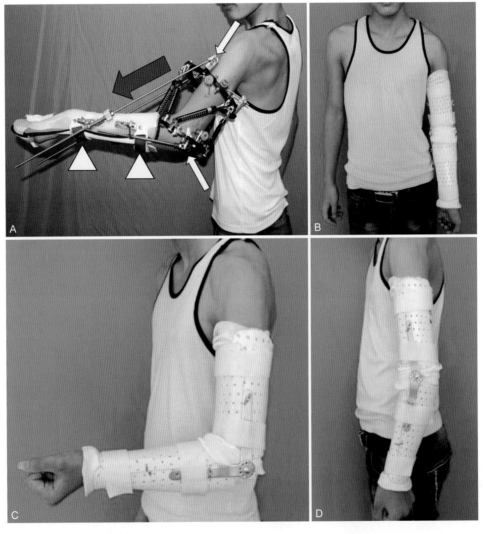

图 5-2-2　前臂矫形器与泰勒架结合矫正屈肘畸形。A. 辅具设计：铰链位置、固定带位置和推杆力释放方向；B、C、D. 拆除外固定器后，更换全上肢矫形器，铰链位置应设计准确，肘关节屈伸功能不应受影响

病例 2：患者男，38 岁，脑炎后遗症致右侧上下肢重度痉挛，右肩关节重度外展、外旋，重度屈肘畸形，重度屈腕、屈指畸形。经手术治疗后，配置矫形器继续矫正畸形，保持位置。矫形器设计，

采用了 2 根快装泰勒架牵引杆。牵引杆调整为快装模式时，可用于活动肘关节；调整为矫形模式时，则可作为延长杆使用，用于矫正屈肘畸形。使用方便，体积小，重量轻，患者佩戴舒适（图 5-2-3）。

牵伸杆可调肘腕手矫形器的装配流程

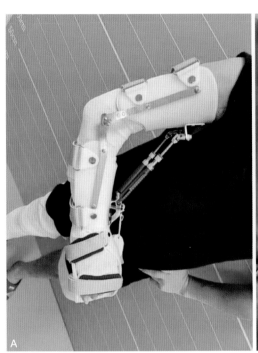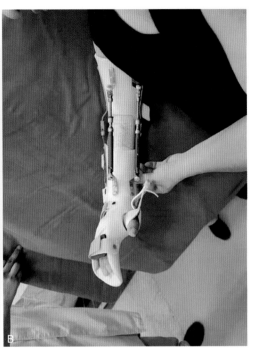

图 5-2-3　外固定器连杆及万向关节应用于辅具连接。A. 侧面观；B. 正面观

二、在前臂和腕关节的应用

（一）适应证

矫形外科在腕关节周围畸形的矫正中，最常应用矫形器与骨外固定器结合的是屈腕畸形。尽管在临床中，大量的创伤患者常常通过内固定与矫形器相结合方式，提供骨折或创伤后的保护，例如腕侧肌腱、神经、血管断裂吻合术后的屈腕位固定矫形器就可以保护短缩的组织，提供更佳治疗效果。但矫形外科最常见的前臂 - 腕 - 掌部位固定是背伸位。在脑瘫、前臂烧伤、缺血性肌挛缩等患者的治疗过程中，常常进行挛缩粘连部分的松解，为防止再次粘连的发生，在最大背伸位的固定，具有很大的临床价值。由于掌部固定的困难性，腕关节矫形器就有了用武之地。同样设计的矫形器也可以用来固定前臂，通过连接件的应用，可控制前臂的旋转，改善前臂外旋功能，在临床中最为常用。

（二）功能

维持腕关节固定于功能位或过伸、过屈位，减少前臂和掌骨穿针，也可以通过连接手指部分矫形器来提供额外的支撑。

（三）设计要点

腕关节周围的矫形器设计主要包括前臂接触面、手部接触面（掌侧或背侧）和中间连接件。根据临床要求，屈曲挛缩患者松解后，常取最大背伸位，其他疾病则根据需求进行设计，取型配置接触面。连接件的铰链旋转中心以腕关节旋转中心为准，如有必要，可采取一体化辅具，与外固定器连接部分的设计和连杆与方向则与治疗目的直接相关（图 5-2-4）。

在前臂的矫形治疗手术中，常需要维持前臂的外旋位，此时联合应用外固定器与矫形器，将前臂、腕、掌固定于最大外旋位，具有较大的临床意义。

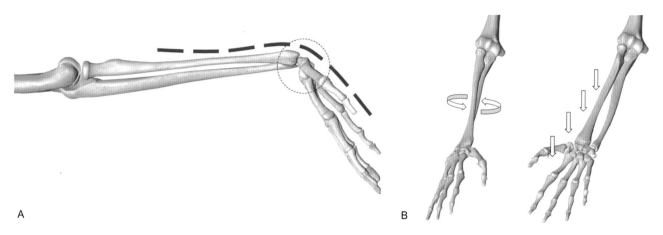

A   B

图 5-2-4　前臂及腕手运动铰链设计。A.腕关节接触面及关节铰链位置设计图示；B.前臂的旋转功能主要依赖于桡骨绕着尺骨进行旋转完成

（四）典型病例

手部矫形器
与骨外固定
器相结合的
装配流程

　　患者男，18 岁，多发性骨软骨瘤致左肘畸形入院。患者 12 岁时曾行右膝软骨瘤切除术，13 岁时曾行左尺骨软骨瘤切除术，术后左侧尺骨短缩、左肘畸形逐渐加重。有明确的家族遗传病史，其母亲、姨、外祖母均罹患类似疾病。入院后，于 2017 年 7 月 24 日，行左侧桡骨头（骨软骨瘤）切除、桡骨远端截骨矫形克氏针内固定组合式外固定、尺骨中上段截骨 Ilizarov 牵伸术。术后缓慢延长尺骨，定期复查；术后 78 天复查发现轻度屈腕畸形，予以配置掌托与前臂外固定器，通过铰链连接后，迅速予以矫正，并继续佩戴，预防、矫正腕部畸形；术后 5 个月，尺骨延长 35 mm，延长段成骨良好，残余畸形矫正满意，尺骨基本恢复长度，桡骨截骨处愈合良好，腕部畸形基本矫正，予以拆除固定桡骨的外固定器及掌托；术后 7 个月，复查尺骨延长段形成良好，予以部分拆除外固定器；术后 9 个月，拆除全部外固定器，佩戴腕手矫形器（图 5-2-5）。

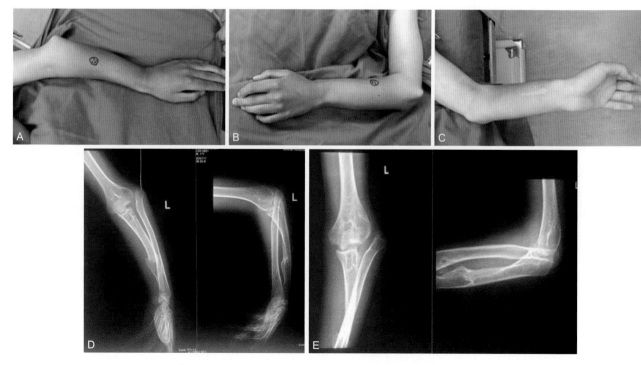

图 5-2-5　多发性骨软骨瘤致左肘畸形应用外固定器与矫形器相结合治疗过程。A ~ C.术前外观，左前臂明显畸形、旋前受限；D、E.术前 X 线片示左上尺桡关节脱位，左尺骨远端及双股骨近端可见骨软骨瘤

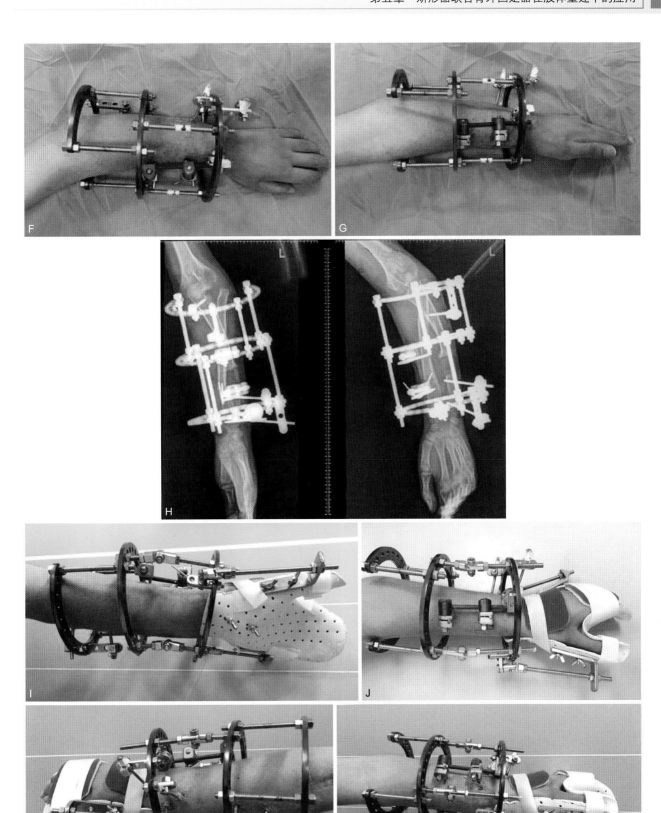

图 5-2-5（续）　F、G. 术后 45 天复查外观照，前臂外固定器安装并调整后前臂形态恢复正常；H. 术后 45 天 X 线片示肘部畸形明显改善，尺骨延长过程顺利、成骨良好；I~L. 术后 78 天复查，出现轻度屈腕畸形，予以矫形器辅助矫正并预防畸形再发

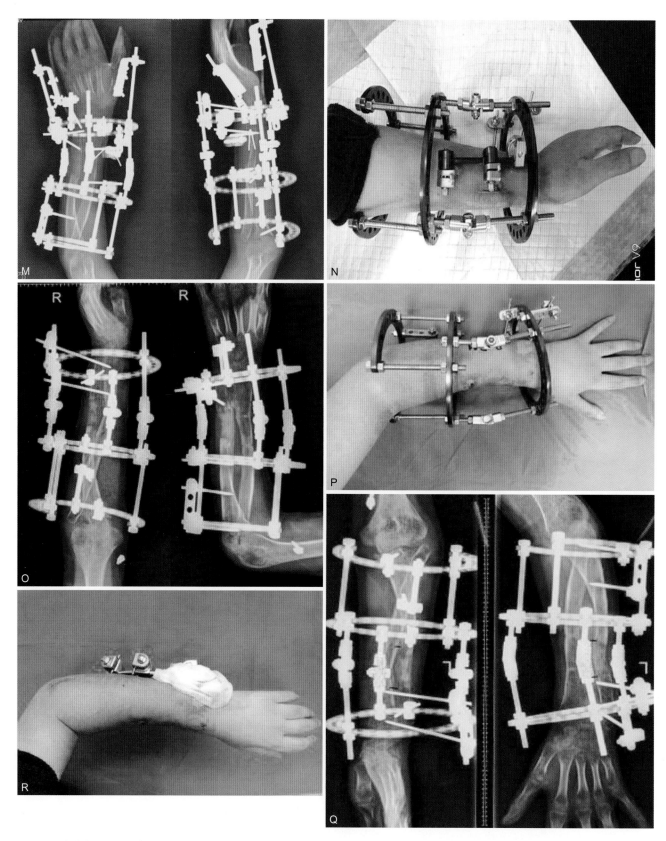

图 5-2-5（续） M~O. 术后 5 个月，X 线片及外观照片示桡骨截骨处愈合良好，尺骨延长段成骨可，腕部去除矫形器后形态、活动良好，予以拆除桡骨固定外固定器及腕部矫形器；P~R. 术后 7 个月外观照及 X 线片示尺骨延长段成骨良好，前臂形态、功能可，拆除部分外固定器，保留尺骨延长段远近端 3 枚螺纹针以短杆连接固定，继续功能锻炼

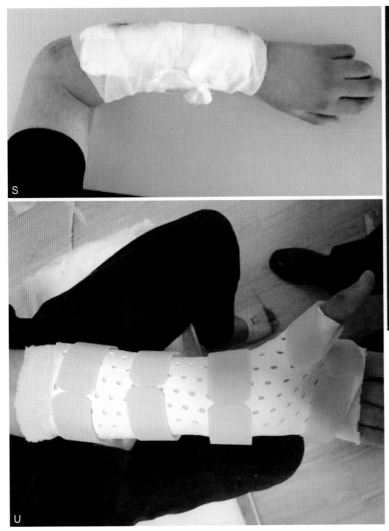

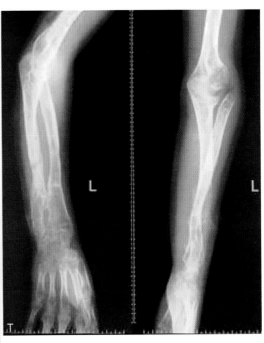

图 5-2-5（续）　S~U.术后 9 个月，外观照及 X 线片示左前臂外观、功能良好；桡骨截骨端已愈合、尺骨延长段成骨良好；拆除全部外固定器，佩戴腕手矫形器

三、在手掌、手指的应用

（一）适应证

矫形外科在手掌、手指各关节周围畸形的矫正中最常应用的领域是矫正屈指畸形以及拇指外展受限，在脑瘫、前臂烧伤、缺血性肌挛缩等患者的治疗过程中，屈指畸形和拇指外展受限的处理较为困难，通过具有弹性的矫形器应用，可在治疗其他畸形的同时，即开展屈伸手指的功能训练，可最大程度地提高治疗效果，缩短治疗时间。

（二）功能

矫形器与骨外固定器结合，在矫正屈腕过程中，同期通过指关节悬吊、牵伸等方式，矫正屈指畸形。

（三）设计要点

手掌、手指部位矫形器设计的主要原则是作为前臂矫形器或外固定器的补充，在矫正前臂旋前畸形时，提供手掌部分的施力点，同时矫正屈腕畸形。手指部分矫形器的设计则是以弹性悬吊为主，力求在矫正其他畸形的同时，使手部指间关节、指掌关节的伸直能够维持最大的角度。

（四）典型病例

病例 1：前臂泰勒架治疗旋转畸形，同时以弹性矫形器悬吊治疗屈指畸形。首先以克氏针牵伸指

关节，挛缩缓解后，更换前臂外固定器与手掌矫形器连接固定，再将手指弹性悬吊固定。随治疗进度，外固定器拆除后，更换前臂 - 手 - 手指矫形器持续控制位置（图 5-2-6）。

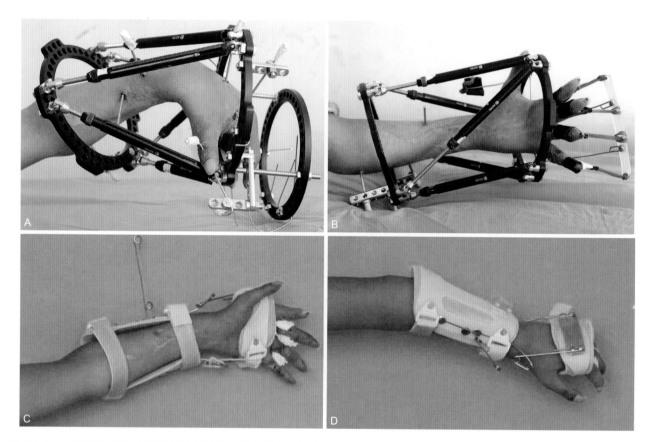

图 5-2-6　前臂泰勒架结合矫形器治疗前臂旋转和屈腕屈指畸形过程。A. 前臂泰勒架治疗旋转畸形，同时以弹性矫形器悬吊治疗屈指畸形。以克氏针牵伸指关节；B. 更换前臂外固定与手掌矫形器连接固定，再将手指弹性悬吊固定；C、D. 外固定器拆除后，更换前臂 - 手 - 手指矫形器持续控制位置

病例2：通过先后应用手指部分迷你Ilizarov外固定器牵伸技术和弹性指关节矫形器固定技术，矫正成年人重度屈指畸形。注意外固定器与矫形器均保持铰链在同一位置，与指关节旋转中心一致。同时，矫形器采用弹簧设计，保证固定和活动功能的可靠（图5-2-7）。

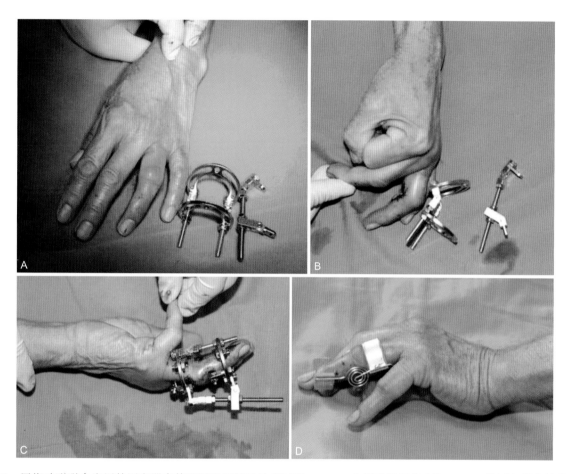

图5-2-7　屈指畸形联合应用外固定器牵伸和矫形器辅助治疗过程。A、B.应用手指部分迷你Ilizarov外固定器牵伸技术术前设计外固定器旋转中心；C.安装外固定器对屈指畸形进行持续牵伸治疗；D.拆除外固定器后设计指关节矫形器继续进行牵伸治疗

（王振军　秦泗河　焦绍锋　邵建建）

第三节 矫形器联合骨外固定器在下肢重建中的应用

下肢功能重建作为矫形外科的重要部分一直受到广大医生的重视，通过对下肢力线的判断，恢复下肢形态与功能。常见的下肢手术通过截骨矫形、平衡肌力、软组织松解等技术，几乎都需要内、外固定和矫形器的使用。矫形器的应用已逐渐融入到矫形外科治疗体系之中，对减轻下肢外固定结构的总体重量，减少针道和石膏应用造成的并发症，起到了很好的辅助作用。因此，矫形器的使用，尤其是与外固定器结合的使用，具有良好的前景。

一、在髋关节的应用

（一）适应证

下肢畸形既有髋关节畸形，同时伴有同侧膝、踝、足的畸形联合手术时，为维持体位设计出个体化的矫形器与骨外固定器相结合的形式，以提供更佳的治疗效果。联合应用外固定器与矫形器的适应证包括：先天性髋关节脱位、髋关节发育不良、臀肌筋膜挛缩症、臀肌瘫痪，以及脑瘫、脊椎裂、脑炎后遗症、髋关节创伤后遗症等所致的下肢疾患。

（二）功能

在髋关节周围畸形矫正过程中，同时行同侧下肢矫形手术，并应用外固定器固定时，髋关节常需维持适度外展位。为保证髋关节维持体位，在治疗过程中，关节功能得到保证的同时，患者还需要具有早期床上适当活动、尽早下地活动的能力。过长时间的卧床，会产生多种并发症，对患者下肢功能的恢复也不利。因此在充分保护的前提下，尽早进行下地活动十分重要。矫形器具有便于安装和拆卸的特点，可以帮助进行残余畸形的继续矫正。因此在矫形外科手术治疗的前后，根据治疗需求，尽早配置或更换合适的矫形器，能够对术肢起到保护和维持体位的作用，使手术效果得以保障。

（三）设计要点

髋关节周围矫形器的设计主要包括躯干部分的软质固定、大腿的圆柱形接触面和中间相连接的金属件。一般取患者功能位，取型配置接触面。连接件的铰链为最大程度改善髋关节功能，常采用两个外展位的关节，设计这一矫形器的最大难点是同时照顾患者的舒适性和固定的稳定性，尤其是考虑到患者需要在卧位与站立位进行活动与康复，矫形器设计需要兼顾卧位舒适和站立位的稳固（图5-3-1）。

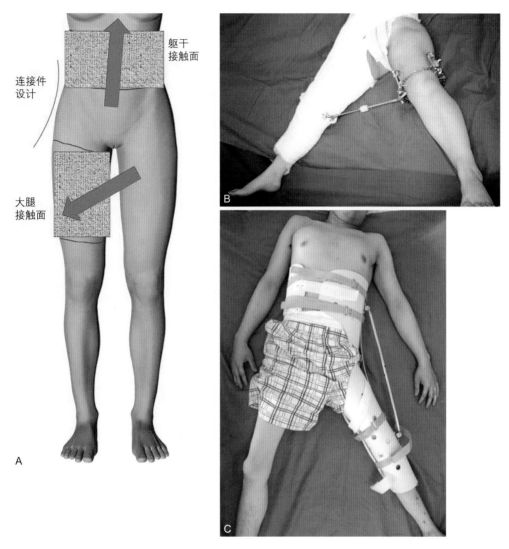

图 5-3-1　髋外展矫形器。A.髋关节外固定器设计原理：接触面、连接件位置及施力方向；B.外展位石膏与骨外固定器的结合，为维持髋关节位置，以石膏固定并增加支撑杆，达到外展髋关节的目标。但是石膏沉重、不可随意拆卸或佩戴以及容易产生边缘卡压或压迫肢体等特点使得其应用较为困难，患者依从性较差；C.改良后的髋外展矫形器，外侧撑杆设计引入了 Ilizarov 关节铰链理念，特点：轻便舒适、佩戴简单、方便早期锻炼，起到了更好的治疗效果

（四）典型病例

患者男，28 岁，脊髓灰质炎后遗症患者，左髋关节脱位，下肢畸形，行左髋关节及下肢矫形术后，制作腰部的矫形器用连接杆与外固定器连接固定，通过下肢外架结合髋关节矫形器，提供有效的髋关节外展和支撑力（图 5-3-2）。

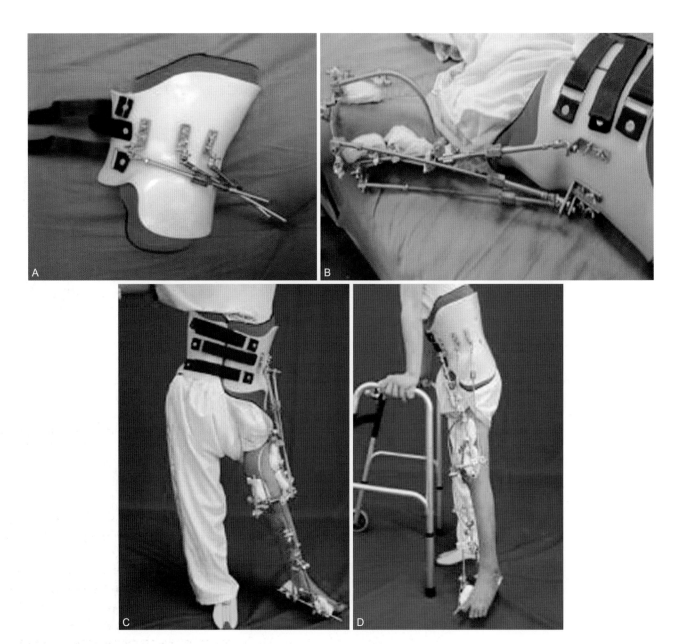

图 5-3-2　腰部矫形器结合大腿骨外固定器维持髋外展。A.腰部矫形器（已添加连接附件）；B.腰部矫形器与大腿组合式外固定器连接；C、D.患者佩戴大腿矫形器结合小腿组合式外固定器维持髋外展的正、侧位观

二、在膝关节的应用

（一）适应证

矫形外科在膝关节周围畸形的治疗中，设计了不同形式的矫形器与骨外固定器相结合，主要功能是维持或改善膝关节的屈伸活动，同时为大腿、小腿提供保护。联合应用外固定器与矫形器的适应证包括：大腿、小腿短缩，膝内、外翻，脑瘫、脑炎后遗症、脑卒中、创伤性骨性关节炎、感染造成的膝关节屈曲挛缩，脊髓灰质炎后遗症、脊髓拴系造成的膝关节畸形等。

（二）功能

在膝关节周围畸形矫正过程中，以外固定器进行肢体延长、矫正成角、旋转等的过程中，膝关节常需维持伸直位，以保证在大腿、小腿治疗过程中，肌肉强大的牵拉作用产生继发的屈膝。在部分原已有屈膝畸形的患者中，手术矫正部分骨性和软组织畸形后，为最大程度地保留术后关节的屈伸功能，也会有意识地残留部分畸形，待术后康复训练和矫形器矫正。在治疗过程中，关节功能得到保证的同时，患者仍需要具有早期坐床、尽早下地活动的能力。过长时间的卧床，会产生多种并发症，对患者下肢功能的恢复也不利，因此在充分保护前提下，尽早进行下地活动十分重要。矫形器具有便于安装和拆卸的特点，可以帮助进行残余畸形的继续矫正。因此在矫形外科手术治疗的前后，根据治疗需求尽早配置或更换合适的矫形器，能够帮助矫正残余的畸形或预防继发畸形。

（三）设计要点

通常当大腿外固定器固定需提前拆除而膝关节需要固定时，制作膝矫形器，通过外固定器附件将矫形器和外固定器连接固定；或者单纯小腿外固定器固定，需要固定膝关节时也可以将矫形器与外固定器联合应用（图 5-3-3）。

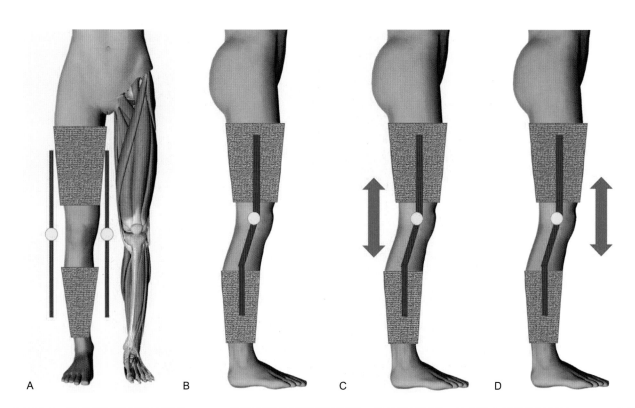

图 5-3-3　膝关节矫形器设计要点。A、B.膝关节辅助固定用矫形器，常见的接触面、连接件和关节铰链设计；C、D.在膝关节矫形器设计的前方和后方可以增加牵仲机制，以便于调整屈膝或者伸膝

在不同疾病治疗中，应根据受力不同，设计不同的辅具，通过增加连接组件，可达到辅助固定，同时辅助伸膝、辅助屈膝等作用。图5-3-4为通过延长装置辅助伸膝和屈膝的示意图，在保证关节对位准确的前提下，通过具有延长功能的组件连接，可达到辅助调节的作用。矫形器两侧的连接件

在肢体稳定的前提下，可省略以减轻重量，简化结构。但是一般建议保留两侧的连接件和铰链，因为其不仅能够保证辅具的关节铰链与膝关节活动位置一致，两侧的连接件也能起到维持位置的作用，从而避免辅具接触面的轴向滑动。

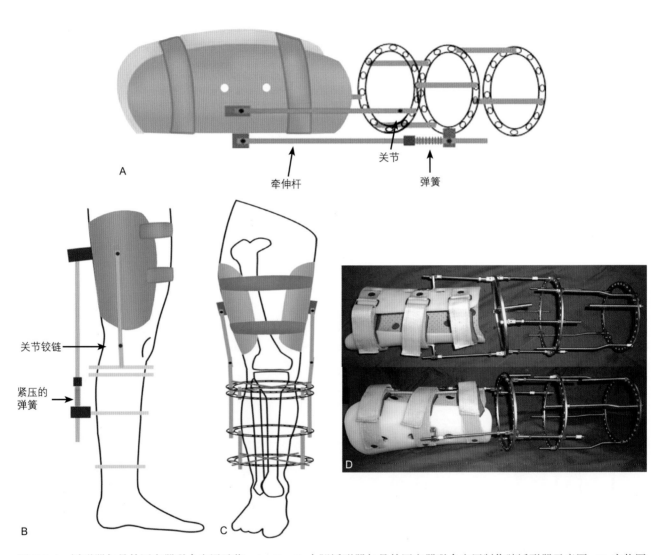

图5-3-4　矫形器与骨外固定器联合应用示范。A、B、C.大腿矫形器与骨外固定器联合应用制作膝矫形器示意图；D.实物图

（四）典型病例

病例1：患者男，36岁，脊髓灰质炎后遗症右下肢畸形，行右股骨髁上截骨钢板螺钉内固定＋组合式外固定术及右足跟腱延长、跖腱膜切断、胫骨后肌延长＋第一、二跖骨基底截骨克氏针固定＋腓

骨长肌代伸趾伸姆肌＋Ilizarov外固定术。术后1个月，拆除大腿外固定，通过小腿骨外固定器附件将矫形器和骨外固定器连接形成跨膝矫形器，在保证疗效的前提下，给患者提供良好的舒适性、便捷性，患者满意度高（图5-3-5）。

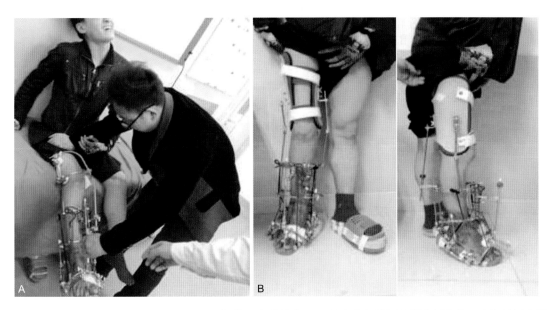

图 5-3-5　脊髓灰质炎后遗症矫形术后膝关节矫形器与外固定器结合。A.患者大腿外固定器未拆除前。大腿外固定器舒适度极差、便捷性不好；B.患者术后 1 个月，拆除大腿骨外固定器，安装大腿矫形器，通过铰链及牵伸杆与小腿外固定器连接，既可巩固大腿截骨处稳定性，同时可维持患者伸膝位需求，极大提升患者的舒适度和便捷性，患者满意度高

病例 2：患者男，13 岁，双膝关节内翻伴屈曲畸形。应用外固定器矫正膝关节内翻和延长小腿，同时应用大腿矫形器固定，并以 Ilizarov 结构矫正屈曲畸形。多处畸形同期矫正，效果良好（图 5-3-6）。

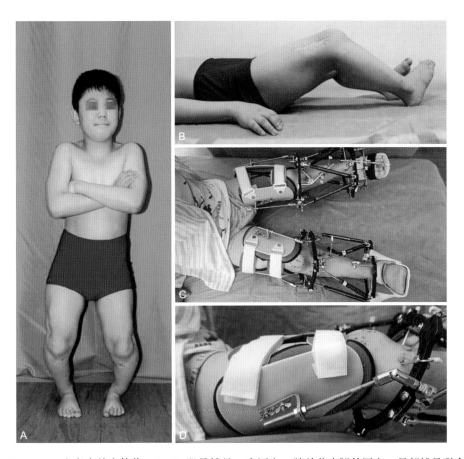

图 5-3-6　A、B.患者术前大体像；C、D.股骨辅具、内固定，膝关节小腿外固定，足部辅具联合应用

病例3：患者男，15岁，先天性髋关节脱位，给予骨盆支撑截骨，右股骨截骨延长5cm术后，未按医嘱执行康复锻炼膝关节功能，出院8个月后复查膝关节僵直（图5-3-7）。给予佩戴跨膝关节矫形器，同时安装可调控牵拉杆，逐渐缓慢牵拉矫正膝关节僵直。

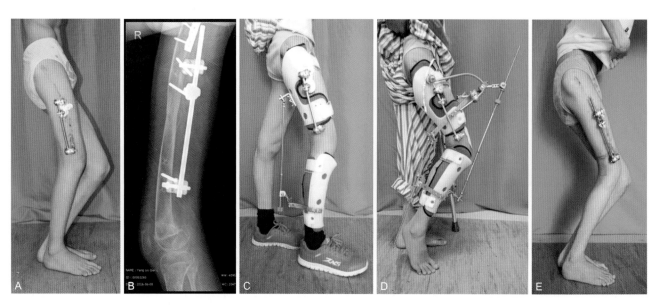

图5-3-7　A.膝关节僵硬，右侧大腿延长术后膝关节无法伸直；B.大腿及膝关节X线片；C.佩戴可调式膝关节矫形器；D.增加前侧牵拉装置；E.治疗后膝关节屈曲角度增加

三、在踝足部的应用

（一）适应证

矫形外科在踝足部畸形的治疗中，十分重视踝关节活动度的稳定或保留，在治疗过程中，矫形器的主要功能是辅助重建踝足部受力结构。联合应用外固定器与矫形器治疗足踝畸形的适应证包括：小腿短缩的延长，膝内、外翻矫正，小腿旋转矫正过程中维持足踝位置，踝上内、外翻畸形矫正，脑瘫、脑炎后遗症、脑卒中、创伤性关节炎、感染造成的马蹄内翻、外翻足、扭转足治疗，小儿麻痹症、脊髓拴系造成的垂足、连枷足的治疗等。另外部分足底负重不良疾病，如血管性疾病造成足底溃疡、平足、踇外翻、副舟骨痛等，也可以通过配置免荷矫形器或者鞋垫进行治疗。

（二）功能

足踝部分外固定器与矫形器联合应用的主要功能有三个：

1. 矫正残余畸形。在手术后通过调节装置，在矫形器部件上施力，逐步矫正残余畸形。

2. 预防继发畸形的发生。在小腿延长等过程中，由于腓肠肌等肌肉和跟腱延长的速度慢于骨骼延长的速度，常会继发马蹄足畸形，通过矫形器的及早应用，可改善这一情况。

3. 足底负重情况的改变。通过对患者足底溃疡或胼胝的观察，可用特定矫形器改变足底受力，避免已经较为脆弱的接触面进一步受损。

（三）设计要点

踝关节周围畸形及足部疾患，需要配置小腿-踝-足矫形器。其中最常见的使用场景是控制踝关节的活动范围，减轻负重疼痛，并同期为前足提供支撑。如果双侧下肢不等长，则可以通过在短缩侧的矫形器补高来进行代偿（图5-3-8）。

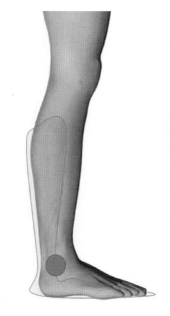
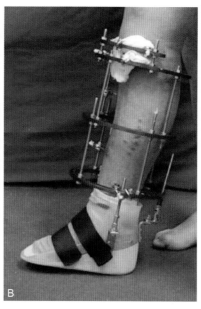

图 5-3-8　不同足踝部疾病可以结合不同的设计，包括接触界面、关节铰链、足底部设计等，均因患者不同的疾病诊断进行改变，才能更好地适应临床需要。A. 踝关节辅具接触面与关节常见设计；B. 与外固定器结合的足底补高支具，定制化设计可以满足不同踝关节角度要求

（四）典型病例

小腿畸形合并足踝部畸形骨外固定矫正手术后，当足部外固定器先于小腿部外固定器拆除，通常无法采用石膏固定。此时，将足踝部矫形器与小腿骨外固定器结合应用，可发挥良好的作用，既能巩固维持踝足畸形矫正效果，又能帮助患者早期下地活动，促进功能恢复。既往临床实践将足踝部矫形器与小腿骨外固定器结合应用，矫正胫腓骨延长致跟腱挛缩出现的马蹄足畸形、跟行足、仰趾畸形等，均获得到较好的疗效和患者满意度。

病例 1：患者女，23 岁，术前右下肢短缩5 cm、右足外翻畸形，行右下肢矫形术（小腿延长＋足踝畸形矫形）（图 5-3-9）。

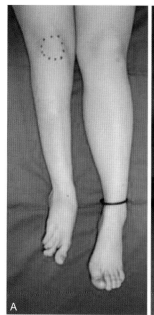
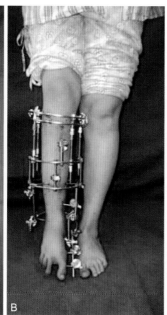
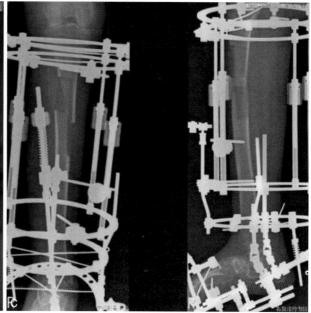

图 5-3-9　小腿延长加足踝畸形矫形过程中应用足底补高支具可以早期进行下地活动，减少疼痛，并可随着治疗进行高度调整。A. 术前外观；B. 术后外观；C. 术后 X 线片

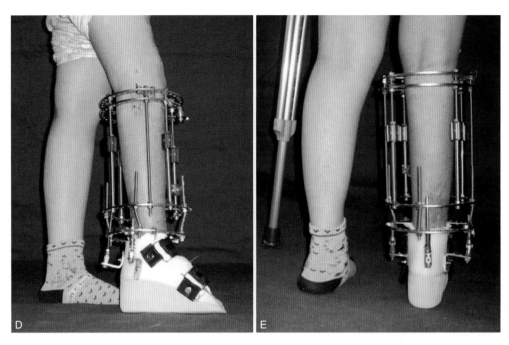

图 5-3-9（续） D、E.术后 35 天拆除足踝部组合式骨外固定器，将足踝部矫形器加关节铰链和弹簧装置与 llizarov 架连接固定，增加踝关节活动度，患肢负重行走促进骨愈合。患者主观满意度高，舒适性及便捷性大幅提高

　　病例 2：患者男，29 岁，先天性双马蹄内翻足畸形，入院后行双侧跟腱延长，胫后肌延长，跟骨 V 形截骨，胫前肌外置泰勒空间外固定支架固定，术后调整外固定器 20 天余逐渐出现足趾关节屈曲畸形，佩戴可调控矫形器逐渐矫正屈趾畸形（图 5-3-10）。

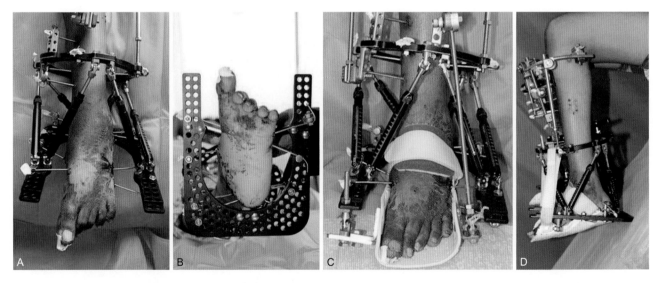

图 5-3-10　佩戴可调控矫形器逐渐矫正屈趾畸形。A.足踝畸形矫正过程中，出现足趾屈曲畸形；B.足底观；C.配置前足矫形器与外固定器连接，矫正足趾畸形；D.侧面观

病例3：患者女，19岁，下肢多处骨折，膝关节僵硬，僵硬性马蹄足（图5-3-11）。

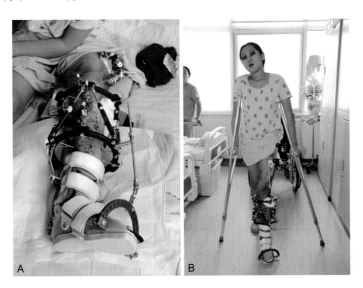

图 5-3-11 应用足部矫形器进行补高、踝关节辅助固定、爪形趾矫正：A 正面观；B 站立负重位观

病例4：患者男，51岁，下肢血管性疾病致难愈性足跟溃疡，应用横向骨搬移改善血运并联合应用不同形式外固定器与辅具，改变足部受力情况，提高足部负重能力，避免溃疡复发（图5-3-12）。

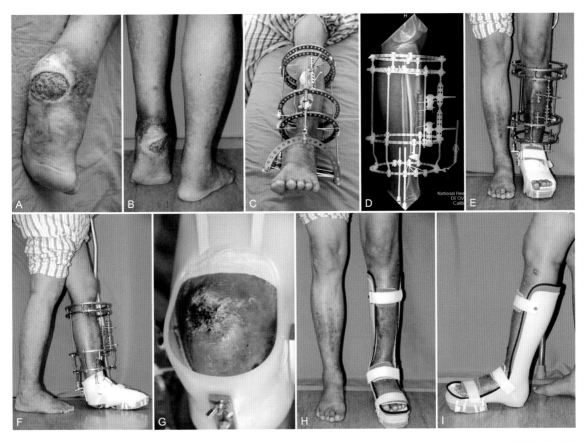

图 5-3-12 A、B. 术前足部畸形及足跟溃疡情况外观；C、D.行胫骨横向骨搬移+Ilizarov马蹄足牵伸，足跟换药，术后外观；E、F、G. 特殊设计足跟免负重矫形器，患者可下地行走，足底溃疡面积缩小为原面积的1/10；H、I.术后4个月，马蹄足完全矫正，拆除外固定器出院，佩戴局部减压负重矫形器，患者行走自如

（王振军　秦泗河　焦绍锋　王　芸）

参考文献

[1] 衷鸿宾, 宁志杰, 叶连生. 热塑支具在矫形外科的应用[J]. 中国矫形外科杂志, 1994, 1 (3): 186-187.

[2] 秦泗河, 李刚. Ilizarov技术骨科应用进展. 北京: 人民军医出版社, 2014.

[3] 杨华清, 章耀华, 李强, 等. 可调节支具在婴幼儿先天性马蹄内翻足治疗中的应用研究[J]. 中国矫形外科杂志, 2017, 25(19): 1814-1816.

[4] 王金杰, 俞倩丽, 庄汝杰. 新型支具对膝关节内侧间室应力的影响. 中医正骨, 2017, 29 (12): 19-22.

[5] 王振军, 秦泗河, 焦绍锋, 等. Ilizarov 技术结合矫形支具治疗复杂膝关节畸形的临床研究[J]. 中国矫形外科杂志, 2013, 21(17): 1725-1777.

[6] 孙岳. 现代康复支具在运动创伤治疗中的应用方法探讨[J]. 中国医药指南, 2015, 13 (23): 293.

[7] 秦泗河, 蔡刚, 翁习生, 等. Ilizarov牵拉组织再生技术矫正膝关节重度复合畸形[J]. 中国矫形外科杂志, 2007, 15 (8): 569-572.

[8] 秦泗河, 夏和桃, 彭爱民, 等. 胫骨与跟腱同步弹性延长器的设计与临床应用[J]. 中华外科杂志, 2004, 42 (19): 1157-1160.

[9] 郑战营, 李帅辉, 邢艳辉, 等. 外固定架加弹性支具在治疗胫骨再骨折并踝关节跖屈挛缩中的应用[J]. 中国骨科临床与基础研究杂志, 2012, 4 (6): 446-450.

[10] 秦泗河, 焦绍锋, 舒衡生. 肢体延长与重建. 北京: 人民军医出版社, 2017.

[11] 赵海洋, 王洪涛, 周琴, 等. 静态进展性踝足矫形器的设计与应用[J]. 中华烧伤杂志, 2020, 36(07): 612-614.

[12] 徐赛, 卢峰. 外固定可调支具结合中医夹板治疗膝骨关节炎不良反应探讨[J]. 中国初级卫生保健, 2020, 34(06): 100-101.

[13] 张力, 秦泗河, 邵建建, 等. 矫形器结合骨外固定器在下肢畸形矫治的创新应用[J]. 中国矫形外科杂志, 2019, 27(07): 655-658.

[14] 叶丙霖, 李盛华, 李淑玲. 儿童肘内翻矫形器治疗伸直型肱骨髁上骨折的中远期临床疗效观察[J]. 西部中医药, 2018, 31(12): 110-113.

[15] 蔡久英, 高林. 支具外固定应用于先天性髋关节脱位患儿的护理[J]. 山西医药杂志, 2014, 43(23): 2835-2836.

[16] Bai Long Bin, Wang Zhen Jun, Wang Zeng Tao. et al. Telescopic rod technique to reverse anterior subluxation of the talus during the correction of equinocavovarus deformity with the Ilizarov fixator[J]. Journal of Orthopaedic Translation, 2020, 25: 43-46

第六章 假肢在肢体重建中的应用

第一节 假肢概述

小腿假肢的
装配流程

一、假肢的定义及功能

假肢和矫形器同属康复辅助器具十二个大类中的一个主类（表 6-1-1），具有功能代偿、替代及辅助肢体重建的作用，可帮助肢体功能障碍患者最大限度地实现生活自理和改善生活质量，重返社会。假肢有着悠久的历史，自人类有肢体伤残以来，就在一直寻找残损肢体的替代品和补偿品，从而达到弥补和代偿失去肢体的功能。

表 6-1-1　康复辅助器具的分类表

序号	主类	"次类、之类"数目
1	个人医疗辅助器具	18 个次类，70 个支类
2	技能训练辅助器具	10 个次类，49 个支类
3	矫形器和假肢	9 个次类，102 个支类
4	个人生活自理和防护康复器具	18 个次类，129 个支类
5	个人移动辅助器具	16 个次类，103 个支类
6	家务辅助器具	5 个次类，46 个支类
7	家庭和其他场所的家具和适配件	12 个次类，72 个支类
8	沟通和信息辅助器具	13 个次类，91 个支类
9	操作物品和器具的辅助器具	8 个次类，38 个支类
10	环境改善和评估辅助器具	2 个次类，17 个支类
11	就业和职业培训辅助器具	9 个次类，44 个支类
12	休闲娱乐辅助器具	10 个次类，33 个支类

（一）假肢的定义

假肢（prosthesis）是用于整体或部分替代缺失或缺陷肢体的体外使用装置（国家标准 GB/T1419.1—2009）。

（二）假肢的功能

假肢的功能要求就是要替代或者代偿失去肢体的部分功能，辅助部分肢体功能重建。从功能代偿方面来说，上肢和下肢略有区分，根据其在人体运动功能中的担当不同，上肢假肢和下肢假肢的功能代偿也略有不同。

1. 上肢假肢的功能　上肢是生活和劳动中的重要器官，其动作灵巧，感觉敏锐，功能复杂，一旦有所缺失，都会带来生活、工作和精神负担。任何精巧、灵活的机械结构也不能与正常人的手相比。目前，只能做到局部仿生、局部自由度和控制仿生，即装饰美观的功能（图 6-1-1）和一些最基本的如手的张、合，腕关节旋转、肘关节屈伸的功能（图6-1-2）。近些年，现代上肢假肢零部件产品的发展趋向于智能化，市面上最新高端假肢产品通过脑电信号的控制，可单独控制假手的五个手指动作。

2.下肢假肢的功能　人体下肢的主要功能为支撑和运动，下肢假肢基本可以代偿这两大功能。随着下肢截肢患者对假肢性能要求的不断提高，在除了满足两个基本功能外，还要追求步态的自然，与

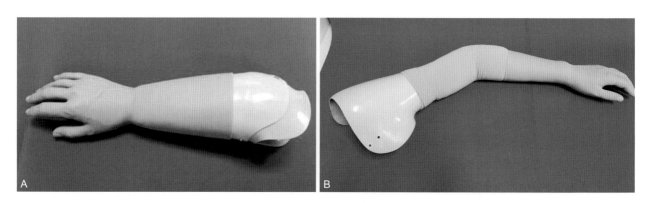

图 6-1-1　上肢装饰性美容假肢。A.前臂美容假肢；B.上臂美容假肢

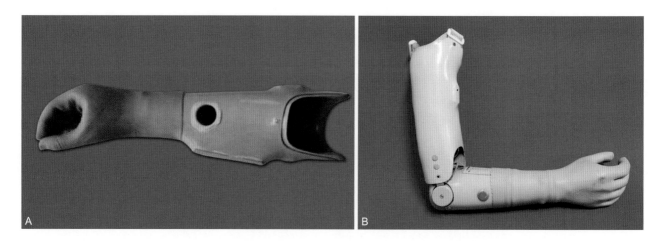

图 6-1-2　上肢功能性假肢。A.前臂肌电假肢；B.上臂肌电假肢

健侧对称性好。截肢平面由远端向近端，残肢对假肢的控制难度越来越大，装配后的效果也会逐级减弱。通常情况下，截肢平面在膝关节以下的，装配假肢后，经过一定的康复训练，行走步态基本与常人无异，参与日常生活中的运动基本不受限制（图6-1-3）；大腿截肢或膝关节离断装配假肢时，应装配假肢膝关节，残肢对假肢的控制难度加大，其装配效果和功能发挥的情况取决于残肢长度和肌力情况。近年来假肢膝关节逐步走向智能化，其功能特点能根据外界条件变化和工作要求，自动调整假肢系统的参数，使其运动自如，具有更好的仿生性。髋关节离断或半骨盆切除装配假肢时，由于控制假肢的杠杆臂太短，同时还涉及髋、膝两个关节的屈伸运动，控制难度加大。大多情况下，装配髋部假肢后，能满足支撑功能，日常生活中的部分运动功能会受限，或需借助其他支撑辅具来辅助完成，行走步态多数不太自然、顺畅。

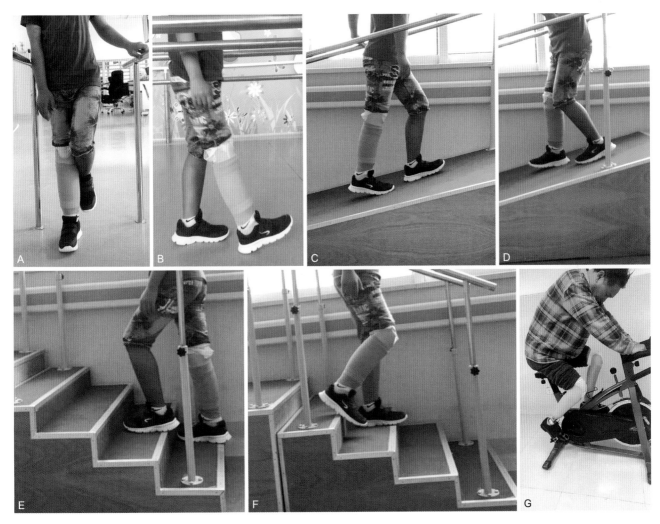

图 6-1-3　下肢假肢在日常生活中的基本功能。A. 小腿假肢的支撑功能；B. 穿小腿假肢后迈步行走；C、D. 穿小腿假肢后上下斜坡；E、F. 穿小腿假肢后上下楼梯；G. 穿小腿假肢后骑自行车

二、假肢的分类

（一）按照截肢部位分类

1.上肢假肢

（1）手部假肢：用于部分手或手指截肢的假肢，包括部分手假肢与美容手指（图 6-1-4）。指间关节、掌指关节离断及掌骨远端截肢，都只能装配美容装饰作用的硅胶美容手指；掌骨近端截肢且腕关节屈伸功能良好的，可选择装配美容手皮或有功能性的半掌假肢（图 6-1-5）。

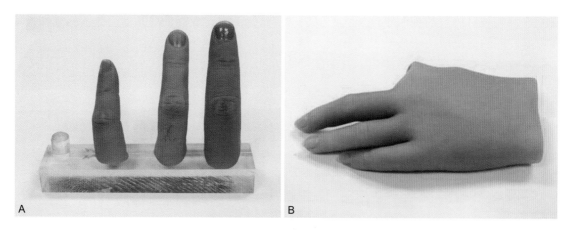

图 6-1-4　手部假肢。A.假手指；B.部分手美容假肢

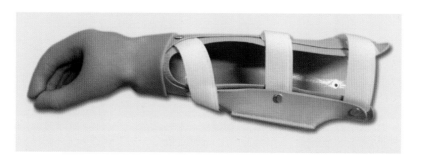

图 6-1-5　半掌肌电假肢

（2）腕离断假肢：用于腕关节离断的截肢者（图 6-1-6）。

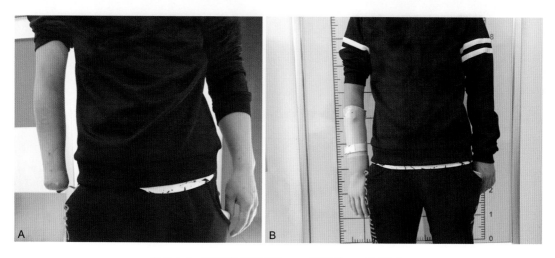

图 6-1-6　装配腕离断假肢。A.装配前；B.装配后

（3）前臂假肢：用于前臂截肢的假肢，适用于有效长度在尺骨鹰嘴远端 3 cm 处以下的截肢者（图 6-1-7）。

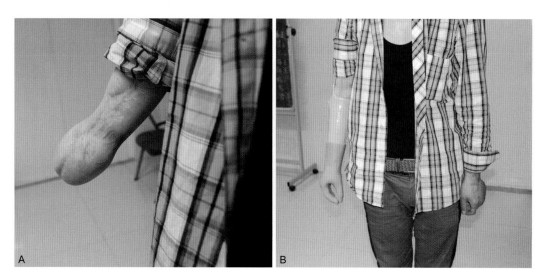

图 6-1-7　装配前臂假肢。A. 装配前；B. 装配后

（4）肘离断假肢：用于肘关节离断的截肢者，但考虑后期装配假肢肘关节的高度，应与健侧对称，差异不能太大，一般不建议在此平面截断（图 6-1-8）。

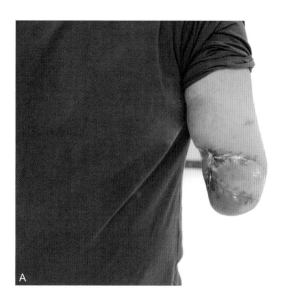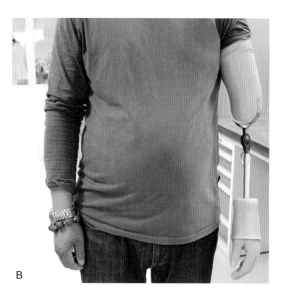

图 6-1-8　装配肘离断假肢。A. 装配前；B. 装配后

（5）上臂假肢：用于上臂截肢（通常为肩峰以
下有效残长 5 cm 以上，至肱骨外上髁 5 cm 以内）
的假肢（图 6-1-9）。

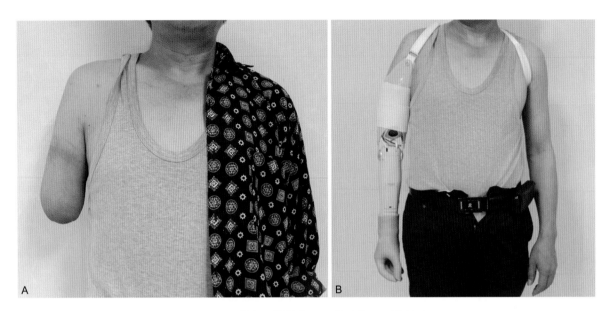

图 6-1-9　装配上臂假肢。A.装配前；B.装配后

（6）肩部假肢：用于肩关节离断、上肢带解脱
术（肩胛骨和锁骨截肢）及上臂极短残肢的假肢（图
6-1-10）。

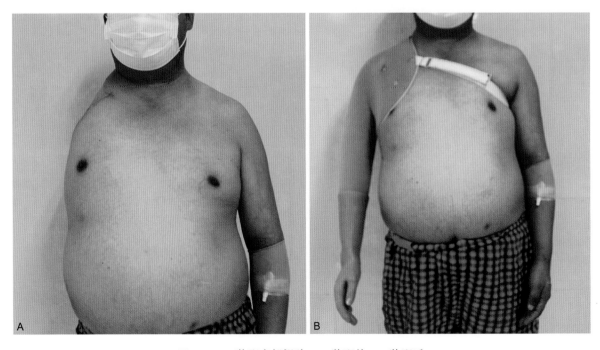

图 6-1-10　装配肩部假肢。A.装配前；B.装配后

2.下肢假肢

（1）部分足假肢：用于足部不同部位截肢的假肢，如踇趾、部分或全足趾截肢、跖骨截肢、跖跗关节离断、跗间关节离断或跗横关节离断等。部分足假肢的形式有多种，根据残肢条件及不同需求，有装饰性的足趾套和支撑蹬离功能的足套式和小腿式部分足假肢（图6-1-11）。

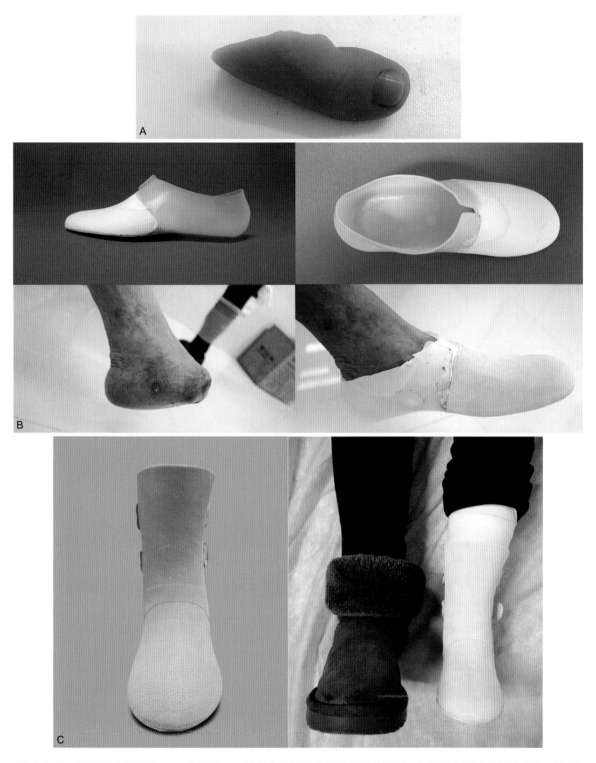

图6-1-11 装配部分足假肢。A.足趾套；B.足套式足假肢及配置前后效果图；C.配置小腿式足假肢前后效果图

（2）赛姆假肢：主要用于赛姆截肢术后的假肢，也适用于皮罗果夫截肢等经足踝部截肢术后（图6-1-12）。

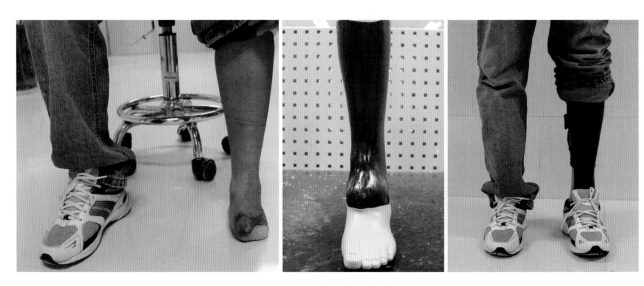

图 6-1-12　装配赛姆假肢

（3）小腿假肢：用于小腿截肢者（胫骨平台下有效长度 5 cm，至内踝上 3 cm 范围内）的假肢（图6-1-13）。

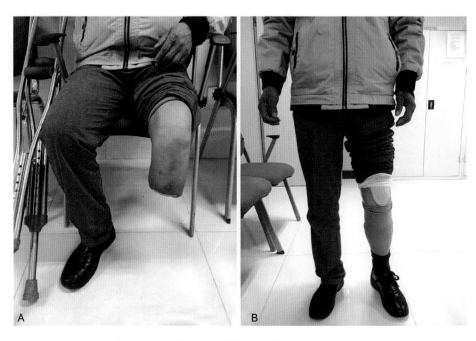

图 6-1-13　装配小腿假肢。A. 装配前；B. 装配后

（4）膝离断假肢：用于膝关节离断、大腿残肢过长及小腿残肢过短截肢者的假肢（图 6-1-14）。

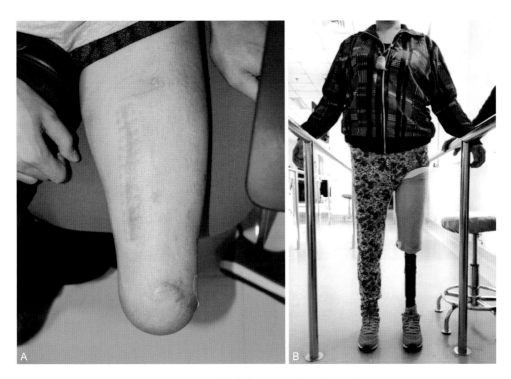

图 6-1-14　装配膝离断假肢。A.装配前；B.装配后

（5）大腿假肢：用于大腿截肢者（坐骨平台下有效长度 5 cm，至股骨髁以上）的假肢（图 6-1-15）。

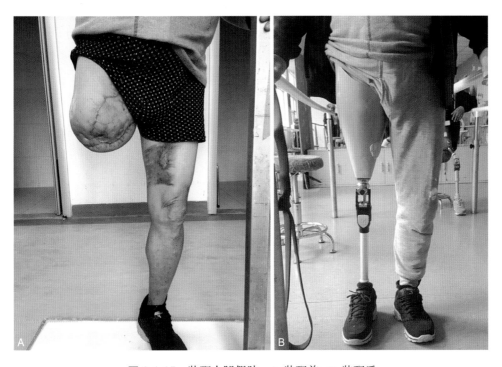

图 6-1-15　装配大腿假肢。A.装配前；B.装配后

（6）髋部假肢：用于髋关节离断、半骨盆切除和大腿极短（坐骨结节下5 cm以内）的假肢（图6-1-16）。

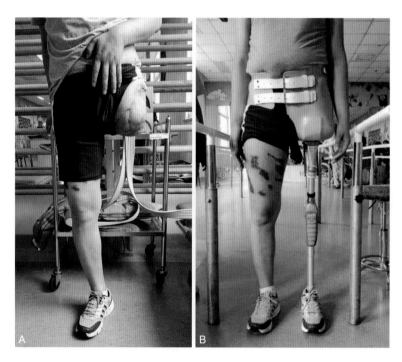

图6-1-16　装配髋部假肢。A.装配前；B.装配后

（二）按照使用目的分类

1.装饰性假肢　为佩戴后起到美观装饰的作用，不具备功能。此类假肢要求外观形状要近似于健侧，用于弥补外观的缺陷、平衡肢体，其重量较轻，多用于上肢高位截肢的截肢者。

2.功能性假肢　下肢日常用假肢都是功能性假肢，满足日常站立、行走和活动等功能。对于上肢假肢而言，功能性假肢区别于只有装饰性假肢的是：可通过残肢肌肉发出的肌电信号，控制假肢进行相应的动作。

3.工具性假肢　适用于生产作业，根据工作和日常生活活动来选择、更换专用工具的假肢。主要为上肢假肢的特制工具假手。

4.运动专用假肢：适用于相应运动项目的需要，多为下肢截肢后从事田径类或滑雪、游泳等专业运动员或运动爱好者使用。

（三）按照结构分类

1.壳式假肢　又称为外骨骼式假肢（图6-1-17）。多为传统式假肢，用木材、皮革、铝板或塑料等制作完成，由壳体承担假肢的承重及外形仿真。因这类假肢多难以进行符合生物力学对线原理及科学的装配，所以除运用一些改良后材料及工艺技术制作游泳、洗澡等专门用途的假肢外，极少用于临床装配。

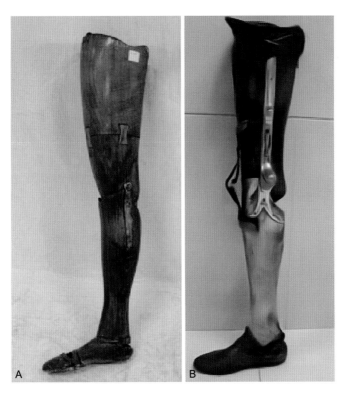

图 6-1-17　不同材质的大腿壳式假肢。A.木制；B.皮制

2. 骨骼式假肢　又称为内骨骼式假肢（图 6-1-18）。现代假肢系统都是骨骼式假肢，由接受腔、功能部件、连接部件和装饰部件四部分组成。

（四）按照材料分类

按照假肢接受腔的制作材料，可以分为皮质接受腔假肢、金属接受腔假肢、木制接受腔假肢、树脂接受腔假肢和塑料接受腔假肢。

（五）按照驱动假肢的动力来源分类

可分为自身力源假肢和外部力源假肢。自身力源假肢是由截肢者自身控制假肢所需动力的假肢，外部力源假肢是由外部力源驱动作为动力的假肢。

三、高新技术假肢的发展趋势

智能假肢技术、数字化假肢技术、增材制造假肢技术是高新技术假肢发展的重要方向。

（一）智能假肢技术的应用

按控制假肢的生物信号源分类，是针对采用生物信号源控制的电动假肢的细化分类。用于控制电

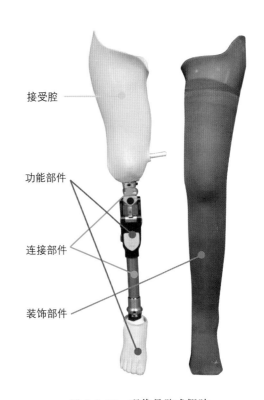

图 6-1-18　现代骨骼式假肢

动假肢的生物信号源分为肌电信号、神经电信号、脑电信号。由此，电动假肢分为肌电假肢、神经控制假肢、脑电控制假肢。目前，肌电假肢已得到广泛应用，而神经控制假肢和脑电控制假肢的智能假肢大多尚处在实验研究阶段，成熟的市场产品还不多。现有的假肢控制的信息源可分为两类，一类是与运动信息有关的物理量，如足底压力、步态周期、关节角度等；另一类是与人体生物信息有关的物理量，如肌电信号、脑电信号等。上肢已经实现了肌电控制，而智能下肢假肢均是通过采集与人体运动信息有关的物理量从而对假肢进行智能控制的。智能假肢是电子技术、计算机技术、网络技术与假肢部件结合的高新技术的产物。智能假肢自身需要拥有自行感知所处运行状态，并且可根据所处状态，自主决定并执行正确动作的假肢部件；拥有运算能力，可通过自身力源改变姿态或提供动力。智能假肢不仅极大地提升了假肢的功能，还解决了传统假肢部件无法实现的功能，为假肢使用者带来全新的体验。近年来，国内外智能假肢的研发和应用取得了进展，包括各种下肢智能膝关节、智能踝关节假肢，新型具有触觉反馈的仿生上肢假肢等。

（二）假肢装配工艺的发展趋势

近年来，假肢领域 3D 扫描、CAD/CAM、3D 打印等高新科技的发展，使得假肢的装配越来越得心应手，能够在无石膏的环境下，凭借假肢技术人员的经验在更短时间内，装配出效果理想的接受腔，大大缩短了制作时间，保证了假肢配置的成功率。数字化的应用，可以最大程度地保证截肢者相关信息保存的完整性，提高了假肢配置的时效性，能够在优质、高效、低耗的模式下，开启数据化装配。

1. 假肢接受腔计算机辅助设计与制造技术（CAD/CAM） 假肢装配是一项传统的手工业，它带有明显的手工业特点。这就是根据患者的残肢的形状特点，假肢技术人员采用不同的手法取型，修型，最后制作成针对这一患者的唯一适配的假肢接受腔。从根据尺寸敲制金属接受腔，到使用石膏获得患者残肢形状装配高分子材料接受腔以来，假肢技术人员一直在寻找一种更快速、更简便、更精确的方法来设计和制造假肢接受腔。20 世纪 80 年代，随着计算机辅助设计及制造 CAD/CAM 技术在假肢接受腔制作中的应用，临床医生和假肢技术人员拥有了一种强大的工具，能达到高度精确的形状并且

过程可重复。

CAD（computer aided design）是指工程技术人员以计算机为工具完成产品设计过程中的各项任务，如草图绘制、零件设计、装配设计、工装设计、工程分析等；CAM（computer aided manufacturing）是指制造人员借助于计算机完成从生产准备到产品制造出来的过程中各个环节与活动，如数控加工编程、制造过程控制、质量检测等。假肢接受腔制作中的计算机辅助设计和制造是指假肢技术人员在计算机系统的支持下，根据假肢接受腔的设计原理和阳型制作流程进行设计和制作的一项技术，这是假肢技术人员智慧、实际临床装配经验与系统中硬件和软件功能的巧妙结合。与一般的 CAD/CAM 系统不同，假肢 CAD/CAM 系统中硬件和软件配置与组织是不一样的，在系统中必须考虑患者残肢在采集数据和修型中的特点，才能有效地用于假肢接受腔设计与制造的全过程，即包括假肢接受腔的设计、修型方案、最终效果、阳型加工等。通过数字化将人体模型由原来的石膏取模改为三维扫描仪采集人体相关数据，将数据远程传输给计算机，在计算机上完成设计与修型，再将模型数据输入到数控雕刻机，雕刻出质量较轻的聚氨酯阳型。

CAD/CAM 技术会继续发展成为一种假肢业的主流工具。它将持续影响假肢技术人员的工作习惯，给自身和患者带来了极大的便利。CAD/CAM 技术已经很成熟和方便，与传统手工做法相比，假肢的质量会有大幅提高，工时会缩短。CAD/CAM 技术通过大量的计算机仿真优势，允许技师不断地提高他们的知识和技能，评估不同的修型方法对患者残肢的适配程度。如果假肢技术人员熟练地掌握了 CAD/CAM 技术，他们就变成了一个虚拟的手工劳动者。因为技术的进步，取型过程中时间很短而且不接触，患者也非常欢迎这项技术。

2. 假肢 3D 扫描取型技术 三维扫描仪（3D scanner）是一种科学仪器，利用仪器对现实世界中的物品或环境进行三维重建，在虚拟世界中创建实际物体的数字模型。三维扫描技术具有精度高、速度快、分辨率高、非接触式、兼容性好等优势，被誉为"测绘领域继 GPS 技术之后的又一次技术革命"。三维扫描仪的用途是创建物体几何表面的点云（point cloud），这些点可用来插补成物体的表面形状，越密集的点云可以创建越精确的模型（这个过程称作三维重建）。若扫描仪能够获取表面

颜色，则可进一步在重建的表面上粘贴材质贴图，亦即所谓的材质印射（texture mapping）。三维扫描成像技术有很多种。三维扫描仪可分为接触式（contact）与非接触式（non-contact）两种，其中非接触式的还分为激光和光栅式（结构光）、红外散斑三种扫描技术。进行残肢三维扫描的主要是非接触式。

3. 增材制造（3D打印）假肢技术　传统假肢在装配工艺上对假肢技术人员有严格的专业技能要求，而且需要根据每个患者的解剖学特征取型、修型、调整等，费时费工，价格也相对昂贵。近年来，国内外研究人员正在积极利用3D打印技术改进假肢的制造流程。假肢的外壳和接受腔等部分结构可使用3D打印技术制造（图6-1-19），关节等部分结构还要使用标准件。

4. 植入式骨整合假肢　又称"骨植入假肢配置技术"，将生物材料技术用于截肢者的康复，形成"人机一体化"产品。其原理是采用生物相容性材料制成植入体，将它一端植入与截肢者残端骨骼长成一体，另一端在体外与假肢连接，是假肢装配技术的革命。它彻底解决了通过接受腔和软组织传递力，生物力学不合理的弊端。假肢装配可与截肢手术同时进行。

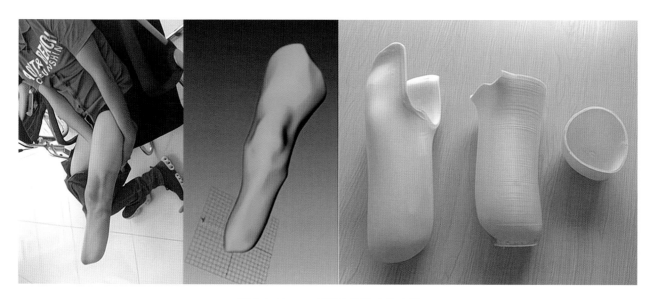

图6-1-19　3D打印在假肢中的应用

（胡　君　张晓玉　刘　菲）

第二节　假肢与骨外固定结合在肢体重建中的应用

一、装配假肢后不良残肢的肢体重建

假肢对于截肢者来说意义重大，是伴随其终生，用来替代或补偿失去肢体功能和帮助他们恢复或重建一定生活自理、工作和社交能力的体外辅具。假肢装配效果的好坏，会直接影响到他们日后的生活质量。为了适合现代假肢的良好佩戴，使其发挥出最佳代偿功能，对残肢的条件有所要求：残肢的外形为圆柱形、适当的长度、皮肤和软组织条件良好、肌肉力量正常、皮肤感觉正常、无畸形、关节活动不受限、无残肢痛和幻肢痛等。当残肢情况不能满足上述要求时，会对假肢装配带来一定影响。

（一）不良残肢的外形对装配假肢的影响

残肢整体呈圆柱形，便于假肢的悬吊和穿脱。当残肢呈现"圆锥形""棒槌形"或异形时，会造成假肢的悬吊或穿脱困难。

1.圆锥形残肢　圆锥形不利于假肢的悬吊，在临床装配中需借助悬吊装置帮助解决，根据锥形程度的不同，假肢内可选用硅胶套（图 6-2-1），假肢外可增加吊带裤（图 6-2-2）、皮带或者护膝（图 6-2-3）来帮助假肢的悬吊。

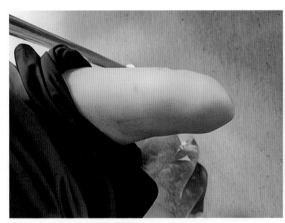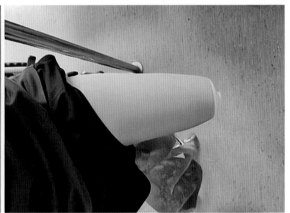

图 6-2-1　锥形残肢使用硅胶套帮助假肢的悬吊

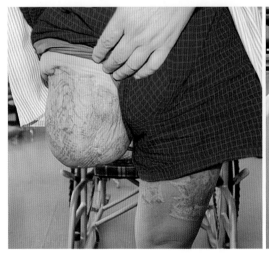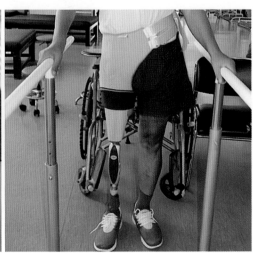

图 6-2-2　锥形残肢使用外置吊带裤帮助假肢的悬吊

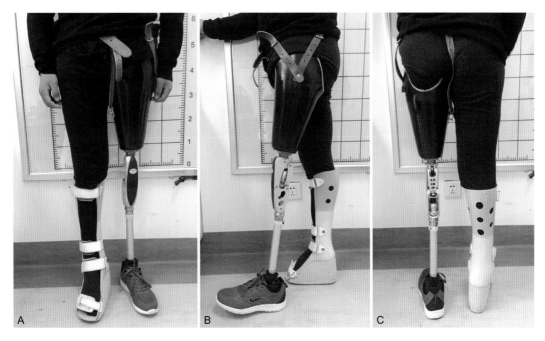

图 6-2-3 锥形残肢使用外置皮带帮助假肢的悬吊。A.正位；B.侧位；C.后位

造成残肢呈现圆锥形的原因大致归为三类：第一类是因创伤造成截肢的残肢，残端的软组织保留不足（图 6-2-4）；第二类是截肢术后，残肢肌肉萎缩严重；第三类是儿童截肢后，在生长发育期内，残肢骨的生长快于软组织和皮肤的生长，造成残端骨突明显（图 6-2-5）。

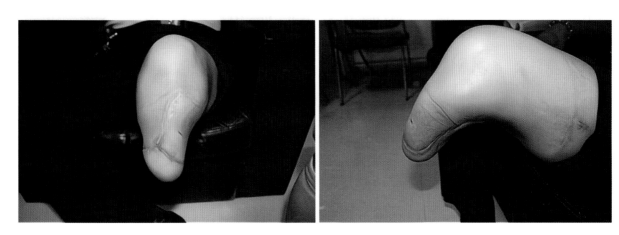

图 6-2-4 软组织保留不足的"锥形"残肢

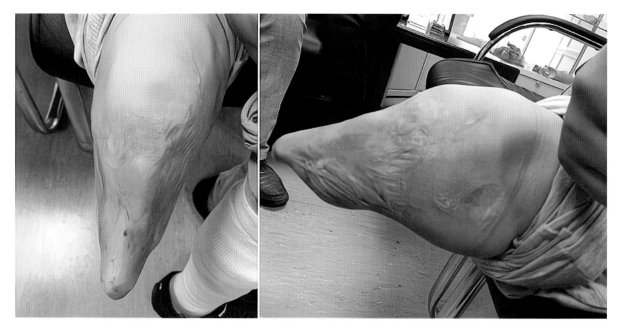

图 6-2-5　儿童因骨生长较快造成的"锥形"残肢

当存在特殊锥形，残端上下差异较大的情况，在临床装配中，标准规格的硅胶套不能满足对残肢服贴的包容时，就需要先制作一个服贴残端的硅胶帽（图 6-2-6），然后用硅胶垫来补足残肢形状，再与硅胶套配合，帮助残端更好地受力和悬吊假肢。

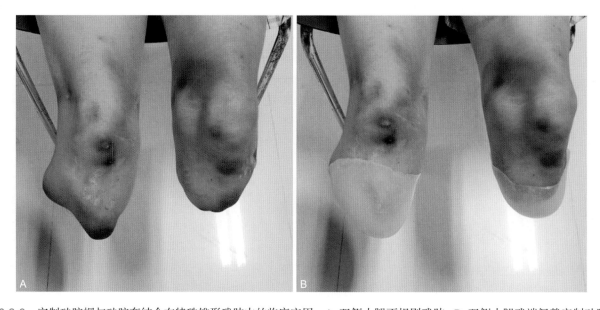

图 6-2-6　定制硅胶帽与硅胶套结合在特殊锥形残肢中的临床应用。A. 双侧小腿不规则残肢；B. 双侧小腿残端佩戴定制硅胶帽后整体外观

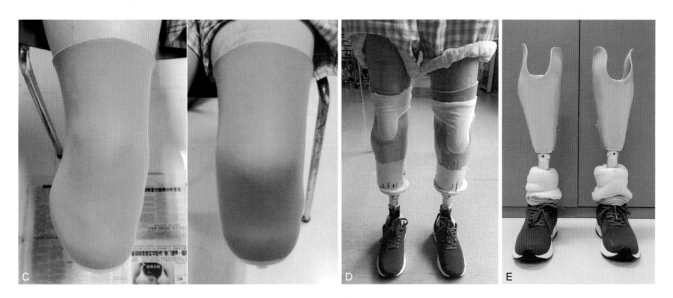

图 6-2-6（续）　C. 定制硅胶帽与硅胶套配合后的双侧小腿残肢整体外观；D. 半成品假肢的装配效果；E. 二次成型加固后的假肢

2. 棒槌形残肢　呈棒槌形会造成假肢的穿脱困难。根据残肢情况，分为可恢复型和不可恢复型，临床装配中对于这两种类型，解决的方法也不同。

（1）可恢复型：一般截肢术后不久，由于残肢的血液循环低下，容易出现残端肿胀，这种情况可通过对残肢进行一段时间的弹性绷带缠绕，帮助塑形（图 6-2-7）。

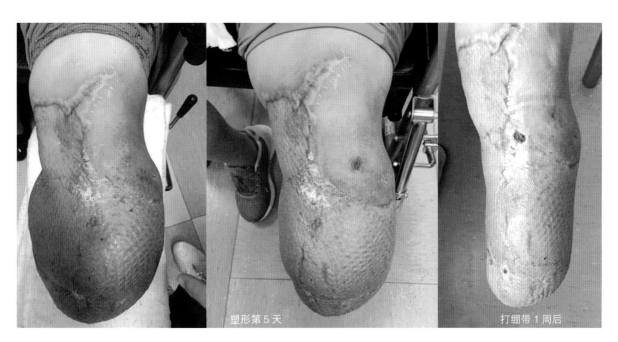

塑形第 5 天　　　　打绷带 1 周后

图 6-2-7　使用弹性绷带缠绕得到良好残肢形状

（2）不可恢复型：残肢软组织保留过多，通常出现在前臂截肢或小腿截肢时。临床装配有两种方案，第一是配置硅胶套，使用合适尺寸的硅胶套对残肢软组织进行一个均匀压缩，从而达到塑形的效果（图6-2-8）；第二是制作过程中，在内衬套的外层补全形状，方便穿脱（图6-2-9）。

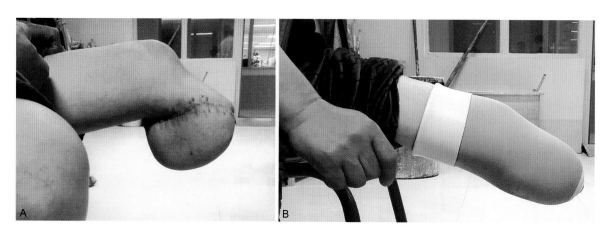

图 6-2-8　佩戴硅胶套后得到良好残肢形状。A. 软组织保留过多残肢矢状面观；B. 使用硅胶套后的残肢矢状面观

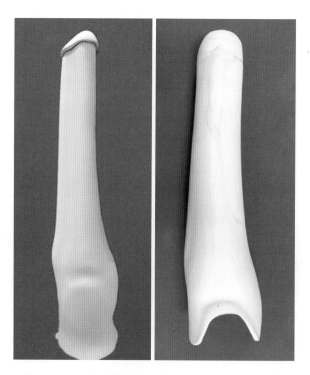

图 6-2-9　在内衬套上补全残肢形状，方便假肢穿脱

（二）残肢的长度对装配假肢的影响

按照残肢长度与健侧肢体的长度比例，可分为长残肢（80%以上）、中等残肢（30%～80%）和短残肢（小于30%）。假肢的理想装配残肢长度为中等残长，残肢长度过长和过短都会对假肢的装配效果带来一定影响。

1.残肢过长　一般来讲，残肢保留的长度越长，控制假肢的能力就越好。但这里还应当考虑到后期假肢装配时，假肢关节的安装空间。残肢过长，对假肢的装配效果也会有所影响，主要是影响装配后与健侧对称度较差，一定程度上影响美观性。

对于上肢截肢者来说，当前臂截肢保留残肢过长时（健侧前臂长度的80%），在后期装配功能型前臂假肢时，没有合适安装电池的空间，虽然目前市面上上肢假肢的电池产品有内置式，或薄厚不一的品种可供选择，但在一定程度上限制了对一些产品的选择；当上臂截肢残肢过长，无法保证合适的肘关节安装空间，无法保证假肢的上臂与前臂的合适比例，特别是当肘关节屈曲时，由于前臂过短，而导致假手不能够到嘴边，给截肢者带来无法吃饭及喝水等问题。

对于下肢截肢者来说，当小腿截肢保留残肢过长时，为保证装配后双侧下肢等高，对假足的结构高度就有极大的限制，假足的选择性就减小很多。当大腿截肢保留残肢过长时，没有足够的膝关节的安装空间，影响膝关节的选择，对于假肢的对线和假肢的外观都有一定的影响。大腿和小腿比例失调时，一定程度上还会影响假肢的步态。

2.残肢过短　残肢过短时，首先对假肢的悬吊带来很大的影响，悬吊难度加大；其次，影响到控制假肢的能力，增加假肢对线的难度，行走步态不佳。

（三）残肢的肌力

残肢肌力较差时，控制假肢的能力差，行走步态不佳。

（四）残肢的皮肤和软组织条件

残肢有良好皮肤覆盖和适当的软组织是必要的。残肢的皮肤要有适当的活动性和伸缩性。如残肢表面有瘢痕，在假肢接受腔的活塞运动中，会造成残肢疼痛和皮肤损伤，直接影响假肢的适配程度。

（五）关节功能

残肢关节有功能障碍时，会影响假肢功能的发挥，对线难度加大，行走步态不佳。

二、运用骨外固定技术装配疑难残肢假肢

假肢装配过程中，不良残肢的出现将会给假肢师带来巨大的考验，增加假肢装配的难度。骨外固定技术的引入可对不良残肢进行修复，会大大降低假肢装配的难度，并且会提升假肢装配的效果，为患者日后使用假肢、回归社会奠定基础。

病例1：患者男，34岁，外伤后行右小腿截肢术后，残肢长度（髌韧带至残肢底端）为5 cm。因残肢极短，装配假肢后，残肢对假肢控制能力较差，膝关节不稳定，行走步态不佳。使用带锁硅胶套后，对假肢的悬吊效果仍不佳。胫骨延长术后，残肢长度由5 cm延长至10 cm，残肢杠杆臂延长，控制假肢的能力较之前有很大提高，稳定性增加，行走步态接近正常，悬吊问题得以解决（图6-2-10）。

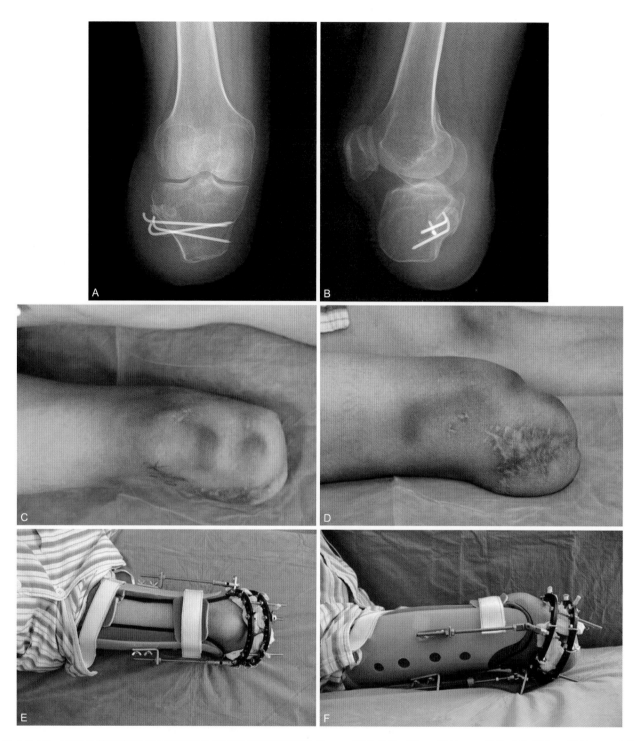

图 6-2-10　通过骨外固定技术对残肢延长得到良好假肢装配效果。A. 残肢术前正位 X 线片；B. 残肢术前侧位 X 线片；C. 术前残肢冠状面观；D. 术前残肢矢状面观；E、F. 矫形器与外固定结合无创技术解决残肢延长术中造成的关节挛缩

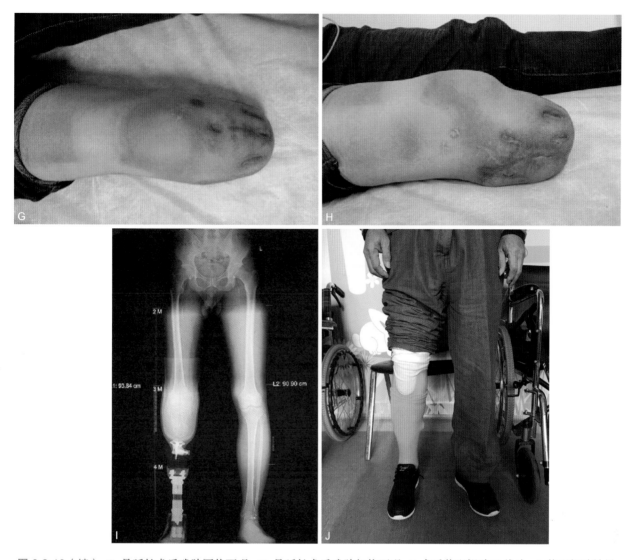

图 6-2-10（续） G.骨延长术后残肢冠状面观；H.骨延长术后残肢矢状面观；I.术后装配假肢 X 线片；J.装配假肢效果

病例 2：患者男，36 岁，外伤致右上臂截肢，残肢长度（肩峰至残端）为 8 cm，残肢极短。考虑到装配假肢残肢长度不足，决定对残肢进行骨延长手术。在残肢进行骨外固定延长过程中，患者想同步装配假肢，达到美容装饰效果，于是对假肢进行特殊设计和处理，使假肢与骨外固定器很好地结合（图 6-2-11）。

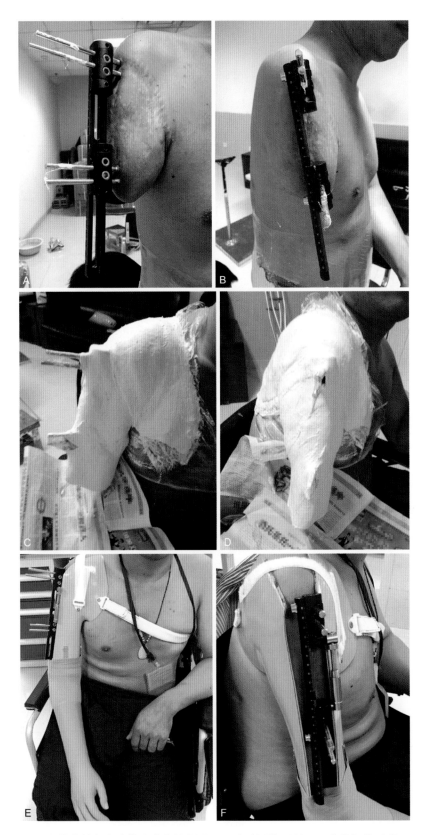

图 6-2-11 上臂假肢与骨外固定技术结合在肢体重建中的应用。A.残肢冠状面观；B.残肢矢状面观；C、D.对残肢用石膏绷带进行取型；E.装配假肢冠状面观；F.装配假肢矢状面观（假肢接受腔内已预留出所需延长的空间）

（胡　君　赵立伟　赵滋瑜　邵建建　杨小晶）

第三节　假肢与矫形器结合在肢体重建中的应用

一、在疑难下肢功能重建中的应用

（一）疑难下肢不等长残肢对矫形器装配的影响

临床工作中，一般将双侧下肢不等长分成几个不同的等级，为其配置不同的矫形器。

（1）双侧相差 1~3 cm 可以采取鞋内补高，可在鞋内放置补高鞋垫。

（2）双侧相差 3~7 cm 可考虑采用鞋内、鞋外同时补高的方法。

（3）若双侧相差 7 cm 以上，再采用鞋内、鞋外同时补高的方法时效果不是太好。第一，补高鞋垫在使用一段时间后，会产生形变；第二，鞋外补高导致换鞋不便，患者只能穿其经过补高的鞋，不可根据自己的喜好来更换其他鞋。

怎样在无创环境下，解决双侧下肢长度相差较大、美观及方便更换鞋子的问题？单纯通过矫形器难以解决。在临床工作中，遇到此类情况，应将假肢与矫形器结合，配置矫形假肢（图 6-3-1）。

根据矫形假肢的结构特点，足的部分可分为上下两层。上面一层为患者自己的足部，下面一层为补偿高度的假足。装配之后，首先能很好地补偿所需的高度，其次患者穿下口较宽松的裤子之后，基本上看不出来任何差异，步态上也趋于正常（图 6-3-2）。

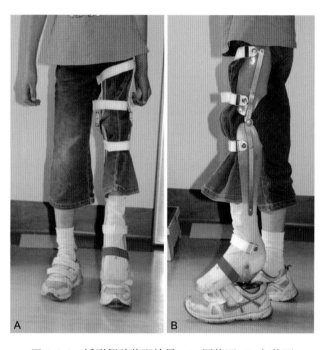

图 6-3-2　矫形假肢装配效果。A.冠状面；B.矢状面

普通型矫形假肢的制作，假足一般使用的是静踝足或者动踝足，连接件一般使用方锥双向管接头和可旋三爪，腿箍使用的材料是丙烯酸树脂或聚乙烯、聚丙烯，一具大腿矫形假肢的重量一般在 3.5 kg 左右。当为年龄较小、体重较轻、下肢不等长较大的儿童装配时，应对普通型矫形假肢的结构及功能部件进行优化处理，使得矫形假肢更轻便、结构更简单。

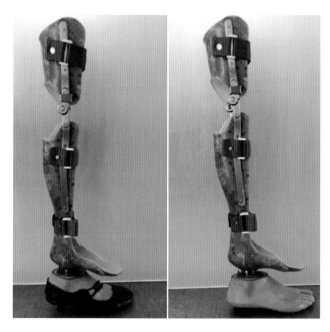

图 6-3-1　矫形假肢

（二）病例

病例 1：患儿男，5 岁。先天性右髋缺如，双侧下肢长度相差 18 cm。左侧下肢关节功能正常，右侧膝踝足关节功能正常，为其配置轻便型踝足矫形假肢，使双侧下肢等长，均匀负重，刺激骨的生长，为后期髋关节重建做准备。1 年后，运用骨外固定技术，行右髋关节重建手术。第一期手术治疗结束后，再次配置髋膝踝矫形假肢（图 6-3-3）。

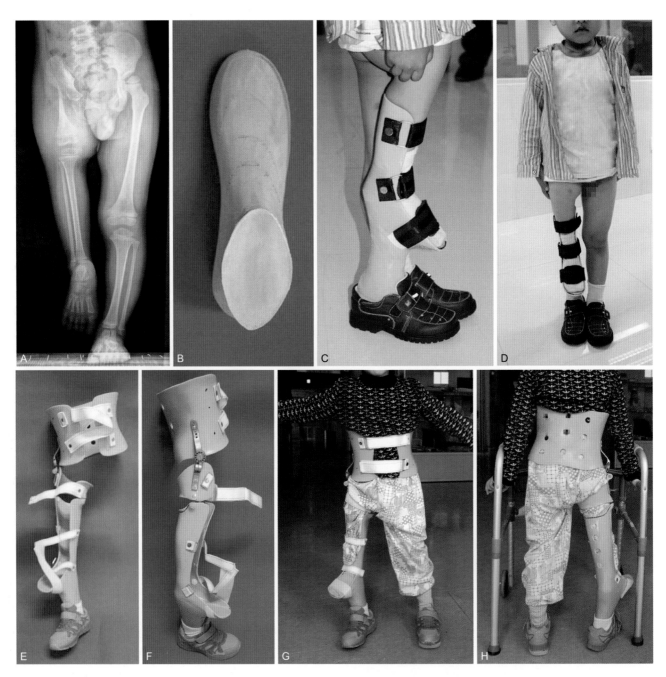

图 6-3-3　矫形假肢的临床应用：病例 1。A. 患儿双下肢全长正位 X 线片；B. 使用泡沫材料内置聚乙烯板材加强制作轻便定制假足与矫形器，足托部分采用壳式假肢代替骨骼式假肢的连接件；C、D. 装配踝足矫形假肢效果；E. 右髋关节重建手术后配置髋膝踝矫形假肢；F. 配置髋膝踝矫形假肢；G、H. 装配髋膝踝矫形假肢效果

病例 2：患儿男，2 岁。先天性左股骨近端缺如，双侧下肢长度相差 14 cm。右侧下肢关节功能正常，左侧膝踝足关节功能正常，为其配置轻便型踝足矫形假肢，使双侧下肢等长，均匀负重，刺激骨的生长，为后期髋关节重建做准备（图 6-3-4）。

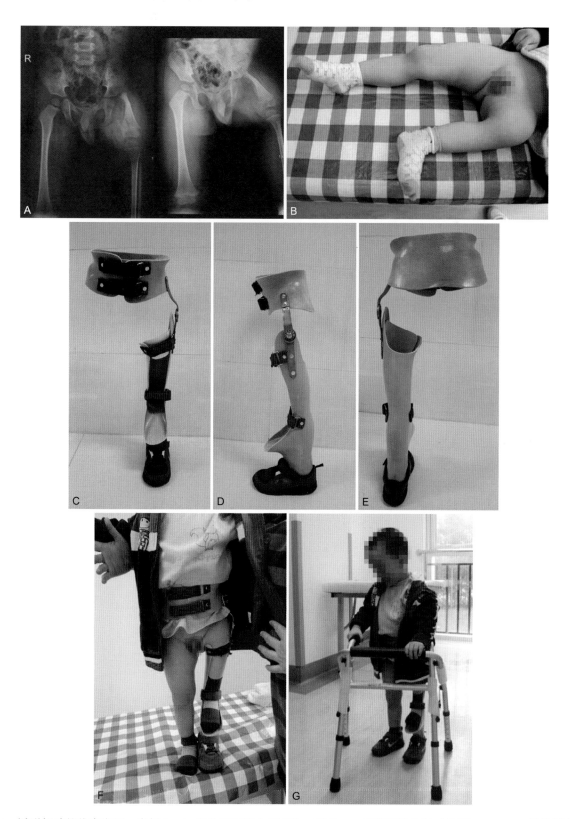

图 6-3-4　矫形假肢的临床应用：病例 2。A. 患儿双下肢全长正位 X 线片；B. 双侧下肢差异对比照；C、D、E. 髋膝踝足矫形假肢前、后、侧方位照片；F. 装配髋膝踝足矫形假肢后效果照片；G. 由于患儿双侧差异较大，还未下地学习走路，初期借助助行器练习行走

病例3：患儿男，5岁。先天性腓骨缺如，双侧下肢相差24 cm，左侧下肢关节功能正常，右侧踝足关节功能正常。为其配置轻便型膝踝足矫形假肢，使双侧下肢等长，均匀负重，刺激骨的生长（图6-3-5）。

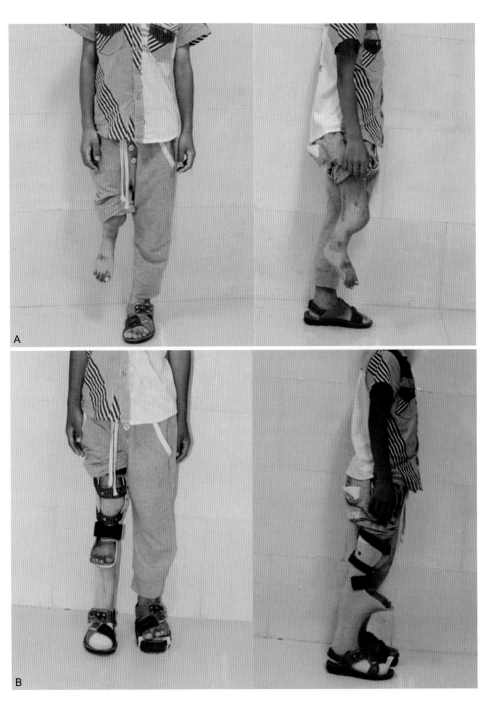

图 6-3-5　矫形假肢的临床应用：病例3。A.装配膝踝矫形假肢前；B.装配膝踝矫形假肢后

病例4：患儿女，12岁。双侧下肢相差12cm，左侧下肢关节功能正常，右侧髋膝踝足关节功能正常。为其配置轻便型膝踝足矫形假肢，使双侧下肢等长，均匀负重，刺激骨的生长（图6-3-6）。

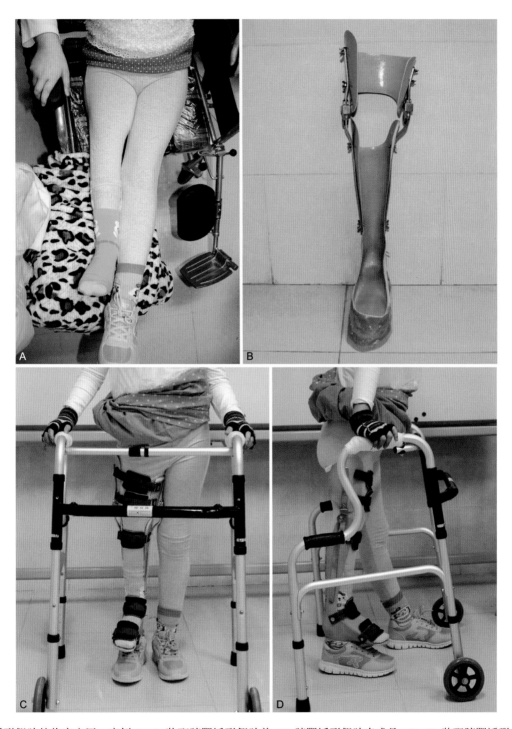

图6-3-6　矫形假肢的临床应用：病例4。A.装配膝踝矫形假肢前；B.膝踝矫形假肢半成品；C、D.装配膝踝矫形假肢后正位、侧位效果

二、在小腿截肢侧合并其他疾患中的应用

（一）在小儿麻痹症行小腿截肢术后的应用

脊髓灰质炎主要侵犯中枢神经系统的运动神经细胞，以脊髓前角运动神经元损害为主。患者多为儿童，发生分布不规则和轻重不等的弛缓性瘫痪，俗称小儿麻痹症。由于脊髓前角运动神经元受损，与之有关的肌肉失去了神经的调节作用而发生萎缩，同时皮下脂肪、肌腱及骨骼也萎缩，使整个机体变细。

小儿麻痹症是一种严重的致残性疾病，发病的结果会造成肢体的终生残疾，运动功能也会存在一定的障碍，如肌肉萎缩、肌力较差、关节畸形等。此种情况下，因某些原因导致截肢后，装配假肢就变得异常的困难，即便装配假肢，也没有足够的能力去控制假肢。此时，为了能更好地控制假肢，最

大限度地补偿缺失肢体的功能，就需要考虑矫形器的介入，利用假肢与矫形器结合稳定关节，限制异常的关节活动，矫正畸形，最大限度地重建正常的关节活动度、恢复肌肉力量。

病例5：患者男，56岁。1岁时患小儿麻痹症，右侧下肢运动功能障碍。2005年遭遇交通事故，行右下肢小腿截肢术。在伤口愈合之后，装配假肢。检查残肢侧情况：股四头肌肌力为2级，膝关节存在外翻及过伸畸形，考虑到肌力问题，膝关节屈伸控制受限，患者残肢条件无法控制假肢，不能解决患者日常行走的问题。所以，采取假肢与矫形器相结合的形式来为其配置假肢。在患侧大腿处装配大腿箍并连接膝铰链来增加膝关节的稳定性，膝关节支条下端按照膝部矫形器的对线与小腿假肢连接。膝铰链选配拉绳解锁的方式，方便患者在坐下或有屈膝需求时，可单手解锁（图6-3-7）。

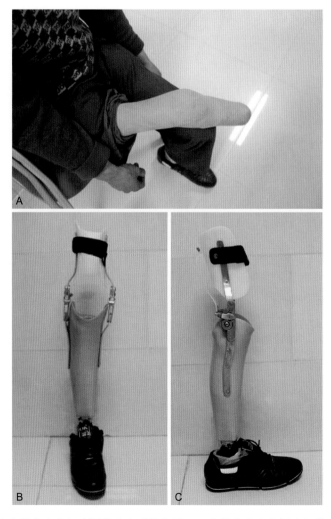

图 6-3-7　假肢与矫形器结合在小儿麻痹症行小腿截肢术后的应用。A.小儿麻痹症患侧小腿截肢术后残肢；B、C.大腿处装配矫形器，大腿箍连接膝铰链增加膝关节稳定性与小腿假肢结合

（二）在残肢近端骨折未愈合中的应用

残肢侧需要一定时期的固定保护，故一段时间内不能负重。但假肢尽早装配，对于截肢患者来说，意义重大。比如，可以帮助消除或减缓幻肢痛、消除残肢水肿、恢复肌力，等等。所以，为了能尽早装配假肢行走，获得更好的控制假肢的能力，就需

要矫形器的介入。利用矫形器对残肢近端的包裹及膝铰链的配置，增加膝关节的稳定性，最大限度地对残肢近端进行固定保护。

病例 6：患者男，外伤致右小腿截肢，合并右大腿骨折，髓内针固定。装配假肢时，右股骨骨折未痊愈，为能尽早装配假肢下地走路，将假肢与矫形器结合，帮助患者下肢功能重建（图 6-3-8）。

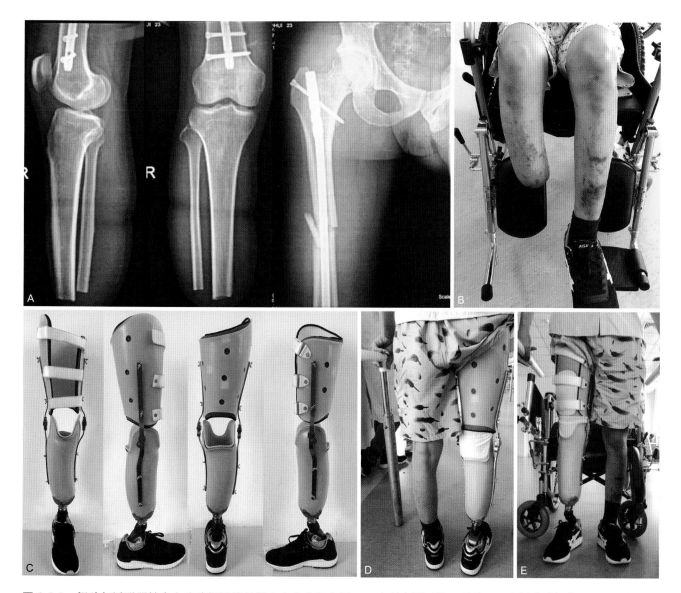

图 6-3-8　假肢与矫形器结合在残肢侧近端骨折未愈合中的应用。A.患者右侧下肢 X 线片；B.右侧残肢冠状面观；C.大腿处装配矫形器，大腿箍对股骨加以固定保护，用膝铰链连接小腿假肢增加膝关节稳定性；D、E.装配后效果

（胡　君　刘　菲　陶　静　王　芸　李向阳）

参考文献

[1] 中华人民共和国国务院. 关于加快康复辅助器具产业发展的若干意见 (国发〔2016〕60号).

[2] 中华人民共和国国务院. 关于印发新一代人工智能发展规划的通知(国发〔2017〕35号).

[3] 国家质量监督检验检疫总局, 国家标准化管理委员会. GB/T 16432–2016/ (ISO 9999: 2011)康复辅助器具分类和术语. 北京: 中国标准出版社, 2016.

[4] 张晓玉. 伤残辅助器具装配知识指南. 北京: 中国人事出版社, 2003: 333-335.

[5] 武继祥. 假肢与矫形器的临床应用. 北京: 人民卫生出版社, 2012.

[6] 金德闻, 张济川等. 康复工程与生物机械学. 北京: 清华大学出版社, 2011. 1: 487-492.

[7] 张晓玉. 智能辅具及其应用. 北京: 中国社会出版社, 2012, 3: 158-168.

[8] 喻洪流. 假肢学. 北京: 人民卫生出版社, 2020.

第七章 佩戴矫形器后常见并发症及注意事项

矫形器通过三点力学系统来矫正肢体畸形和异常体位、保持关节正常对线、纠正异常步态等，但长时间固定和矫形力的作用，往往会带来两种主要负面效应：一是导致躯干或肢体长期处于静止状态，即制动状态；二是使躯干或肢体长时间受压，即局部机体组织持续受到压力作用。长时间的受压和制动就会出现一系列的副作用，是矫形器矫正过程中不可忽视的环节。

第一节　常见并发症

一、皮肤问题

因矫形器及粘贴内衬垫或压力垫是由一些化工材料所制成的，透气、吸汗性较差，某些过敏体质的人或处于高敏状态的人佩戴矫形器后常见的皮肤问题有皮炎、湿疹、胖胝及压疮。

（一）类型

1. 压疮　压疮是指局部组织持续受压导致组织缺血、缺氧，皮肤完整性改变，同时可能伴有皮温升高、颜色改变、局部疼痛等症状，常见于骨隆突处。

正常人体毛细血管动脉端压力为 4.26 kPa 左右，实验证明，如局部受压超过上述压力，而且持续时间超过 2 小时，局部皮肤、脂肪、纤维结缔组织和肌细胞即可出现不可逆的缺血性改变，最后导致坏死而形成临床上的压疮。

压疮的发生主要取决于两个因素：压力和组织耐受力。压力的强度及组织受压的时间是造成压疮的重要因素，而组织耐受力（患者自身的皮肤状况及微环境）也是造成损伤的重要方面。温湿度过高，局部组织潮湿，皮肤耐受力下降；温湿度过低，皮肤过于干燥易导致角质层变薄，从而导致压疮的发生（图 7-1-1）。微环境指皮肤表面及其周围的环境，维持良好的血液循环，避免组织长时间受压，避免过高温湿度，避免细菌感染和液体刺激，这些是预防压疮的重要措施。

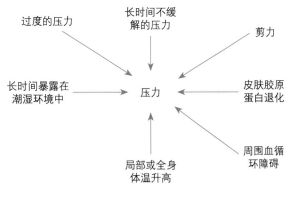

图 7-1-1　压疮的原因

根据严重程度，压疮分为4度，见表7-1-1。

表7-1-1 压疮的分级

Ⅰ度：有红斑出现，但皮肤完整
Ⅱ度：皮肤有破损，累及表皮或真皮
Ⅲ度：皮肤破坏深达皮肤全层，但未穿过皮下组织，在筋膜之上
Ⅳ度：组织破溃深达肌肉或骨组织

2. 皮炎和湿疹　皮炎和湿疹都是发生在皮肤浅层的炎症性疾病，它们有着共同的临床表现。目前在皮肤科学界对湿疹的定义还有不同观点，有许多学者认为皮炎和湿疹是等同的，比如脂溢性皮炎也可称为脂溢性湿疹。也有许多学者认为皮炎泛指皮肤的炎症，故皮炎可以包含湿疹，而湿疹不能包含皮炎。

湿疹的发病原因十分复杂，既有内在因素，也有外在因素，还有二者的相互作用。内在因素包括精神紧张、失眠、过度疲劳、情绪变化、内分泌失调、感染、新陈代谢障碍等；外在因素包括日光或紫外线照射、寒冷、干燥、多汗、摩擦以及各种动物皮毛、植物、化学物质等。

3. 胼胝　俗称"老茧"，是皮肤长期受压迫和摩擦而引起的皮肤局部扁平角质增生，为机体的保护性反应。患处皮肤增厚、粗糙，有坚硬隆起的斑块。一般无明显不适。严重者会出现疼痛（图7-1-2）。

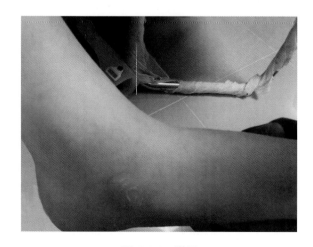

图 7-1-2　胼胝

（二）预防与处理

1. 矫形器要保持清洁，无污积。用清水清洗，或乙醇消毒。

2. 矫形器内应穿紧身棉质衣服，衣服平整无皱、无侧缝或者将接缝朝外穿。在穿侧弯矫形器时女孩尽可能不佩戴硬边胸罩。衣服汗湿时及时更换。

3. 第一次佩戴矫形器应逐渐适应，一是定期松解矫形器，可以减小对皮肤表面的压力作用，减少压力持续时间。二是矫形器治疗师及护理人员要经常检查患者受压区的状况，特别是矫形器直接施压部位的压力强度，一旦出现血液循环障碍或皮肤发白等早期损害征象，应立即调整或取下矫形器。三是避免矫形器对骨突起或关节部位的压迫及摩擦，如果治疗时确实需要在骨突或关节部位施压，则应在皮肤与矫形器之间加用软性衬垫以缓解其压力作用。

如刚开始穿矫正类的矫形器，压力大的地方出现皮肤局部发红，应脱掉矫形器，间隔几小时再佩戴，但不能使用油膏、创可贴或敷料等。如适应了2周左右还有这种情况或加重，可能是矫形器结构不良所致，应及时到矫形器制作师处调整。

4. 佩戴过程中出现骨突部位的疼痛或皮肤的压疮或水疱，应停止佩戴矫形器并及时到矫形器制作师处调整或更换。如果皮肤压伤严重应及时到普外或烧伤科处理。

5. 皮肤出现皮炎和湿疹及时到皮肤专科就诊。

二、关节功能问题

（一）类型

1. 软组织粘连、关节僵硬与挛缩　人体在运动方面的活动能力与关节、肌肉、韧带的灵活性和柔韧性有密切的关系。关节、关节囊、韧带、肌肉等组织是关节运动功能的基础。

长时间固定出现软组织粘连、关节僵硬与挛缩，其与肌腱、软组织和肌肉特性密切相关。①肌腱和韧带：由结缔组织组成，其中含有粗大而致密的胶原纤维囊，囊间又散布有成纤维细胞，该细胞呈星形，其细胞突伸展于胶原纤维束之间，肌肉收缩时产生的张力，即与存在这种结构有关。胶原纤维是一种交错排列的原胶原细杆的集合物，组成一个64 nm的囊带，平行的胶原单位之间的化学键使胶原纤维具有抗伸展的弹性。②疏松结缔组织：其他组织器官与关节囊、筋膜、肌间层等组织之间有疏松结缔组织，它们能在有限的范围内活动。若加以牵拉，可以慢慢伸长；若不活动，它们将缩短和固定。③肌肉组织：每条肌纤维膜的表面上，附着有数以千计的网状纤维，胶原纤维和这种网状纤维向各个方向伸展，形成一个疏松的网，其作用是使运动柔和，同时又使过度的运动遇到一种阻力。机体某一部分受到制动时，胶原与网状结构即收缩，网眼缩小，疏松的组织变得致密而坚实。

从上述组织的特性来看，为维持活动度必须经常活动，使上述组织保持弹性，使结缔组织处于一种疏松的网状状态。如限制了活动，结缔组织将由疏松变为致密状态，并迅速出现纤维化。实验证明，制动4天左右即出现这种纤维化。正常关节固定4周，由于致密结缔组织的形成，活动功能就会降低或消失。

所以，长时间佩戴矫形器固定制动，容易引起关节僵硬挛缩。相关研究表明，关节在任何位置的长时间制动将使胶原纤维和网硬蛋白沉淀，形成致密的网状结构，取代了疏松的网状组织，造成肌肉纤维和胶原纤维缩短。观察证明，受伤关节固定2周就会导致结缔组织纤维融合，致使关节运动功能受限。而且肢体的位置、制动的时间、关节活动范围以及原发病因素等均会直接影响挛缩发生的速度。

2. 关节软骨退行性变　制动引起循环功能障碍，导致关节液质量下降，从而引起关节软骨退变；关节的交替运动提供了使液体穿过软骨表面往返流动的动力，制动使关节软骨失去挤压效应，关节软骨吸取关节液营养的能力下降，从而导致关节软骨退变。

（二）预防与处理

1. 尽可能不固定正常的关节。为了防止正常关节因制动而出现僵硬、挛缩，在矫形器设计之初，就需要尽可能地减少对正常关节的固定，或者仅考虑对关节的某些平面活动进行限制。

2. 在一些确需对相邻的正常关节进行固定的骨折，如骨折明显移位的患者在复位以后进行矫形器固定治疗时，需要将相邻的上下两个关节一并进行固定。在佩戴矫形器的过程中，每天需要在治疗师帮助或指导下做2~3次的被动运动，使关节活动度达到最大，以此来预防关节挛缩。

3. 需要用矫形器固定的患处关节，尽可能固定

于功能位。如肱骨骨折的患者，一般需要使用矫形器将肘关节固定在90°屈曲的功能位上；股骨中下段或胫骨上段骨折一般需要把膝关节固定在伸直位。踝关节骨折或韧带损伤的患者需要固定于背屈90°功能位。对于这些需要较长时间固定的患者，每天应在治疗师帮助或指导下进行关节的被动运动或主动活动以维持关节最大的活动范围，以防止固定关节的僵硬挛缩和畸形。

三、肌肉问题

（一）类型

1. 失用性肌萎缩与肌无力　由于制动限制了机体肌肉活动，引起肌力、肌耐力与肌容积的进行性下降。有研究报道，当肌肉完全休息时，肌力每日下降1%~3%，每周下降10%~15%，这种肌无力现象同时也伴有明显的组织学改变及肌容积减少等。

2. 导致肌痉挛程度加重　痉挛是一种运动性功能障碍，是上运动神经元损伤的基本表现之一。其病理机制是由于患者牵张反射兴奋性增高，导致速度依赖性的张力性牵张反射亢进，同时伴随腱反射亢进。有学者从痉挛角度分析认为，轻度痉挛患者通过联合应用关节活动度训练、佩戴矫形器及口服药物等可以获得满意疗效，而对于重度痉挛患者采用上述保守治疗则见效不大，应尽早选择药物注射技术或矫形手术改善其功能状况。

（二）预防与处理

1. 矫形器应尽可能地设计为带铰链的可活动式。例如腓总神经损伤患者，由于背屈肌无力导致足下垂，可选用带踝铰链的踝足矫形器。

2. 预防肌肉萎缩。①在矫形器固定情况下进行肌肉等长训练，即肌肉主动进行收缩与放松而不引起关节角度改变；②在保持关节及机体稳定性的基础上进行肌肉牵伸训练，每日1~2次，每次牵伸肌肉5~10遍；③在矫形器的保护下，采用双相脉冲电流刺激相关肌肉，诱发肌肉运动，每次持续刺激30~40分钟。

3. 防止诱发或加重肌肉痉挛。在矫形器设计和制作上，一定要根据患者肌肉痉挛情况，选配合适的矫形器，避免局部受力不当诱发或加重肌肉痉挛。对于肌肉张力较高的患者，如果在短时间内频繁地穿脱矫形器或穿脱动作粗暴等也常会刺激肌张力增高，应在佩戴矫形器前，采用轻柔、缓慢的牵伸手

法使患者高张力肌肉放松，然后再佩戴矫形器并持续牵伸 2 小时以上，则有助于放松肌张力过高的肌肉。

四、骨质疏松

（一）原因

骨骼和肌肉都属于应力感应性组织，缺乏应力刺激就会导致骨代谢异常，成骨细胞活动减弱，破骨细胞活动增强，骨钙流失，导致骨质疏松。机体全身或某个肢体完全制动，导致应力减退或缺乏，可诱发全身性或局部性骨质疏松。这种情况常见于骨折后、四肢瘫、截瘫、脊髓灰质炎或脑血管意外等患者。肢体一般经制动 3 个月后，采用放射学方法即可发现机体有骨量丢失。有学者研究发现，由于制动而引发弥漫性骨质疏松的患者，可在比较短的时间内丢失全部骨量的 30%～40%。

（二）预防与处理

临床实践证明，对制动诱发骨质疏松的预防胜过对骨质疏松的治疗目前可采取的方法包括：

1.控制佩戴时间　除了骨折患者外，大多数患者均应避免无间断地连续佩戴矫形器，每天应适当地取下矫形器或在矫形器保护下进行肢体主动活动，以防止骨量丢失。

2.运动训练　对机体骨发育无疑具有显著促进作用，能增强骨代谢、加大骨能负载、强化骨密度、增加骨矿含量，可指导患者做一些主、被动运动。

3.站立和行走训练　应鼓励装配下肢矫形器的患者尽早下床活动，如斜床上运动、站立行走训练等。

4.物理治疗　如紫外线照射能弥补因光照不足对骨发育的负面影响，经皮神经电刺激、干扰电及各种温热疗法对缓解骨量丢失都具有一定作用。

五、神经损伤

（一）原因

矫形器设计制作的不合理或佩戴不恰当，会造成臂丛神经、腰丛神经、腓总神经的卡压，引起相应神经损伤，引起上肢或下肢的麻木或无力。

1.臂丛神经

（1）臂丛的组成和位置：由第 5～8 颈神经前支和第 1 胸神经前支的大部分纤维交织而成。该丛的主要结构先经斜角肌间隙向外侧传出，继而在锁骨中段的后方行向外下进入腋窝。组成臂丛的 5 条脊神经前支经过反复分支、交织和组合后，最后形成 3 个神经束。在腋窝内，3 个神经束分别走行于腋动脉的内侧、外侧和后方，将该动脉的中段包围在中间。臂丛在斜角肌间隙处恰位于锁骨下动脉的后上方，此处臂丛的神经束最为集中，且位置较浅。

（2）臂丛的分支：臂丛分支较多，根据发出的部位将其分为锁骨上分支和锁骨下分支两大类。锁骨上分支在锁骨上方发自臂丛尚未形成 3 条神经束之前的各级神经干，锁骨下分支则在锁骨下方发自臂丛的内侧束、外侧束和后束。

（3）臂丛的损伤原因：臂丛的急性损伤可分为开放性或闭合性损伤。在开放性损伤中，创伤常由于枪弹射击或锐器穿透累及丛的浅表部分。在闭合性损伤中，牵引或压迫臂丛常常是致病因素（图 7-1-3）。

如果脊柱或上肢矫形器的腋下过高或在腋三角的位置包容不够就可能损伤到臂丛神经（图 7-1-4）。

2.腓总神经

（1）腓总神经的位置：源于第 4 及第 5 腰前支和第 1 及第 2 骶前支，在腘窝上角由坐骨神经发出后，沿腘窝外侧、股二头肌肌腱内侧向外下走行，至小腿上段外侧绕腓骨颈向前穿腓骨长肌后，分为腓浅神经和腓深神经（图 7-1-5）。腓浅神经在腓骨长、短肌和趾长伸肌之间下行，分出肌支支配腓骨

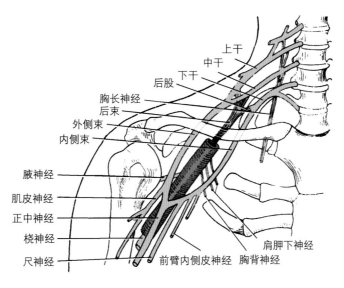

图 7-1-3　臂丛神经

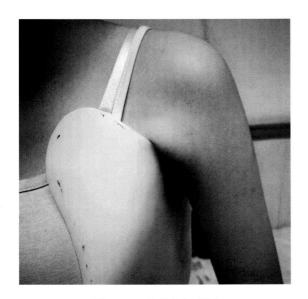

图 7-1-4　臂丛神经受压

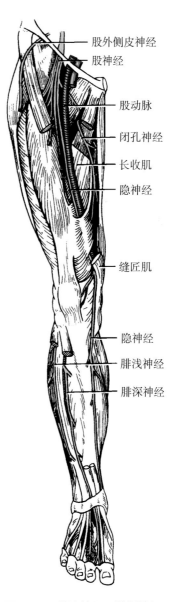

图 7-1-5　腓浅神经、腓深神经

长、短肌，主支在小腿中下 1/3 交界处浅出为皮支，分布于小腿外侧、足背和第 2~5 趾背的皮肤。腓深神经分出后在腓骨与腓骨长肌之间斜向前下行，后随胫前血管于胫骨前肌和趾长伸肌之间，继而在胫骨前肌与踇长伸肌之间下行，最后经踝关节前方达足背。沿途发支分布于小腿前肌群、足背肌及第 1、2 趾相对缘的皮肤。

（2）损伤原因：腓总神经在腓骨颈处的位置非常表浅，易受损伤。受伤原因是由于压迫、牵拉或撕裂导致起源处创伤。受伤后表现为足背屈无力，足趾不能伸。踝足矫形器的外侧边缘过高，或下肢矫形器中腓骨颈的位置压力过大，都有可能损伤到腓总神经。

3. 腰丛

（1）腰丛的组成和位置：位于腰大肌深面、腰椎横突的前方，由第 12 胸神经前支的一部分、第 1~3 腰神经前支及第 4 腰神经前支的一部分组成（图 7-1-6）。该丛发出的分支主要分布于腹股沟区、

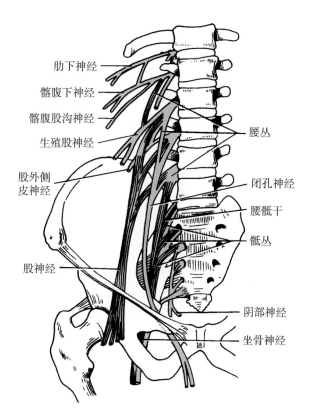

图 7-1-6　腰丛

肋下神经
髂腹下神经
髂腹股沟神经
生殖股神经
股外侧皮神经
腰丛
闭孔神经
腰骶干
骶丛
股神经
阴部神经
坐骨神经

大腿前部和大腿内侧，亦有短支支配附近的髂腰肌和腰方肌。

（2）腰丛的分支：腰丛可分为髂腹下神经、髂腹沟神经、股外侧皮神经、股神经、闭孔神经和生殖股神经。

（3）损伤原因及表现：腰丛其中的一个分支股神经，自腰大肌外侧缘发出后，在腰大肌和髂肌之间下行到达腹股沟区，在腹股沟韧带中点稍外侧从深面穿经该韧带，于股动脉的外侧进入大腿的股三角区，发出数条支分布于髂肌、耻骨肌、股四头肌和缝匠肌。股神经受损后的主要表现有：屈髋无力，坐位时不能伸膝，行走困难，膝跳反射消失，股四头肌萎缩，髌骨突出。大腿前面和小腿内侧面皮肤感觉障碍。

脊柱侧弯的患者因脊柱在额状面的弯曲会使脊柱两侧的神经长度发生改变。当患者佩戴侧弯矫形器后，脊柱的侧弯角度得到矫正，同时神经的长度会再次发生改变，外力的这种突然改变，引起腰丛神经被过度牵拉。有些患者就会出现腰丛神经支配区域的神经症状。

腰丛的另一个分支股外侧皮神经由腰 2~3 神经根组成。从腰大肌外侧缘穿出后，向前外侧走行，横过髂肌表面至髂前上棘稍内侧，经腹股沟韧带深面进入股部。在髂前上棘下方 5~6 cm 处，该神经支穿出深筋膜分布于大腿前外侧份的皮肤。

脊柱矫形器或腰围过紧在髂前上棘处压迫常引起其支配皮肤区域的感觉过敏或减退，这种现象称为"感觉异常性股痛"。

（二）预防与处理

做好矫形器设计和适配是防止出现神经损伤的主要方法，同时要指导患者正确佩戴和使用矫形器，告知矫形器可能出现的副作用，一旦出现局部麻木、无力，应及时停止佩戴矫形器，并与医生或制作师联系、复诊，对矫形器进行修改或调整。

（武继祥　林永辉　赵聪瑜）

第二节　注意事项

一、佩戴时间

任何矫形器第一次佩戴在身体和心理都会有一个适应的过程，应根据治疗需要确定矫形器的佩戴时间。

1. 固定用矫形器　佩戴时间可能比较长。如脊柱椎体骨折术后的患者，佩戴胸腰椎矫形器，需要根据临床复查的情况佩戴 3~6 个月。四肢骨折保守治疗的患者，用矫形器固定需要佩戴 4~6 周，如果骨折愈合不佳，有些患者可能需要佩戴 8 周左右。

2. 矫正用矫形器　矫正用矫形器的穿戴有一个适应的过程，要遵循循序渐进的原则，一般有 1~2 周的适应过程。

（1）需要整天佩戴的矫形器：如脊柱侧弯矫形器，佩戴时间：①第一阶段（第 1 天、第 2 天）：白天每隔 2 小时，脱下矫形器查看皮肤是否变红，有否明显的压力点；晚上可以不穿。②第二阶段（第 3 天、第 4 天）：坚持每天佩戴矫形器 12 小时，可以试着在睡觉时佩戴几小时矫形器。③第三阶段（第 5 天、第 6 天）每天穿 16 小时，坚持日间佩戴矫形器，可能的话睡觉时也佩戴。每隔 4 小时检查皮肤状况。④第四阶段（第 7 天、第 8 天）：每天佩戴 22~23 小时，除去做清洗、护理皮肤和做康复训练的时间，其余时间坚持佩戴矫形器。

（2）需要部分时间佩戴的矫形器：如矫正 X 形腿或 O 形腿的矫形器，多为夜间佩戴。部分较轻的脊柱侧弯患者也可佩戴夜间侧弯矫形器。也要遵循循序渐进的原则，从刚开始每天佩戴 2 小时，慢慢增加时间，适应后坚持佩戴。

（3）补偿性矫形器：如双腿不等长的补高矫形器，补缺的矫形鞋、截瘫行走器等，通常是在进行康复训练和功能活动时使用。

二、不同矫治阶段的压力调整

1. 在佩戴矫形器 1 个月左右，已适应了矫形器的压力，感觉受压部位压力不够大时，可以通过贴垫子来加大压力。例如侧弯矫形器、X 形腿或 O 形腿的矫正。

2. 患者因长时间制动或者烧伤瘢痕挛缩而导致的关节挛缩，在使用抗挛缩矫形器时，需要根据患者的康复进展，按康复治疗师要求进行调整。

三、更换矫形器

1. 因材料特性、老化或外在原因使矫形器部件有损坏而无法使用。如聚丙烯板材具有室温或低温环境冲击强度较差的特性，矫形器遭受外力撞击时可能破损；带关节铰链的矫形器因关节损坏而无法使用时，均需要更换矫形器。

2. 随着患者的成长，矫形器变小或变短。如脊柱侧弯矫形器，患者身高长高 3 cm 以上就建议重新更换。如不及时更换，力点位置偏低可能会影响矫正效果，甚至使侧弯加重。下肢矫形器，如踝足矫形器，当患者足已超出矫形器的边缘，或患者小腿部位变粗，矫形器边缘间距不够时，均需要更换矫形器。

3. 矫正性矫形器在佩戴 1 年左右要复查，如畸形没有改善或畸形加重，则需要更换。

四、心理疏导

1. 长时间使用矫形器后，有些患者可能出现心理依赖。矫形器使用中的一个重要原则是将其视为暂时的工具，一旦患者功能恢复、症状改善，就应及早放弃矫形器治疗。对于无须继续使用矫形器而又对矫形器存在依赖心理的患者，矫形器师应耐心向患者解释，并同时对其进行试验性训练以消除患者对矫形器的心理依赖性。

2. 矫形器作为身体外的一个装置，会影响患者外观及美观、体育运动等。有学者已经提出，个体遭受明显或显著的躯体外观或功能变化以后，对变化后的身体形象有 3 个阶段的适应性改变。最初患者经历的都是持续一段时间的心理休克期或否认期，随后出现"强烈的恢复意愿"，最后经历的就是对自身形象的重新构建。这时需考虑到诸多影响因素，如家庭与学校环境、生活饮食习惯、父母失职与否、精神病家族史、患者智力认知水平等。

因此，无论是临床医生、矫形器制作师还是患者家长乃至社会均应重视佩戴矫形器的患者（特别是青少年患者）的心理健康。矫形器制作师在保证矫形器功能的前提下，尽量缩短边缘使外观不太明显。矫形器制作师和家属要及时对患者进行开导和鼓励，结合典型病例进行讲解，发扬榜样作用，提高患者信心，改善患者的生活质量。

（武继祥　林永辉）

参考文献

[1] 赵辉三. 假肢与矫形器学. 北京: 华夏出版社, 2005.

[2] 武继祥. 假肢与矫形器的临床应用. 北京: 人民卫生出版社, 2010.

[3] 赵正全, 武继祥. 康复治疗师临床工作指南: 矫形器与假肢治疗技术. 北京: 人民卫生出版社, 2019.

[4] 武继祥. 矫形器学. 北京: 人民卫生出版社, 2020.

[5] Bella J. May, Margery A Lockard. Prosthetics & Orthotics in clinical practice, FA. Davis company, Philadelphia, 2010.

[6] John D Hsu, John W Michael, John R Fisk. AAOS atlas of ortheses and assistive devices. Philadelphia, PA 2008.

第八章 矫形器历史与肢体重建应用策略

第一节 矫形器与肢体重建的历史

骨骼肌肉系统伤病与肢体畸形残疾伴随着整个人类社会的历史。创伤、感染、先天畸形、风湿性疾病、瘟疫等都可导致肢体畸形残疾。应用矫形器（支具）矫治肢体残疾从而改善功能的愿望与方法，几乎贯穿人类文明的历史。本章作者在查阅相关文献的基础上，基于肢体重建的视角加以梳理。

人类对骨伤的最早记载来源于公元前1700年至公元前1600年的古埃及纸草书（papyrus），由美国史学家埃德文·史密斯（1822—1906）在埃及考古时购得，故又称为埃德文·史密斯纸草书。有研究认为这实际上是一份古代手稿的副本，因为其中包含了原作者在公元前3000年至公元前2500年的文字。埃德文·史密斯纸草书记载了"骨折""粉碎性骨折"等词汇，介绍了用黏性膏土来治疗骨伤，用蜂蜜涂抹绷带进行包扎以及用内衬布条的夹板固定骨折等方法，这可能是目前的考古证明最早的支具起源。

在埃及发现的最早的假肢不是腿或手臂假肢，而是一个"大脚趾假肢"（图8-1-1）（公元前950年至公元前710年），属于一位失去踇趾的女性贵族，陪葬墓内制作了这个假体，幻想来生能有健康的双足。由于古埃及人在炎热的尼罗河流域生活，需要穿传统的埃及凉鞋，所以踇趾对埃及人来说尤其重要。这个"大脚趾假肢"的发现证明了3000年前假肢的出现，它兼具功能代偿与美容的双重功能。

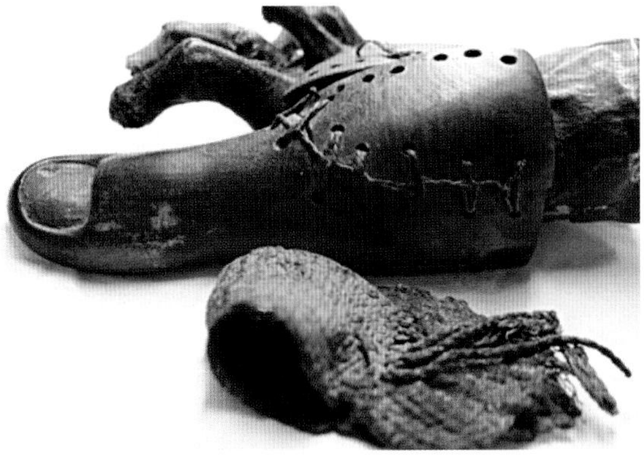

古希腊的希波克拉底（Hippocrates，公元前460年至公元前377年）出生于医学世家，是一位兢兢业业的医生，被后人尊为医学之父。在《希波克拉底文集》中，他提出了骨折整复的手法和固定技术，发明了整复器具和外固定支架，用鞋具和支具矫治扁平足和先天性髋关节脱位等畸形，这是西方医学记载最早应用"矫形器"的文献。后人将其用于牵引和其他矫形操作的床称为"希波克拉底床"（图8-1-2）。

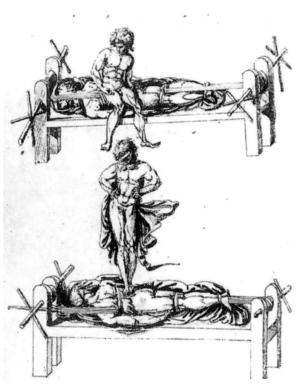

图8-1-2 希波克拉底牵引床矫正脊柱畸形图示（收藏于法国国家图书馆）

图8-1-1 古埃及幻觉脚趾假体，由木头和皮革组成

225

由于战乱等原因，古希腊的医学知识出现严重遗失和谬传，整体发展缓慢。直到古罗马时期，"医圣"克劳狄斯·盖伦（Claudius Galenus，公元129—210？）结合解剖学知识来认识骨骼肌肉系统疾病，对后世骨科的发展起到了巨大的推动作用，其著有《写给初学者的骨骼医学》。盖伦还撰写了多部阐述希波克拉底医学思想的书籍，包括《骨折》（On Fractures）和《脱位》（On Dislocations）等。

公元14—15世纪，资本主义萌芽首先在欧洲（意大利）出现，人类逐渐进入工业文明时代，手工制造业的发展和其后的工业革命极大地促进了医学的发展，也促进了矫形器的改进和创新。

法国医生帕雷（Ambroise Paré，1510—1590）是骨科器械的创始人，被称为骨科器械之父。他曾担任法国军队的外科医生，描述了许多治疗伤员的人道主义方法。他在外科领域所展示的才华使他后来成为法国国王的私人外科医生。1537年他发明了一种止血爪来降低截肢患者的死亡率。他注意到了儿童马蹄内翻足具有较高的发病率，并设计了特殊的矫形工具来治疗这种疾病。从希波克拉底到帕雷，在矫治马蹄内翻足方面已经形成以下原则：①早期干预；②手法缓慢矫正；③用矫形鞋或支具等方法长时间维持矫形。

另一名法国医生尼古拉斯·安德里（Nicolas Andry）（1658—1742）于1741年在他出版的著作中创造了一个词汇"orthopaedia"，这个词来源于两个希腊词：Orthos（笔直的）和Paidos（孩子），是矫正儿童畸形的意思。这样，"矫形外科"一词横空出世，并被广为认可。在他的书中有一幅曲木矫直的图案（图8-1-3），几乎成为国际认可的矫形外科标志，生动地体现了畸形矫正随时空而发生缓慢变化。当时显微镜已经问世，值得注意的是安德里不但创造了"矫形树"这个至今还用的词汇和标志，他对人体寄生虫也有很深入的研究，被称为寄生虫学之父。

瑞士医生让·安德烈·维内尔（Jean-André Venel）（1740—1791）于1780年在奥尔布设立了世界上第一家骨科诊所，主要矫治内翻足和脊柱侧弯。在他的医院里有骨科、康复和预防服务。这是第一家综合治疗骨骼变形儿童的诊所。在他的研究所里，研制生产了各种治疗儿童畸形的矫形器，因此他被称为骨科用品之父，他的专科研究所是欧洲其他医院的典范。

19世纪，荷兰陆军外科医生安东尼乌斯·马蒂

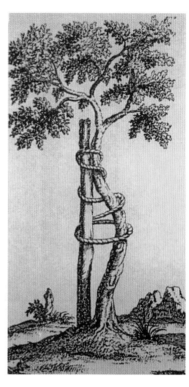

图8-1-3　ORTHOPEDIE 包装纸上刻有带有弯曲树的直杆。这是儿童畸形矫正的隐喻。该图是国际认可的骨科的标志，许多国家的许多机构都在使用它

森（Antonius Mathijsen）（1805—1878）发现石膏浸水后会变硬，从而可以精确地固定骨骼，于是他创新性应用石膏来固定骨折，并于1852年在荷兰医学杂志 Repertory 上发表了他的研究结果。此后，石膏在矫形外科领域得到了广泛的应用，目前四肢许多矫形器的制作仍需要用石膏取模。

外科医生休·欧文·托马斯（Hugh Owen Thomas）（1834—1891）被认为是英国骨科之父，他发明了"Thomas夹板"和"Thomas项圈"以及多种下肢和髋关节矫形器（图8-1-4）。在第一次世界大战时，"Thomas夹板-矫形器"的应用，使股骨骨折的死亡率从87%降低到8%，继而得到更广泛的应用。

矫形外科的病种随时代发展而变迁。1855年，英国皇家矫形外科医院总结了3年的收治病种：高弓足和膝外翻1663例，马蹄内翻足495例，脊柱畸形465例，关节挛缩243例，瘫痪45例，骨折、脱位和关节病65例，其他先天畸形24例。到50年后的20世纪初，据美国骨科协会统计，结核占40%，马蹄内翻足占15%，还有15%是发育性髋关节畸形及佝偻病、脊髓灰质炎后遗症等。当今骨科收治的病种已经更不相同。

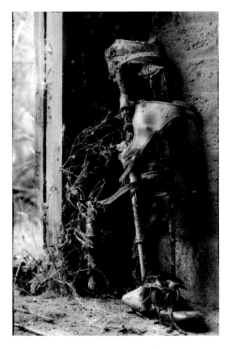

图 8-1-4　由托马斯和琼斯设计的下肢矫形器

1789 年，英国内科医生伍德胡德（Michael Underwood）首次描述该病的临床特征；1840 年 Jakob Heine 发现其致病条件。随着工业革命引起的城市化，该病开始流行起来。1916 年，美国纽约暴发脊髓灰质炎的第一次大流行，纽约报告 9000 多个病例，有 2343 例死亡；当年在美国全国共有 27 000 个病例，6000 例死亡，其中大多数都是儿童。1928 年，哈佛大学公共卫生学院的菲利普·德林克（Philip Drinker）和路易·肖（Louie Shaw）发明了一种称之为"铁肺"的呼吸装置（图 8-1-6），以治疗脊髓灰质炎引起的呼吸肌麻痹。

脊髓灰质炎后遗症又称为小儿麻痹症，是导致肢体残疾的重要原因。脊髓灰质炎病毒是一种古老的病毒，自人类社会开始便有记载，人类是该病毒的唯一自然宿主。在考古发现的埃及石碑（公元前 1403 年至公元前 1365 年）上，描画的是一个握有手杖、类似脊髓灰质炎后遗症右下肢畸形残疾的牧师（图 8-1-5）。

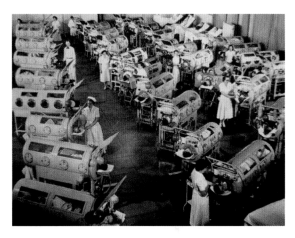

图 8-1-6　呼吸肌麻痹的脊髓灰质炎患者放入铁肺中，通过压力通风系统刺激自主呼吸

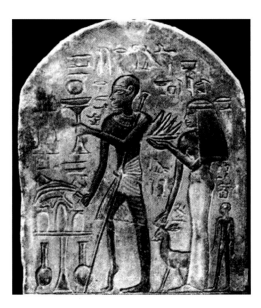

图 8-1-5　石碑中的古埃及下肢残疾牧师

当时在美国脊髓灰质炎已经成为严重的公共卫生问题，1952 年美国报告的病例为 57 628 例。1952 年，美国微生物学家乔纳斯·索尔克（Jonas Salk）研发了第一个有效的脊髓灰质炎疫苗。随后美国立即实施国家脊髓灰质炎免疫计划，并收到立竿见影的效果，报告的病例数由 1953 年的 35 000 例下降到 1957 年的 5300 例，但存活者必然出现不同程度的肢体残疾，改善行走功能的社会需求促进了皮革和钢制下肢矫形器的研制与推广。脊髓灰质炎后遗症患者下肢矫形器在美国广泛应用，其中下肢长腿矫形器构型最有实用意义的进展，是在膝、踝关节部位安装了可以活动的金属铰链（图 8-1-7），在维持持重稳定的同时又兼顾了关节的灵活性。

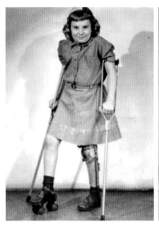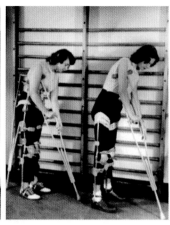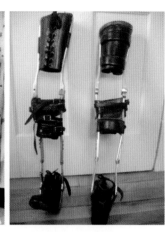

图 8-1-7　19 世纪美国广泛应用的脊髓灰质炎后遗症下肢矫形器，已发展出在膝、踝关节部安装金属铰链

正如两次世界大战促进了创伤外科的发展，20世纪小儿麻痹症的高发流行也极大地促进了矫形外科与矫形器的发展，包括从肌力平衡到畸形矫正以及外固定器和矫形器的使用。20 世纪中叶 Ilizarov 技术的出现，是骨科发展的里程碑。矫形器用于 Ilizarov 外固定器矫形后效果的维持，起到了更为积极的作用。秦泗河等创新性地将外固定器和矫形器完美结合，减轻了固定的痛苦，减少了外固定器的佩戴时间，逐渐推动矫形器在矫形外科占据了更重要的位置，并成为肢体重建医生应知晓和应掌握的关键工具。随着材料研究的进步，工艺水平的提高，以及众多医生、工程师、康复师与企业等的通力合作，在历史发展与患者需求的基础上，不断开拓创新。当今社会"矫形器与肢体重建"已经形成了较为完整的交叉学科知识体系，正在成为肢体形态与功能重建理念大背景下骨科学中一个相对独立的分支学科。

（秦泗河　张峻铭　刘振东）

第二节　矫形器临床应用策略

为了更好地改善患者肢体的形态与功能，对于手术矫形与装配矫形器之间的关系，个体化矫形器如何选择？最佳的佩戴时间为多少？佩戴矫形器运动时如何规避并发症？这都需要矫形器师、骨科医师与患者之间协商、对话验证佩戴矫形器的结果，不断修正扩展应用范围、提高疗效。

秦泗河矫形外科与国家康复辅具研究中心辅具装配部协作，已经研制装配了近百种不同类别的个体化矫形器及其配件。以下列举临床应用的部分病例，并重点解析下肢矫形器装配应用指征与相关问题（图 8-2-1～图 8-2-15）。

一、颈椎反屈畸形，矫形器推拉矫正（图8-2-1）

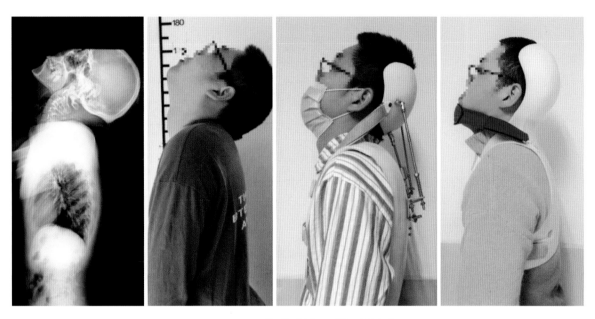

图 8-2-1　颈部推移矫正颈椎反屈畸形

二、控制膝关节反屈畸形，稳定下肢行走功能（图8-2-2）

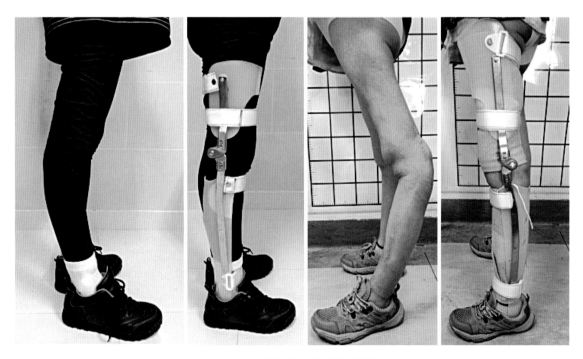

图 8-2-2　膝关节反屈畸形矫形器

三、下肢复合手术后需要矫形器协助固定
（图8-2-3）

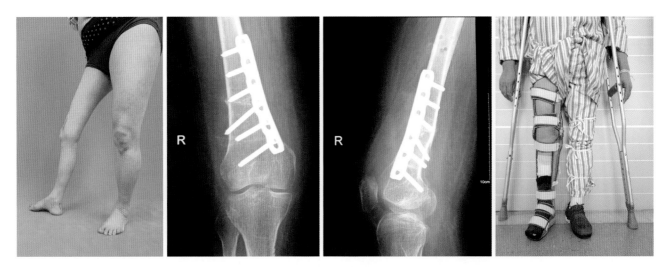

图 8-2-3　小儿麻痹后遗症右下肢屈膝跟行足畸形，实施股骨髁上截骨矫形与肌腱移位代替跟腱后，装配长腿足跟垫高的矫形器锻炼行走

四、股骨截骨手术后行有限内固定加矫形器
外固定（图8-2-4）

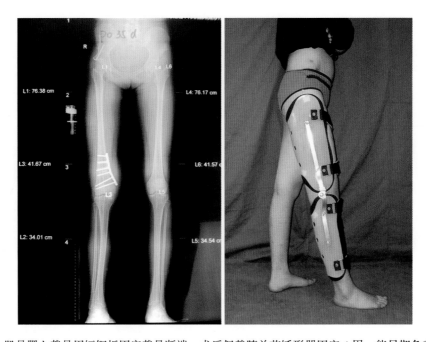

图 8-2-4　股骨髁上截骨用短钢板固定截骨断端，术后佩戴膝关节矫形器固定 4 周，能早期负重锻炼行走

五、脊柱矫形内固定手术后装配矫形器维持矫形效果（图8-2-5）

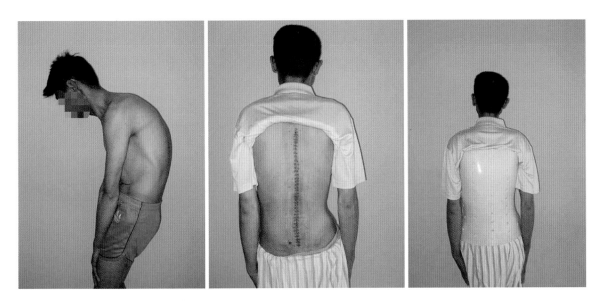

图 8-2-5　强直性脊柱炎驼背畸形，手术矫形内固定后佩戴胸背矫形器，以外力保护脊柱矫形效果

六、髋部手术后矫形器与外固定器连接（图8-2-6）

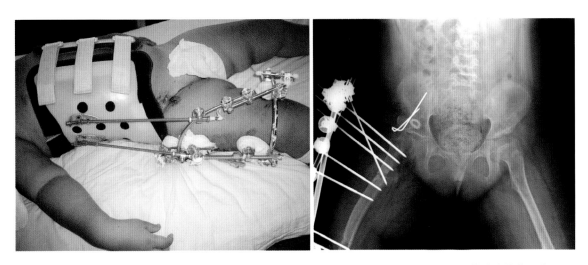

图 8-2-6　髋臼顶造盖，股骨大转子下截骨后，将腰背支具与外固定金属杆连接，维持髋关节外展位

七、连腰补高矫形器（图8-2-7）

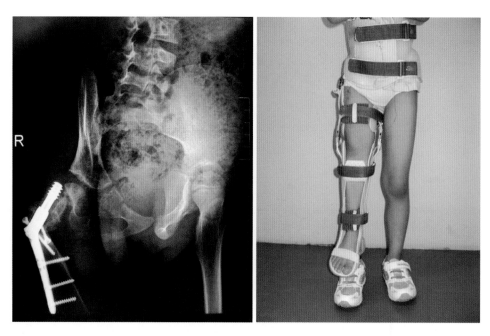

图 8-2-7　右先天性髋关节畸形在外院手术后，残留髋内翻及下肢重度短缩，装配连腰、髋外展及补高支具，满足双下肢平衡行走功能

八、儿童长腿补高矫形器（图8-2-8）

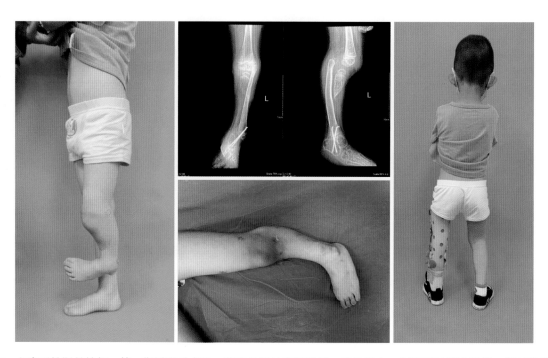

图 8-2-8　左先天性胫骨缺如，第一期矫形手术后，装配长腿补高矫形器，患儿行走 2 年后再计划实施第二期下肢重建手术

九、截肢残端修复为装配假肢矫形器创造条件
（图8-2-9A、B）

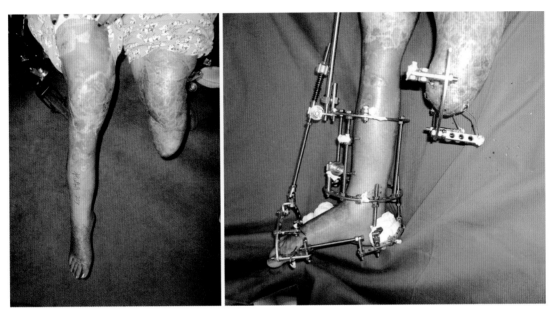

图 8-2-9 A　创伤后遗右僵硬性马蹄足，左小腿截肢残端缺乏筋膜覆盖，难以装配假肢，实施右足马蹄畸形牵拉矫正，左截肢残端修正与皮下筋膜覆盖手术

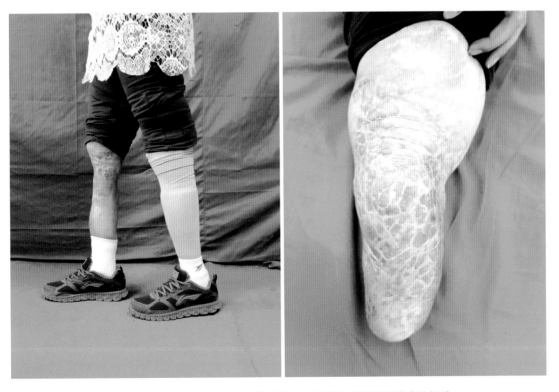

图 8-2-9 B　术后右足可以穿普通鞋子，左胫骨残缺装配满意的假肢

十、前臂–腕手畸形矫正后必须佩戴矫形器以巩固矫形疗效（图8-2-10A、B）

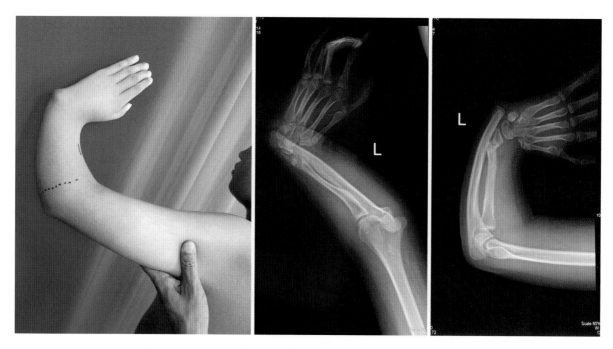

图 8-2-10 A　先天性左桡骨缺如，腕关节脱位，前臂拐棒样畸形

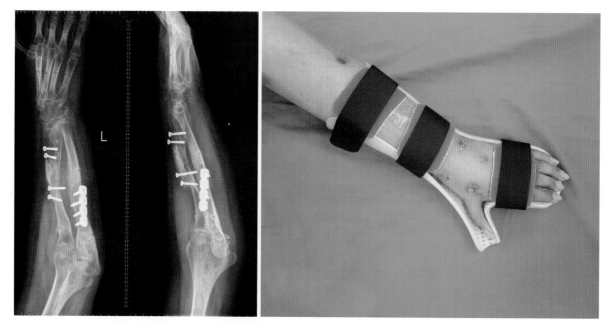

图 8-2-10 B　手术矫形后，需要佩戴前臂矫形器巩固矫形效果，4 周后更换掌骨头下的前臂矫形器，以方便手的活动

十一、下肢矫形器与足踝外固定器连接方法
（图8-2-11）

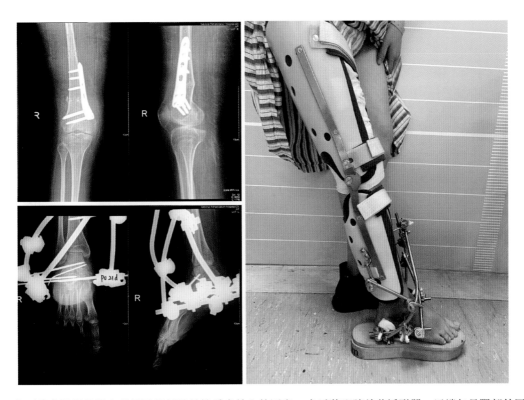

图 8-2-11 右下肢实施股骨髁上截骨及足部的骨性手术并上外固定，术后装配膝关节矫形器，远端与足踝部外固定器连接

十二、下肢矫形术后遗留短缩，装配补高矫形器帮助患肢锻炼行走（图8-2-12）

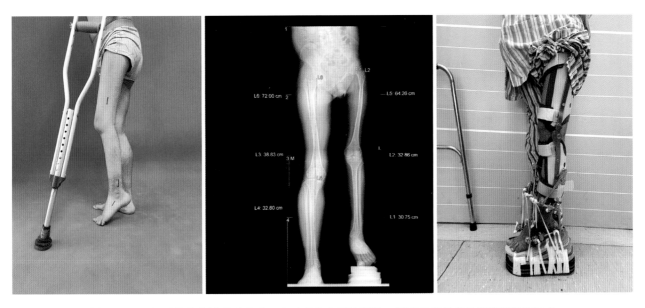

图 8-2-12 左下肢实施矫形手术后，由于尚有右下肢短缩，装配足底垫高的矫形器锻炼行走

十三、跟行足矫形术后足踝矫形器
（图8-2-13A、B）

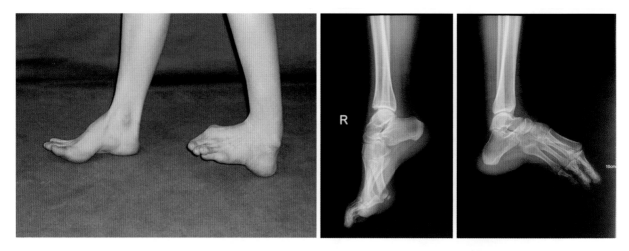

图 8-2-13 A 左仰趾足（跟行足）畸形，行走时仅能跟骨部负重，右轻度内翻高弓足

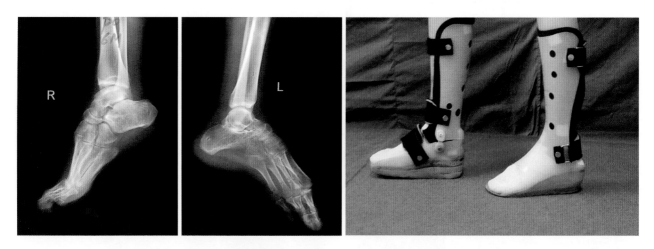

图 8-2-13 B 实施左跟距关节截骨融合加肌腱移位代跟腱后，左足装配高跟矫形器，右足装配能矫正内翻足的矫形器

十四、下肢矫形器远端与小腿石膏固定
（图8-2-14）

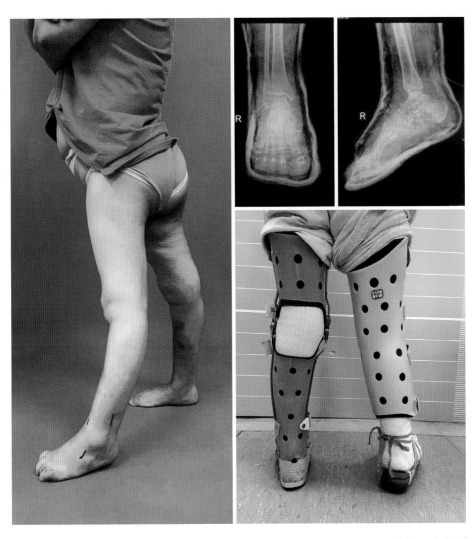

图 8-2-14 左足内翻伴双膝反屈畸形，左足矫形手术后打小腿管型石膏，术后装配双下肢长腿矫形器负重锻炼行走

十五、有限手术矫形结合环式外固定，附加矫形器与外固定结合（图8-2-15A、B）

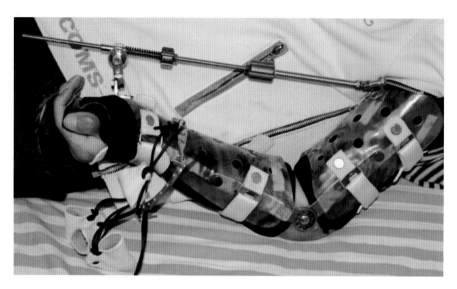

图 8-2-15 A 骨外固定与矫形器结合，推拉矫正肘关节屈曲挛缩畸形。远端的金属钢环与矫形器固定在一起

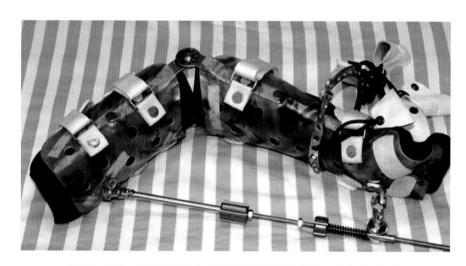

图 8-2-15 B 秦泗河团队主持研制的矫形器与外固定结合构型方法

术后外固定调整与矫形器调整矫形同步进行。若手指挛缩，可将弹力牵伸带悬挂在钢环上，通过弹性释放力缓慢完成矫形（图 8-2-16）。

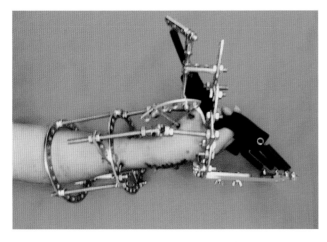

图 8-2-16 Ilizarov 外固定器与弹性矫形牵拉带结合，矫正屈腕、屈指挛缩畸形

秦泗河矫形外科与辅具装配部合作，有限微创矫形手术结合骨外固定器及不同时间段装配个体化矫形器，优势互补，减少了手术创伤，规避了手术并发症，提高了肢体重建效果与患者满意率。

（秦泗河 邵建建）

参考文献

[1] Anonymous. A brief look at the history of orthopedics [OL]. Available at <https://monib-health.com/en/post/69-orthopaedic-history>.

[2] Eythor Bender, The history of prosthetics Orthotics & Prosthetics [OL]. Available at <https://unyq.com/the-history-of-prosthetics）.

[3] Sławomir Wroński, History of the orthotic devices[OL]. Available at<https://www.reh4mat.com/en/orc/history-of-the-orthotic-devices/>.

[4] 葛亮.骨科简史.上海:上海科学技术出版社,2020, 5.

索　引